KATJA GLOGER
GEORG MASCOLO

AUSBRUCH

Innenansichten einer Pandemie

PIPER

Mehr über unsere Autorinnen, Autoren und Bücher:
www.piper.de

Von Katja Gloger liegen im Piper Verlag vor:
Putins Welt
Fremde Freunde
Ausbruch

Für unsere beiden wunderbaren Töchter.
Wir sind dankbar für ihr Strahlen. Und ihre Liebe.

MIX
Papier aus verantwortungsvollen Quellen
FSC® C014496
FSC
www.fsc.org

ISBN 978-3-492-07091-1
3. Auflage 2021

Satz: Eberl & Kœsel Studio GmbH, Krugzell
Gesetzt aus der Minion Pro
Litho: Lorenz & Zeller, Inning am Ammersee
Druck und Bindung: GGP Media GmbH, Pößneck
Printed in Germany

Inhalt

Ein deutscher Lockdown

Erwachen

Am Rosenmontag des Jahres 2020, es ist der 24. Februar, bittet Jens Spahns Staatssekretär Thomas Steffen um einen eiligen Termin im Bundesinnenministerium. Steffen ist Jurist, im Gesundheitsressort arbeitet er weniger als ein Jahr. Ein Experte für Märkte und Währungen war er lange im Finanzministerium und davor in einer Behörde für Finanzaufsicht. Das Thema Gesundheit ist neu für ihn. Aber Jens Spahn kennt ihn aus gemeinsamen Zeiten im Finanzministerium, er vertraut ihm. So holte er Steffen nach, als er Gesundheitsminister im vierten Kabinett Merkel wurde.

Am Nachmittag lässt sich Steffen die wenigen Kilometer von der Berliner Friedrichstraße zum Innenministerium hinüberfahren. Heiko Rottmann-Großner begleitet ihn, Leiter der Unterabteilung 61: »Gesundheitssicherheit«.

Drei Staatssekretäre von Minister Horst Seehofer warten bereits auf die beiden, dazu weitere Beamte. Kaffee und Wasser stehen auf dem Tisch, als um 17 Uhr die Besprechung im Raum 6.470 beginnt. Spannung liegt in der Luft, eine gewisse Nervosität.

Über das Wochenende waren beunruhigende Nachrichten eingegangen. Dieses neue Virus, das man »Corona-« oder »Wuhan-Grippevirus« nennt, breitet sich immer weiter aus. Aus China kommend hat es Europa weitflächig befallen; von Europa aus gelangte es auch an die Ostküste der USA. Betroffen ist vor allem der Norden Italiens, die Lombardei und Venetien: Offenbar konnte sich das Virus dort über Wochen unbemerkt verbreiten. Jetzt sind bereits 130 Infizierte und zwei Todesfälle bestätigt, die Zahlen steigen und steigen. In der Lagunenstadt Venedig wurde der traditionelle Karneval abgebrochen. Während der Mailänder Fashion Week musste Giorgio Armani seine Kollektion ohne Publikum präsentieren, so etwas gab es noch nie. In der Bundesregierung kursiert ein Bericht der deutschen Botschaft in Rom: In manchen Stadtteilen Mailands komme es bereits zu »Hamsterkäufen«, immer mehr Menschen mit Mundschutzmasken seien zu sehen. »Vereinzelt liegen die Nerven so blank, dass es zu fremdenfeindlichen Übergriffen gegenüber Chinesen kommt«, heißt es in der Depesche.

Die österreichischen Bundesbahnen haben den Zugverkehr nach Italien eingestellt. Der italienische Ministerpräsident Giuseppe Conte hat die Abriegelung von elf Städten mit insgesamt 53 000 Einwohnern angekündigt. Notfalls werde er die Armee einsetzen, erklärt Conte.

Droht dies nun auch in Deutschland?

Staatssekretär Steffen wirkt angespannt. Er glaube nicht, dass sich Corona noch eindämmen lasse, bekennt er. Auch die Wissenschaftler des Robert Koch-Instituts seien der Überzeugung, dass die Stufe 1 jetzt an ihr Ende komme. »Stufe 1« bedeutet Eindämmung, die Eingrenzung des Virus: jeden einzelnen Infizierten zu finden, zu identifizieren und gegebenenfalls zu isolieren, dazu alle Kontaktpersonen. Damit für alle anderen das Leben so weitergehen kann wie bisher.

Doch jetzt, erklärt Steffen, gehe es in die nächste Phase, die Mitigation, Schadenminderung. Als die Beamten aus dem Innenministerium wissen wollen, was »Mitigation« genau bedeute, übernimmt Rottmann-Großner. Man müsse die Vorkehrungen dafür treffen, dass es zu Ausgangssperren von unbestimmter Dauer komme. Man müsse auch, wie es später in einem Vermerk über das Gespräch heißen wird, »die

Wirtschaft lahmlegen sowie die Bevölkerung auffordern, sich Lebensmittelvorräte und Arzneimittelvorräte anzulegen«. »Lockdown« wird so etwas bald genannt werden, aber an diesem Rosenmontag wird noch ein anderes Wort verwendet: Es lautet »Abschaltung«.

Mitigation bedeutet Kapitulation. Es ist das Eingeständnis, dass selbst im 21. Jahrhundert nur noch »nicht pharmazeutische Interventionen« helfen. Radikale Maßnahmen also, die man schon vor Hunderten von Jahren gegen Seuchen wie die Pest ergriffen hatte. Sich zurückziehen, Tür zu, Kontakt vermeiden, Abstand halten. Oder wie es der Virologe Alexander Kekulé später sagen wird: »Wir haben es vergeigt, jetzt müssen wir es halt ausbaden.«

Es wird still in Raum 6.470.

Dann ergreifen Hans-Georg Engelke und Markus Kerber aus dem Innenministerium das Wort. Engelke ist der sogenannte »Sicherheitsstaatssekretär«, der Hesse war einmal Staatsanwalt, leitete dann die Abteilung Terrorismusbekämpfung im Bundesamt für Verfassungsschutz. Kerber kommt aus Baden-Württemberg und ist ein politischer Kopf, ein Ziehsohn Wolfgang Schäubles. Der machte ihn während seiner Zeit als Innenminister zum Leiter der Grundsatzabteilung, Kerber organisierte die ersten Deutschen Islamkonferenzen. Später war der Ökonom Hauptgeschäftsführer beim Bundesverband der Deutschen Industrie. Bis Seehofer ihn 2018 überraschend ins Amt holte.

Kerber und Engelke blicken unterschiedlich auf die Welt. Aber nicht auf diese Lage hier. Mitigation – dies werde für die Bevölkerung völlig überraschend kommen. Die sei auf so etwas nicht vorbereitet. Mitigation könne »polizeiliche Lagen« auslösen. Zumindest im Innenministerium weiß jeder, wofür diese beiden Wörter stehen. Im schlimmsten Fall für: Chaos. Mögliche Szenarien machen die Runde. Könnte es zum Sturm auf Tankstellen und Supermärkte kommen?

Die Vertreter des Innenministeriums fordern eine rasche

Entscheidung. Ein Krisenstab soll einberufen werden, besetzt aus Vertretern des Innen- und des Gesundheitsministeriums. So sieht es eine detaillierte sogenannte »Hausanordnung« mit Stand Juni 2018 vor. Das Papier »zur Bewältigung einer großflächigen und national bedeutsamen biologischen Gefahren- und Schadenslage« beschreibt zwei unterschiedliche Szenarien: Bioterrorismus – also einen Anschlag mit Biowaffen – oder eine Pandemie. Auf den ersten Blick scheinen dies zwei völlig unterschiedliche Ereignisse. Aber wie reagiert werden muss, ist in vielen Bereichen gleich: Vor allem das Gesundheitssystem muss in höchste Alarmbereitschaft versetzt werden. In den Registraturen der Abteilungen für Öffentliche Sicherheit sowie für Krisenmanagement und Bevölkerungsschutz, kurz KM, liegen Dutzende Ordner, Pläne für den Pandemiefall. Viele von ihnen sind als Verschlusssachen eingestuft. Niemand hat daran geglaubt, dass sie einmal in Kraft gesetzt werden müssten. Und niemand erwartet an diesem Tag, dass nun, wo der Ernstfall tatsächlich eintritt, einige der dort vorgesehenen Regelungen sehr schnell ignoriert werden.

Ein Krisenstab also. Seine Einberufung wäre das endgültige Eingeständnis, dass man es mit einer wirklich ernsthaften Lage zu tun hat. Selbst im Sommer der Geflüchteten 2015 verzichtete die Bundesregierung auf dieses Instrument, die Krise sollte keinesfalls als Krise wahrgenommen werden. Jetzt wäre mit seiner Einberufung das Ende aller Beschwichtigungen verbunden, den Beschwichtigungen, dass dieses Virus im Grunde doch nicht gefährlicher sei als eine Grippe. Und dass die von Gesundheitsminister Jens Spahn ausgegebene Devise der »wachsamen Gelassenheit« nicht ausreicht. Ganz und gar nicht ausreicht.

Steffen und Rottmann-Großner, so empfinden es die Vertreter des Innenministeriums, reagieren zunächst ausweichend. Dabei ist ihre Prognose völlig zutreffend.

Bereits einen Tag später wird bei einem jungen Mann aus

Baden-Württemberg das Virus diagnostiziert, er war aus Mailand gekommen. Und im Hermann-Josef-Krankenhaus im nordrhein-westfälischen Erkelenz ist ein Mann aus dem Landkreis Heinsberg mit Symptomen einer schweren Lungenentzündung eingeliefert worden. Er ist Immobilienmakler, seine Frau arbeitet in einem Kindergarten. Beide haben an einer örtlichen Karnevalssitzung in Gangelt teilgenommen, inmitten Hunderter anderer Feiernder tanzte der Mann im Männerballett. Vorher war das Paar in Holland, der Mann auch noch zu einer medizinischen Behandlung in der Kölner Uniklinik. Ein Bekannter der beiden, ein Soldat, war mit seiner Familie tagelang in Europas größtem Spaßbad »Tropical Island« nahe Berlin. Es sind Hunderte, womöglich Tausende Kontakte. Das sperrige Wort »Infektionsketten«, es wird auf bedrohliche Art begreifbar.

Am Aschermittwoch, es ist der 26. Februar, tagt der Krisenstab zum ersten Mal. Deutschland ist jetzt offiziell im Krisenmodus.

So endet die Hoffnung, dass dieses Land glimpflich davonkommen könnte, verschont bliebe von diesem kaum erforschten bedrohlichen Virus. Mit dem Rosenmontag des Jahres 2020 beginnt eine Zeit, die eine so gar nicht zum Pathos neigende Kanzlerin die größte »Herausforderung seit dem Zweiten Weltkrieg« nennen wird. Und in der in Berlin und in den Landeshauptstädten bislang Undenkbares nicht nur gedacht, sondern auch getan wird.

Tag für Tag, Bereich für Bereich wird das Land nach diesem 24. Februar heruntergefahren. Der pandemische Ausnahmezustand trifft jeden. Wie nie zuvor, seit in Deutschland das Grundgesetz gilt, werden Freiheitsrechte eingeschränkt. Zeitweilig wird das Demonstrationsrecht so stark beschnitten, dass nicht einmal mehr zwei Personen mit sicherem Abstand zueinander ein Plakat in die Höhe halten dürfen. Gebetet wird zu Hause, warmes Essen gibt es in Restaurants nur noch außer Haus. Schulen und Kindergärten werden geschlossen, Kinos und Theater und Clubs. Flugzeuge bleiben am Boden, ein bislang nicht gekannter Einbruch der Wirtschaftsleistung beginnt. Es ist, als bremste jemand in voller Fahrt ein Auto ab. »Dieses Land blutet aus hundert Wunden«, wird diesen Zustand später ein Spitzenbeamter aus dem Wirtschaftsministerium beschreiben.

Bald werden Kinder ihre Eltern noch nicht einmal mehr dann besuchen dürfen, wenn diese im Sterben liegen. Diese Krise wird manche Familien zusammenschweißen und andere trennen. Sie wird zur De-facto-Schließung von Grenzen führen, Existenzen bedrohen, gar vernichten; andere werden aus ihr Profit schlagen.

Bald werden Demonstranten auf Straßen und Plätzen stehen, »Coronaleugner« wird man sie nennen, denn unter ihnen sind viele, die die Gefahr des Virus abstreiten. Selbst dann noch, als im späten Herbst alle zweieinhalb Minuten ein Mensch in Deutschland an der Krankheit stirbt, die man »COVID-19« nennt.

Diejenigen, die jetzt buchstäblich über das Schicksal eines Landes zu entscheiden haben, über Leben und Tod, wird es an die Grenzen von Physis und Psyche führen. Die rheinland-pfälzische Ministerpräsidentin Malu Dreyer hat nächtelang »schwere Träume«. Ihr niedersächsischer Kollege Stephan Weil sagt: »Ich habe noch nie in meinem Leben Verantwortung so körperlich gespürt.«

Manche Spitzenpolitiker müssen – wie so viele andere auch – um das Leben ihrer Nächsten fürchten. Bundespräsident Frank-Walter Steinmeier etwa: Nachdem er ihr 2010 eine Niere gespendet hat, lebt seine Ehefrau Elke Büdenbender mit einem reduzierten Immunsystem. Sie gehört damit zu einer Risikogruppe. Er muss am Anfang üben, Menschen nicht mehr automatisch die Hand zu geben oder Vertraute zu umarmen.

Stephan Weil wiederum hört jeden Tag, wie lebensgefährlich dieses Virus sein kann. Der Bruder seiner Sprecherin, ein eigentlich topfitter Sportler, kämpft nach der Rückkehr aus dem österreichischen Skiort Ischgl mit dem Virus. Es geht ihm zwischenzeitlich sehr schlecht.

In der Staatskanzlei in Mecklenburg-Vorpommern hat Ministerpräsidentin Manuela Schwesig bereits vor Monaten ein »Knuddelverbot« erlassen. Abstand halten und häufiges Händewaschen sind für die an Brustkrebs erkrankte SPD-Politikerin und ihre Mitarbeiter unbedingte Pflicht. In Schwerin, so könnte man sagen, gilt Sozialdistanz schon länger als neues Normal.

Und da ist Innenminister Horst Seehofer, der 2002 monatelang unter einer viralen Entzündung des Herzmuskels litt und immer »furchtbare Angst vor den Ultraschallbildern« hatte, wie er einmal dem *Spiegel* anvertraute. Oft wiederholt er diese Sätze: »Der gesunde Mensch hat viele Wünsche. Der Kranke hat nur einen.« Auch aufgrund seiner persönlichen Erfahrungen mit einem Virus, diesem Ausgeliefertsein, wird Seehofer eine harte Linie vertreten und radikale Entscheidungen einfordern: »Ein bisschen weiße Salbe, Trösten und Zuversicht helfen nicht.«

Andere in Berlin und zumindest einigen Landeshauptstädten lässt diese größte denkbare Krise allerdings auch auf den Aufstieg zum Krisenmanager vom Schlage eines Helmut Schmidt hoffen, auf eine steile politische Karriere, vielleicht gar auf eine Kanzlerkandidatur. Die Entscheidung für den Krisenstab ist gerade erst getroffen, da schreiben die ersten Spindoktoren schon E-Mails und SMS an ihre Minister: Nicht vergessen, Krisen sind immer auch eine Stunde der Exekutive!

Wenn Politiker und ihre Spitzenbeamten jetzt neben ständigen Krisensitzungen und einer endlosen Flut von Telefon- und Videokonferenzen noch Zeit zum Joggen finden, hören sie dabei den Podcast eines bis dahin nur der Fachöffentlichkeit bekannten Virologen namens Christian Drosten. Als junger Arzt im Hamburger Bernhard-Nocht-Institut für Tropenmedizin hatte Drosten im März 2003 mit seinem Kollegen Stephan Günther ein bis dahin unbekanntes Virus aus der Gruppe der Coronaviren identifiziert, Ursache für eine sich rasch ausbreitende Atemwegserkrankung mit erschreckend hohen Todeszahlen, einer Letalitätsrate von knapp 10 Prozent: das SARS-Virus, heute SARS-CoV-1 genannt. Das von ihnen entwickelte Testverfahren trug maßgeblich dazu bei, die Ausbreitung des Virus zu stoppen.

Für »beispielhafte innovative Leistungen bei der Bekämpfung bisher unbekannter Krankheitserreger« hatte die damalige Gesundheitsministerin Ulla Schmidt den beiden Virologen am 19. Dezember 2005 das Verdienstkreuz am Bande der Bundesrepublik Deutschland verliehen. Schon damals war Drosten eine Art Medienstar, wenn auch nur kurz: »Herr Drosten kann heute keine Interviews mehr geben«, fertigte damals der Direktor des Bernhard-Nocht-Instituts die wartenden Journalisten ab, »er muss SARS bekämpfen.«

Für Professor Dr. Christian Drosten, den Mann, der aus hygienischen Gründen das Bier am liebsten nur aus der Flasche trinkt, begann im März 2003 ein steiler wissenschaftlicher Aufstieg, um Coronaviren kreisend, der im Januar 2020 mit der raschen Entwicklung eines Verfahrens zur SARS-CoV-2-Diagnostik in seinem Labor der Berliner Charité seinen vorläufigen Höhepunkt erreichen würde. Nur wenige in der Welt wissen so viel über Coronaviren wie er und sein Team. Auch dafür wird er erneut ausgezeichnet, diesmal mit dem Bundesverdienstkreuz 1. Klasse. Ein Foto zeigt ihn im Schloss Bellevue. Er trägt Maske.

Wie kaum ein anderer wird Christian Drosten in diesem Frühjahr Gesicht und Stimme dieser Pandemie werden, Gitarre spielender »Star-Virologe« und »Corona-Zar« für die einen; Vertreter einer vermeintlichen »Virologen-Diktatur« für die anderen. Auf Anti-Corona-Demonstrationen wird sein Porträt in gestreifter Gefängniskleidung in die Höhe gehalten werden, darauf nur ein Wort: »schuldig«.

»Aber der Drosten sagt« – diese vier Wörter werden in den kommenden Monaten in vielen entscheidenden Diskussionen eine besondere Rolle spielen. Und vor allem Christian Drosten eine politische Verantwortung aufbürden, die er als Wissenschaftler gar nicht tragen kann. Und nicht tragen darf.

Am 30. Dezember 2019 checkt die New Yorker Epidemiologin Marjorie Pollack nach dem Abendessen ihre E-Mails, sie macht Dienst für ProMED. Über diese Internetplattform der Internationalen Gesellschaft für Infektionskrankheiten tauschen Wissenschaftler, Ärzte und Interessierte weltweit Informationen und Anfragen über Infektionskrankheiten bei Mensch, Tier und Pflanze aus; seit 25 Jahren funktioniert das Netzwerk wie ein informelles globales Frühwarnsystem. Die ersten Meldungen über den Ausbruch der SARS-Pandemie in China 2003 kamen über ProMED; schon damals war von »Lungenentzündungen« die Rede, von geschlossenen Krankenhäusern – und von Toten.

Jetzt liest Pollack von Tweets und Einträgen in den chinesischen Kurznachrichtendiensten, Meldungen aus dem Süden Chinas über gehäuft auftretende »atypische Lungenentzündungen«; über »Cluster«, die mit einem Meeresfrüchtemarkt in der Millionenstadt Wuhan in Verbindung stünden, auf dem auch Wildtiere verkauft würden. All das scheint ihr wie ein Déjà-vu. Als ob sich die Ereignisse von 2003 wiederholten. Um 23:59 Uhr Ortszeit drückt sie auf »Send«: »RFI« steht in der Überschrift unter der ProMED-Archivnummer 20191230.6864153, »Request For Information«. Eine Bitte um weitere Informationen über die Lage in Wuhan. Am frühen Morgen des 31. Dezember ist die ProMED-Mitteilung in Deutschland zu lesen. Auch dpa verbreitet an diesem letzten Tag des Jahres eine knappe Meldung, die aber kaum Beachtung findet. Es gebe da eine »mysteriöse Lungenkrankheit« in China. Staatliche Stellen hätten dementiert, dass es sich um einen neuen Ausbruch des gefürchteten SARS-Virus von 2003 handle.

So spricht man an diesem Silvestertag 2019 auch im Berliner Robert Koch-Institut (RKI) über die Gerüchte aus China. Für die Wissenschaftler des RKI ist es Routine und Pflicht, solche Meldungen zu prüfen. Die frühe Erkennung und Bekämpfung von Infektionskrankheiten gehört zu den Kernaufgaben des traditionsreichen Instituts, das bis heute seinen Hauptsitz im Gebäude des ehemaligen »Königlich Preußischen Instituts für Infektionskrankheiten« am Nordufer 20 im Berliner Wedding hat. Samt Mausoleum für Robert Koch, den weltberühmten Mikrobiologen und Entdecker des Tuberkuloseerregers, seine Asche wird in kupferner Urne hinter einer weißen Marmorplatte aufbewahrt. Tradition verbindet sich hier mit Moderne: Im RKI ist eines der nur vier deutschen Hochsicherheitslabors der Stufe 4 untergebracht; hier wird an hochvirulenten Krankheitserregern wie Ebola- oder Lassaviren geforscht. Merkel selbst hatte das Labor mit autonomer Strom-, Wasser- und Luftversorgung 2015 eingeweiht. Und in all die freundlichen Worte über das »Fort Knox des RKI« gepackt, was Kanzlerin und Regierung von den Wissenschaftlern erwarten: »Aber wenn etwas vorfällt, dann will man schnell und unverzüglich absolut präzise Antworten haben.«

So ist es: Die Obere Bundesbehörde hat den gesetzlichen Auftrag, wissenschaftliche Erkenntnisse zu erarbeiten, die als Basis für politische Entscheidungen dienen.

Schnell. Unverzüglich. Absolut präzise Antworten. Das RKI ist so etwas wie ein pandemisches Frühwarnsystem der Politik.

An diesem 31. Dezember 2019 aber bleibt die Lage unklar; nur Gerüchte schwirren; auch aus Genf kommen keine Informationen, dem Hauptquartier der Weltgesundheitsorganisation WHO. Im RKI geht man auseinander, es ist Silvester.

Was sie nicht wissen, ist, dass man in China schon viel

mehr weiß: Einen Tag zuvor, am 30. Dezember gegen 16 Uhr nachmittags, erhält Dr. Ai Fen, Mutter von zwei Kindern und seit neun Jahren leitende Ärztin der Notaufnahme im Zentralkrankenhaus von Wuhan, die Untersuchungsergebnisse eines Patienten, der mit Symptomen einer Lungenentzündung eingeliefert worden war. Tief beunruhigt liest sie den Befund: »SARS-Coronavirus. Die Übertragung findet hauptsächlich über Tröpfcheninfektion statt.« »Mir brach der kalte Schweiß aus, es war sehr beängstigend«, erinnerte sie sich später in einem viel zitierten Interview. Ai Fen – und nicht die chinesische Staats- und Parteiführung – würde entscheidend dazu beitragen, dass die Wahrheit über eine beginnende Pandemie öffentlich wird.

Schon am 22. Dezember hatte einer ihrer Kollegen bei einem wenige Tage zuvor eingelieferten und schwer kranken Patienten das Coronavirus vermutet; der Mann hatte auf dem Huanan-Meeresfrüchtemarkt in Wuhan gearbeitet. Am 27. Dezember ein weiterer Patient, seine Lungen in einem »furchtbaren Zustand«, so Ai Fen. Am 30. Dezember dann der Befund: »SARS-Coronavirus«. Die Ärztin informiert die Abteilungsleitung, noch am Nachmittag schickt sie Kolleginnen und Kollegen über den populären Messengerdienst WeChat ein Foto des Befundes. Um das Wort »SARS-Coronavirus« hat sie mit rotem Stift einen Kreis gezogen. Auch der im gleichen Krankenhaus arbeitende junge Augenarzt Li Wenliang erhält die Nachricht und leitet sie an Kollegen weiter; die wiederum verbreiten sie ihrerseits. Es ist eine medizinische Vorsichtsmaßnahme.

Vertuschung

Noch am Abend des 30. Dezember warnt das Gesundheitsamt der Stadt Wuhan. Nicht die Öffentlichkeit – sondern: die Ärzte. Wer durch solche Informationen Panik in der Bevölkerung verursache, werde einer strengen Untersuchung unterzogen. Am 31. Dezember meldet das Gesundheitsamt auf seiner Website 27 Fälle einer »Lungenentzündung unbekannten Ursprungs«. Eine Übertragung von Mensch zu Mensch sei bislang nicht bekannt, heißt es. Dabei wissen es die Ärzte in den betroffenen Krankenhäusern, jeder einzelne ein Frühwarnsystem, längst besser. Auch das Pekinger WHO-Büro registriert diese Nachricht, schickt sie weiter an das zuständige Regionalbüro »West-Pazifik« in Manila, Philippinen. Im Genfer WHO-Hauptquartier wiederum geht eine E-Mail der Infektionsschutzbehörde Taiwans ein. Der demokratische Inselstaat vor der Küste Chinas ist völkerrechtlich nicht anerkannt und nicht Mitglied der Weltgesundheitsorganisation. Auf Drängen und Druck Chinas, das im Rahmen seiner Ein-China-Politik Taiwan als Teil des eigenen Staatsgebietes deklariert, wurde Taiwan 2017 auch der WHO-Beobachterstatus als »Chinesisch Taipeh« entzogen. Für die Behörden Taiwans ist eine einfache E-Mail deshalb eine der wenigen Möglichkeiten, mit der WHO in Kontakt zu treten. Dabei ist man in der Hauptstadt Taipeh über chinesische Realitäten in der Regel gut informiert – Hunderttausende Taiwaner leben und arbeiten auf dem chinesischen Festland, auch in Wuhan.

In der E-Mail vom Silvestertag verweist die Infektionsschutzbehörde Taiwans auf Nachrichten über mehrere Fälle atypischer Lungenentzündung in Wuhan. Von einer möglichen Übertragung von Mensch zu Mensch ist nicht die Rede, wohl aber davon, dass Patienten isoliert worden seien – für jeden Epidemiologen eigentlich ein deutliches Warnsignal für eine Ansteckungsgefahr.

Aus Genf heißt es: Man werde diese Informationen Experten vorlegen. Dabei bleibt es.

Bereits in den ersten Januartagen beginnen auf Taiwan Registrierungen und Fieberkontrollen für Einreisende aus Wuhan. Bald wird auf der Insel der Notfallplan für Seuchenbekämpfung aktiviert. Dazu gehören strenge Quarantäne,

Kontaktnachverfolgung und die dringende Empfehlung, Mund-Nasen-Schutz zu tragen. In den meisten Ländern wird dies nicht weiter zur Kenntnis genommen.

Und so scheinen zu Beginn dieses neuen Jahrzehnts auch für die Deutschen die Probleme zunächst die alten zu sein, sozusagen virusfrei. Im Nahen Osten verschärft sich wieder einmal die Lage, in Australien brennen die Wälder. In Bayern denkt man an die Skiferien, im Rheinland freut man sich auf den Karneval. Und in Berlin fragt man sich immer noch und immer wieder, wie lange diese Große Koalition noch halten wird. Die SPD hat neue Vorsitzende, die CDU de facto keine mehr. Die Aktienmärkte erreichen schwindelerregende Hochstände, das Land bleibt auf Erfolg und Zukunft gepolt. »Die 20er-Jahre«, sagt Angela Merkel voller Zuversicht in ihrer Neujahrsansprache, »können gute Jahre werden.«

Es werden nur 78 Tage vergehen, bis sie sich erneut an die Nation wendet. Ton und Botschaft könnten nicht unterschiedlicher sein: »Seit der Deutschen Einheit, nein, seit dem Zweiten Weltkrieg gab es keine Herausforderung an unser Land mehr, bei der es so sehr auf unser gemeinsames solidarisches Handeln ankommt.«

Am 2. Januar beginnt auch im Bundesnachrichtendienst BND wieder der reguläre Dienstbetrieb, am Morgen füllt sich der riesige Neubau an der Chausseestraße am Rande des Regierungsviertels. Hier ist auch die Abteilung Technik und Wissenschaft untergebracht, kurz TW. In ihr arbeiten Physiker, Chemiker, Biologen und Mediziner. TW ist so etwas wie der wissenschaftliche Dienst des deutschen Auslandsgeheimdienstes.

Mancher im BND nennt die Truppe spöttisch die »Eierköpfe«. TW hat im Kalten Krieg sowjetisches Kriegsgerät analysiert, manchmal waren es ganze Panzer, sie wurden Teil um Teil auseinandergenommen. Auch eine der Gas-Ultrazentrifugen, in denen Pakistan das Uran für seine Atombomben anreicherte, fiel der Abteilung einmal in die Hände.

Anfang der 90er-Jahre war es dem BND sogar gelungen, mithilfe eines russischen Überläufers eine Probe jenen hochgeheimen chemischen Kampfstoffes zu beschaffen, der Jahrzehnte später in der ganzen Welt bekannt werden sollte: Nowitschok, »Neuling«. Das bis dahin unbekannte Gift kam versteckt in einer Pralinenschachtel in den Westen. Mit dem Gift in einer vermeintlichen Parfumflasche versuchten 2018 mindestens zwei Agenten des russischen Militärgeheimdienstes GRU im britischen Salisbury den ehemaligen KGB-Spion und Überläufer Sergej Skripal mit Nowitschok zu ermorden; eine Frau starb, als sie zufällig mit dem Kampfstoff in Berührung kam. Im Spätsommer 2020 wurde auch der russische Oppositionelle Alexej Nawalny im sibirischen Tomsk mit Nowitschok vergiftet, er überlebte wie durch ein Wunder, ausgeflogen in die Berliner Charité.

In die Verantwortung der Abteilung Technik und Wissenschaft fällt aber auch eines der größten Desaster in der Geschichte des BND: Sie vertraute einem irakischen Überläufer mit Codenamen »Curveball«, der behauptete, dass Diktator Saddam Hussein noch immer biologische Massenvernichtungswaffen besitze. Es war eine Lüge. Aber die US-Regierung nutzte sie als eine der Begründungen für den Irakkrieg 2003.

Vor allem seit den Terroranschlägen des 11. September 2001 arbeitet TW eng mit dem Robert Koch-Institut zusammen. Vorrangig geht es um die Abwehr möglicher Terrorangriffe mit biologischen Waffen. Zum Glück hat die Realität in diesem Bereich die in Hollywoodmovies und Büchern ausgebreitete Fiktion – jedenfalls bisher – nie eingeholt.

Unvergessen ist in Berlin die Geschichte, als Ende 2001 vermeintlich mit Anthraxpulver gefüllte Briefe im Innenministerium eingingen. Beim ersten Brief herrschte noch riesige Aufregung. Fehlalarm. Den Inhalt eines zweiten Briefes kippte Minister Otto Schily kurzerhand in die Toilette. Später bekannte er, er wäre sofort zurückgetreten, wenn er falschgelegen hätte.

TW hat noch eine andere, kaum bekannte Aufgabe: Informationen über Infektionskrankheiten zu beschaffen, die Mensch oder Tier treffen könnten. Vor allem über Krankheiten mit pandemischen Potenzial: Erreger, die sich ungebremst über Länder und Kontinente ausbreiten und zugleich ungewöhnlich schwere Erkrankungen hervorrufen.

Immer wieder halten Regierungen Informationen über ausbrechende Infektionskrankheiten zurück, sie vertuschen und lügen. Bei Tierseuchen fürchten sie Schwierigkeiten etwa beim Fleischexport. Geht es um Infektionskrankheiten bei Menschen, fürchten sie um Tourismus, Wirtschaftsleistung und nationales Prestige. Merkel beschrieb dieses Problem in einer Rede vor der Nationalen Akademie der Wissenschaften Leopoldina in Halle im März 2017: »Nun gibt es natürlich so etwas wie eine Scham. Soll ich es, wenn ich in meiner Region eine sich anbahnende Pandemie feststelle, melden und damit sozusagen weltweiten Alarm auslösen mit all den Folgen, die das nach sich ziehen könnte? Soll ich den Mut haben, mich bemerkbar zu machen, um größeren Schaden zu verhindern?«

Vertuschung dieser Art hat eine lange Tradition, einst kannte man dies auch in Deutschland: Aus Angst vor einem ökonomischen Desaster für den boomenden Hafen verschwiegen Hamburger Senatoren 1892 den großen Choleraausbruch mit am Ende Tausenden Toten. Aus Angst, dass die aus dem Hamburger Hafen auslaufenden Auswandererschiffe nicht mehr in den USA anlegen dürften, versicherten sie dem US-Vizekonsul damals sogar ausdrücklich, es gebe keine Cholera in der Stadt.

Vertuscht, verschwiegen, gelogen wird bis heute – und damit ist die Aufgabe von TW umrissen: gesicherte Informationen auch für das RKI zu beschaffen, bevor es womöglich zu spät ist. Allerdings weiß kaum einer im BND, dass es noch eine ganz andere Verbindung zwischen BND und RKI gibt: RKI-Präsident Lothar Wieler und BND-Chef Bruno Kahl sind alte Freunde. Der Tiermediziner und der Jurist kennen sich seit Studienzeiten, bis heute rudern sie gemeinsam auf dem Wannsee. Achter mit Steuermann. In diesen milden Wintertagen gehen sie mal wieder aufs Wasser. Wieler nutzt die Gelegenheit, um Kahl anzusprechen: »Bitte behalte die Sache in China im Blick.«

Blaupause

An diesem 2. Januar 2020 beginnen die Mitarbeiter der Abteilung Technik und Wissenschaft, den Gerüchten aus China nachzugehen. Man hat hier böse Erinnerungen an die SARS-Pandemie, die um die Jahreswende 2002/2003 in der südchinesischen Provinz Guangdong ausgebrochen war. Bereits im späten Februar 2003 hatten Wissenschaftler in Peking das bis dahin unbekannte Virus als Ursache identifiziert. Doch weder Öffentlichkeit noch WHO wurden informiert; vielmehr über Monate aktiv Informationen unterdrückt, Zahlen manipuliert. Schon damals hatten sich die chinesischen Behörden vor Ort sowie hohe Parteikader und Minister in Peking über entscheidende Wochen in einer Disziplin geübt, die sie auch 2020 ziemlich perfekt beherrschen: die Kontrolle des Narrativs durch Leugnen, Vertuschen und Unterdrückung jeder Kritik. Damals hatten die WHO-Vertreter in Peking über Wochen keine verlässlichen Informationen erhalten. Telefonate wurden abgewimmelt, Briefe nicht beantwortet, Gesprächsanfragen verschoben, das Gesuch einer WHO-Inspektionsreise in die betroffene Provinz Guangdong zwei Monate lang hinausgezögert. Die Regierung weigerte sich sogar, die persönlichen Anrufe der damaligen WHO-Generaldirektorin Gro Harlem Brundtland entgegenzunehmen. »China versäumte es zu warnen, als sich das Virus bereits im In- und Ausland verbreitete«, hieß es später in einem mehr als 300 Seiten langen WHO-Bericht, der sich wie der Countdown einer angekündigten Katastrophe liest.

Zur Wahrheit über die erste Pandemie des 21. Jahrhunderts verhalf am Ende auch ein mutiger Arzt mit Zivilcourage, ein Mann, der eigentlich alles zu verlieren hatte und doch – wie 17 Jahre später die Wuhaner Ärztin Ai Fen – zum Whistleblower wurde. Im Rang eines Generalmajors der Volksbefreiungsarmee gehörte der ehemalige Direktor des Pekinger Militärkrankenhauses 301 Dr. Jiang Yanyong zu den renommiertesten Chirurgen des Landes, mehr als 60 Jahre im Dienst auch der Partei; ein Mann, der vieles gesehen und erlebt hatte. Er gehörte zu den Ärzten, die in der Nacht der brutalen Niederschlagung der Tiananmen-Proteste durch die Armee 1989 schwer verwundete Demonstranten behandelt hatten, er wollte nicht mehr schweigen. Am 4. April 2003 schickte Jiang eine kurze E-Mail an zwei chinesische Staatsmedien: 60 Infizierte und bereits sechs Tote zählten die Ärzte allein in einem einzigen Militärkrankenhaus in Peking; doch sei es ihnen unter Verweis auf politische Stabilität verboten worden, über SARS zu sprechen. Jiangs Nachricht fand ihren Weg zu amerikanischen Medien, dann war die Wahrheit nicht mehr zu vertuschen.

Und WHO-Generaldirektorin Brundtland, ausgebildete Ärztin und ehemals Ministerpräsidentin Norwegens, eine Frau mit klarer Sprache, setzte sich über alle diplomatischen Gepflogenheiten hinweg und machte ihre Kritik öffentlich: »Es wäre sehr viel hilfreicher gewesen, wenn die chinesische Regierung zu Beginn transparenter gehandelt hätte.« Sie erließ eine Reisewarnung für Hongkong und die chinesische Provinz Guangdong, eine nie da gewesene Maßnahme in der Geschichte der stets um Konsens bemühten WHO.

Ende April 2003 dann, als nichts mehr zu leugnen war, erklärte die Kommunistische Partei den »Krieg des Volkes« gegen das SARS-Virus. Es kam wie eine Flutwelle über die verängstigten Menschen, die nun in Massen mobilisiert wurden. Plakate überall, Lautsprecherdurchsagen im ganzen Land, kampfesmutige Lieder. Wer Verdachtsfälle nicht melde, hieß es nun, werde bestraft. Sanitätspunkte gab es jetzt an jedem Bahnhof, vor jeder Busstation. In den Dörfern ließen Parteikader Straßensperren errichten, kleine Große Mauern. Überall im Land begann die »Überwachung durch das Volk«. Dörfer wurden abgesperrt, Versammlungen verboten. Dienstälteste der Nachbarschaftskomitees patrouillierten, ein Freiwilliger war für zehn Haushalte verantwortlich, jeder Zugereiste wurde isoliert, dreimal am Tag seine Temperatur gemessen. Jeder überwachte jeden.

Und für kurze Zeit feierte man den Militärarzt Dr. Jiang als nationalen »SARS-Helden«. Nur ein Jahr später verhaftete man ihn. 2020 stand der schwer kranke 89-Jährige faktisch unter Hausarrest. Seine Familie konnte ihn nicht besuchen.

In einem seiner letzten publizierten Interviews, es war 2013, sagte Dr. Jiang: »Ich bin tief davon überzeugt, dass es einfach ist zu lügen. Deshalb bestehe ich darauf, niemals zu lügen.«

Im Frühjahr 2003 konnte der BND das RKI frühzeitig darauf hinweisen, dass die chinesische Führung den SARS-Ausbruch geheim hielt. Die BND-Hinweise kamen aus abgehörten Telefonaten, die CIA hatte ähnliche Informationen. Und jetzt, im Januar 2020, scheint sich die Geschichte zu wiederholen. Allerdings gilt China mittlerweile als »hard target« auch für den BND, als schwer zu knackendes Ziel. Die staatlichen Kommunikationssysteme sind raffiniert verschlüsselt.

Immerhin kennt man im BND die Stadt Wuhan gut – die ist mit dem »Wuhan Institute of Virology« (WIV) sowie dem »Zentrum für Kontrolle und Prävention von Infektionskrankheiten« schon seit Mitte der 50er-Jahre Zentrum der chinesischen Virenforschung. Seit 2017 wird im WIV im bislang einzigen chinesischen Hochsicherheitslabor der Stufe BSL-4, Bio-Safety-Level-4, geforscht. Die Franzosen haben es als Teil internationaler wissenschaftlicher Kooperation gebaut; später saßen Vertreter des BND mit am Tisch, als US-Geheimdienstler die französischen Kollegen drängten, doch mehr Informationen über die dortigen Experimente beizubringen. Am WIV wird seit vielen Jahren auch an Coronaviren aller Art geforscht, die Virologin Shi Zheng-Li gilt als weltweit führende Expertin auch für SARS-ähnliche Coronaviren. Forschungseinrichtungen wie die in Wuhan gehören weltweit zu den Zielen der Geheimdienste. Denn was zur Abwehr erforscht wird, kann auch zu einem Angriff taugen. Virenforschung kann medizinischen Zwecken oder der Entwicklung von biologischen Waffen dienen. So, wie man aus Stahl ein Krankenhaus oder ein Geschoss bauen kann. Oder die Kernspaltung zur Energieerzeugung, aber auch zum Bau von Atombomben nutzt.

Jahrzehntelang forschten vor allem die Sowjetunion und die USA an Biowaffen; trotz Verhandlungen über ein effektives Verbot existiert so gut wie keine Transparenz zwischen den Staaten. Das Übereinkommen zum Verbot biologischer Waffen stammt aus den 70er-Jahren, aber es erlaubt keine harten Überprüfungen oder umfassenden Inspektionen. Weder in den USA noch in Russland. Und auch nicht in China. Es ist ein Abkommen ohne Unterbau.

So bleibt das Risiko, dass Viren im Labor genetisch manipuliert, mit neuen Funktionen versehen und damit noch gefährlicher werden können. »Gain of function« werden diese umstrittenen Experimente genannt. Sie sollen sozusagen die Zukunft eines Virus in der Natur vorwegnehmen, seine spontanen Mutationen. Damit können sie der Prävention von Infektionskrankheiten und der Entwicklung von Impfstoffen dienen, aber auch für militärische Zwecke oder gar Terroranschläge genutzt werden. Und immer bleibt das Risiko eines Ausbruchs durch einen Unfall, Diebstahl, Verschmutzung oder unbeabsichtigte Infektionen. So wurde vermutet – aber nie bewiesen –, dass der Ausbruch der »Russischen Grippe« 1977/1978 auf einen Laborunfall in China oder der damaligen Sowjetunion zurückzuführen sein könnte. Die Virenforschung im US-Militärlabor Fort Detrick bei Washington,

D. C., wurde 2009 ausgesetzt, weil man hochpathogene Viren ohne Genehmigung lagerte. Der amerikanische Virologe Jeffery Taubenberger forschte mit dem von ihm sequenzierten Virus der »Spanischen Grippe« von 1918, niederländische und amerikanische Forscher mit dem auch für den Menschen hochgefährlichen Vogelgrippevirus H5N1; sie züchteten es in Frettchen.

Nach heftigen Debatten wurde ein Moratorium samt Publikationseinschränkung verhängt: Es soll der Grundsatz »No Dual Use« gelten: Veröffentlichungen dürfen nicht zugleich der Wissenschaft und einem potenziellen Missbrauch dienen.

In einem Pekinger Labor steckten sich zwei Doktoranden 2004 mit dem SARS-Virus an; sie infizierten sieben weitere Menschen. Und in Wuhan forschten chinesische und amerikanische Virologen gemeinsam an Coronaviren. 2015 schufen sie eine »Chimäre«, ein hybrides Virus aus zwei Coronaviren, eines davon das SARS-Virus von 2003. Dann testeten sie die mögliche Infektiösität für den Menschen an Mäusen.

Monatelang wird US-Präsident Trump Gerüchte nähren, das neue Virus SARS-CoV-2 stamme tatsächlich aus einem Labor in Wuhan, womöglich künstlich erzeugt oder versehentlich entwichen. Bis heute gibt es dafür keinerlei Beweis. In einem Vermerk des Bundesverteidigungsministeriums heißt es: Trump versuche, »von seinen eigenen Fehlern abzulenken und die Wut der Amerikaner auf China zu lenken«. Die USA und China – diese beiden Staaten werden sich während der Pandemie einen regelrechten Wettlauf darüber liefern, wer sich unverantwortlicher verhält.

Pandemisches Potenzial

Im Berliner Robert Koch-Institut verschickt Lothar Wielers Vize Lars Schaade am 6. Januar um 8:34 Uhr eine der ersten E-Mails des Tages. Tags zuvor hatte die WHO die 194 Mitgliedsstaaten erstmals offiziell über ein »Cluster von Lungenentzündungen unbekannter Ursache« in Wuhan informiert, 44 Patienten, darunter 11 Schwerkranke. »Kein Nachweis einer signifikanten Übertragung von Mensch zu Mensch«, steht unter Bezug auf die chinesischen Behörden in der Meldung, keine Infektionen bei Krankenhauspersonal; der Meeresfrüchtemarkt in Wuhan sei »zur Desinfektion« geschlossen. Ein merkwürdiges Wort in diesem Zusammenhang: »signifikant«.

Schaade ist Professor für Mikrobiologie und Infektionsepidemiologie. Bevor er ans RKI kam, leitete er im Gesundheitsministerium das Referat »Übertragbare Krankheiten, AIDS und Seuchenhygiene«. »Bitte um kurze Besprechung in meinem Büro«, schreibt Schaade an seine Kollegen. Aber auch diese Besprechung bringt keine größere Klarheit. Die Informationen sind beunruhigend, aber lückenhaft.

Das »pandemische Potenzial« des Virus sei ungeklärt, wird RKI-Präsident Wieler in diesen Tagen wieder und wieder sagen. Doch die Fernsehbilder, die jetzt aus Wuhan kommen, zum Teil von Bewohnern der Stadt auf ihren Handys gefilmt, beunruhigen ihn sehr: vermummte Ärzte in Schutzkleidung; Menschenschlangen vor den Krankenhäusern, verzweifelte Gesichter. Die Bilder gleichen denen aus Katastrophenfilmen. So etwas hat Wieler noch nie gesehen. In seinem Institut ist eine aus China stammende Mitarbeiterin inzwischen abgestellt, die chinesischen sozialen Medien nach nützlichen Informationen zu durchforsten.

Was Wieler zu diesem Zeitpunkt nicht weiß, nicht wissen kann: Aufgeschreckt von den Meldungen aus Wuhan reist schon am 31. Dezember eine Expertengruppe der staatlichen chinesischen Gesundheitskommission in die Stadt. Offenbar will man sich auf die Versicherungen der lokalen Behörden nicht verlassen. Der Meeresfrüchtemarkt ist gesperrt und desinfiziert. Am 2. Januar um acht Uhr morgens, sie hat gerade ihre Nachtschicht in der Notaufnahme des Wuhaner

Zentralkrankenhauses beendet, muss die Ärztin Ai Fen vor dem Komitee für Disziplin der Klinik erscheinen. Sie habe das Krankenhaus und seine Leitung beschämt, wird ihr vorgeworfen, »wir können uns nirgendwo mehr sehen lassen«. Wegen Verbreitung falscher Gerüchte und mangelnder organisatorischer Disziplin erhält Ai Fen einen sehr strengen Verweis. Ihr wird verboten, per E-Mail, Messengerdienst oder SMS über die Krankheit zu schreiben. »Sie dürfen es noch nicht einmal Ihrem Ehemann sagen«, habe man ihr befohlen.

Verzweifelt und tief beschämt fragt sich die Ärztin: Was habe ich falsch gemacht? Ai Fen bittet ihre Familie, einen Mundschutz zu tragen und viel besuchte Plätze zu meiden. Aber sie darf nicht erklären, warum. Sie ermahnt die 200 Mitarbeiter der Notaufnahme, stets eine Maske zu tragen. Weist sie an, Schutzkleidung unter einem weißen Stoffkittel zu verstecken. Sie darf nicht erklären, warum. Mehr und mehr Patienten werden eingeliefert, ganze Familien. Als die erste Krankenschwester der Notaufnahme infiziert wird, müssen die Ärzte den Befund verharmlosen. Auf den Totenscheinen in der Notaufnahme Verstorbener wird keine Todesursache angegeben. Offensichtlich Infizierte müssen sie wieder nach Hause entlassen. Es gibt keinen Platz mehr für sie.

In den kommenden zwölf Tagen werden die Behörden in Wuhan offiziell keinen weiteren Infektionsfall mehr melden.

Am 21. Januar 2020 wird die hoffnungslos überfüllte Notaufnahme des Zentralkrankenhauses Wuhan 1523 Patienten zählen, dreimal so viele wie an normalen Tagen, 655 von ihnen haben Fieber. Die Menschen stehen bis zu fünf Stunden in der Warteschlange, einige kollabieren. Dann liegen sie auf der Straße. Und niemand traut sich zu helfen.

Am 21. Januar unterrichtet der BND erstmals das Kanzleramt. Kanzleramtsminister Helge Braun ist nicht nur für den BND zuständig; der Zufall will es, dass er sich für diese Sache in China sehr interessiert. Braun, 47, ist Arzt, Anästhesist.

Mit 30 Jahren kam er als Abgeordneter in den Bundestag, flog wieder raus und kehrte ans Uniklinikum Gießen zurück. 2009 wurde er Parlamentarischer Staatssekretär im Forschungsministerium; 2013 ernannte ihn Angela Merkel überraschend zum Staatssekretär für die Bund-Länder-Beziehungen und später zum Kanzleramtsminister. Mit seiner Vorgesetzten, der promovierten Physikerin, spricht er immer wieder auch über naturwissenschaftliche Themen. Zum Beispiel über vorbeifliegende Kometen – oder Infektionskrankheiten aller Art. Seinen politischen Stil hat Braun einmal so beschrieben: In Krisen helfe ihm seine Erfahrung als Intensivmediziner. Denn die erste Regel bei Eintreffen an einem Unfallort laute: »Ruhe bewahren«.

Seit der Ebolaepidemie in Westafrika 2014/2015 liest Braun regelmäßig auch die Meldungen der WHO. Dort erfährt er in den ersten Januartagen zum ersten Mal von dem »Cluster von Lungenentzündungen« in Wuhan. »Keine Todesfälle«, hat China der WHO gemeldet.

In München berichtet Ministerpräsident Markus Söder seinen Mitarbeitern von einer TV-Reportage über die mysteriöse Krankheit im scheinbar so fernen China. »Corona«, fragt da einer, »ist das nicht ein Bier?«

Im Robert Koch-Institut hat inzwischen die Projektgruppe »P4« ihre Arbeit aufgenommen. P4 ist zuständig für computergestützte »epidemiologische Modellierung von Infektionskrankheiten«. Mit Rechenmodellen zur Dynamik von Infektionskrankheiten hat sich Projektleiter Dirk Brockmann einen Namen gemacht, er ist Physiker und Komplexitätsforscher. Insgesamt zwölf Mathematikerinnen, Epidemiologen, Physiker und Informatikerinnen analysieren Big Data, Massendaten. Mit hochkomplexen Modellen über wellenartig verlaufende Ausbreitungsgeschwindigkeiten versuchen sie, die Frage zu beantworten: Wo genau nimmt eine Epidemie, gar Pandemie ihren Anfang? Und wann trifft ein Virus einen beliebigen Ort der Welt – etwa Deutschland? Die Modellierer nutzen dabei vor allem Daten über Flugverbindungen und Passagieraufkommen, mehr als vier Milliarden Passagiere pro Jahr, das fein gesponnene Netz menschlicher Mobilität in Zeiten der Globalisierung. Jetzt berechnet die Gruppe P4 die Wahrscheinlichkeit, dass ein Infizierter aus Wuhan in einem Flugzeug nach Deutschland sitzen wird. P4 lässt keinen Zweifel: Das Virus wird kommen. Bald.

Fataler Zeitverlust

Schon zwischen dem 27. Dezember und den ersten Januartagen haben Wissenschaftler in mehreren chinesischen Labors das Genom des neuen Virus sequenziert; es ähnelt erschreckend dem SARS-Coronavirus von 2003. Mit ihrer schnellen und präzisen Arbeit könnten die auch international gut vernetzten chinesischen Virologen einen wichtigen Beitrag zur frühen Bekämpfung des Virus leisten. Nach Recherchen des chinesischen Wirtschafts- und Finanzmagazins *Caixin* und der Nachrichtenagentur AP aber wird es den Wissenschaftlern untersagt, ohne offizielle Erlaubnis Informationen über das Virus zu veröffentlichen. Es bedarf einer gewissen Zivilcourage, dass der renommierte Virologe Zhang Yong-Zhen von der Fuhan-Universität Shanghai am 5. Januar ein in seinem Labor sequenziertes Genom zur Veröffentlichung auf der internationalen GenBank einreichen lässt, dort liegt es unter der Zugangsnummer MN908947 und der Bezeichnung »Wuhan-Meeresfrüchtemarkt-Lungenentzündungsvirus«, zunächst auf Prüfung wartend und daher nicht abrufbar. Zugleich soll Zhang die staatliche Nationale Gesundheitskommission informiert und vor einer Mensch-zu-Mensch-Übertragung gewarnt haben. Am frühen Morgen des 11. Januar gibt er auf Bitten eines australischen Kollegen sein Einverständnis, das Genom für Wissenschaftler überall in der Welt zugänglich zu machen, es wird auf der Website *viro-*

logical.org veröffentlicht. Zeitgleich erfolgt eine offizielle Mitteilung der chinesischen Behörden über das Genom an die WHO.

Diese Informationen ermöglichen es Christian Drosten und seinem Team in Berlin, umgehend einen ersten Diagnostiktest für SARS-CoV-2 zu entwickeln, das Protokoll wird am 13. Januar über die WHO publiziert. Weltweit abrufbar ist es ein weiterer wichtiger Schritt im Kampf gegen das Virus, das bereits am 8. Januar mit einer infizierten Reisenden aus Wuhan Thailand erreicht hat, kurz darauf wird es auch in Japan diagnostiziert.

Während sich in Thailand auf den Flughäfen bereits alle aus Wuhan eintreffenden Passagiere einer Fiebermessung unterziehen müssen, twittert die WHO noch am 14. Januar unter Verweis auf chinesische Quellen, es gebe keine »klare Evidenz« für eine Übertragung von Mensch zu Mensch. Intern aber ist man besorgt und empört. Nicht nur darüber, dass die WHO jetzt »dumm dastehe«, wie es heißt – vor allem darüber, dass durch das offensichtliche Hinhalten, gar mögliche Vertuschung, kostbare Zeit verloren geht. Der Ire Mike Ryan, lang gedienter und erfahrener WHO-Exekutivdirektor für Gesundheitsnotfälle, klagt: »Fakt ist, dass wir zwei bis drei Wochen nach Beginn eines Ereignisses keine Labordiagnose haben, keine Alters- oder geografische Verteilung und auch keine epidemiologische Kurve.«

Am 20. Januar melden staatliche chinesische Medien den Ausbruch einer übertragbaren Infektionskrankheit durch ein neues Virus. Es beginne eine nationale Offensive zur Eindämmung der Krankheit, heißt es.

Doch in Genf, im Hauptquartier der WHO, kann sich das per Videokonferenz einberufene Notfallkomitee auch nach zwei Sitzungen und knapp neunstündiger Debatte am 22. und 23. Januar nicht darauf einigen, eine »gesundheitliche Notlage internationaler Tragweite« auszurufen. Dies könnte Maßnahmen wie etwa Quarantäne zur Folge haben, Einreisesperren, eventuell sogar Reisewarnungen. Die 15 Mitglieder unter Leitung des Franzosen Didier Houssin blieben »gespalten«, heißt es. Nach Erkenntnissen der *New York Times* soll der chinesische Botschafter in Genf Druck ausgeübt haben: Die Erklärung einer Notlage entspreche einem Misstrauensvotum. Außerdem sei die Lage im Prinzip unter Kontrolle. »Im Moment gibt es keine Beweise für eine Übertragung von Mensch zu Mensch außerhalb Chinas«, versucht WHO-Generaldirektor Tedros Adhanom Ghebreyesus eine eher hilflose Erklärung. »Auch wenn dies natürlich nicht heißt, dass es nicht passiert.«

Da ist die 11-Millionen-Stadt Wuhan bereits abgesperrt.

Erst am 30. Januar stimmt das WHO-Notfallkomitee in dritter Sitzung mehrheitlich für die »gesundheitliche Notlage internationaler Tragweite«, die Tedros noch am gleichen Tag offiziell ausrufen wird. Während sich die chinesische Staatsführung und Staatspräsident Xi Jinping als ebenso entschlossene wie opferbereite Kämpfer gegen das Virus präsentieren, erleidet die Glaubwürdigkeit der WHO in dieser frühen Phase weiteren Schaden. Die politische Dimension der Pandemie wird früh sichtbar.

Man kann es als Fortschritt betrachten: In dieser Pandemie hat die chinesische Regierung die Weltgemeinschaft früher informiert als in der Vergangenheit. Und doch wahrscheinlich zwei bis drei entscheidende Wochen zu spät. Hätte die chinesische Staatsführung rascher reagiert, wären die WHO und mit ihr die Welt früher über die drohende Gefahr informiert gewesen, die Zahl der Infizierten wäre deutlich niedriger geblieben.

In einer beginnenden Pandemie aber ist Zeit die wichtigste Währung. Es zählt jeder Tag.

In Mainz liest der Mediziner Uğur Şahin Ende Januar in der britischen Fachzeitschrift *Lancet* einen Artikel über den Ausbruch des Coronavirus in China. Şahin und seine Frau, die Medizinerin Özlem Türeci, haben 2008 das Life-Science-Unternehmen BioNTech gegründet; es wird vor allem von privaten Investoren finanziert. Eigentlich haben sich die beiden Wissenschaftler auf die Forschung zu Krebstherapien spezialisiert, die experimentellen Onkologen wurden dabei früh auch von der Deutschen Forschungsgemeinschaft finanziell unterstützt. Sie arbeiten an der Entwicklung einer neuen Plattform; an Verfahren zur Verbesserung der Immunmechanismen, die auf genetischem Material basieren, der Messenger-RNA, kurz mRNA. Bei Erfolg kann diese Technologie für vieles eingesetzt werden – von individualisierten Therapien gegen Krebserkrankungen bis zu Impfstoffen gegen Infektionskrankheiten.

Die beiden Wissenschaftler, die sich als »Immuningenieure« bezeichnen, gelten eher als typische Nerds. Vor wenigen Monaten, im September 2019, hat auch Bill Gates über die Bill-&-Melinda-Gates-Stiftung 55 Millionen Dollar in das Unternehmen investiert. Damit soll an Impfstoffen gegen HIV und Tuberkulose geforscht werden. Doch jetzt, im Januar 2020, liest Uğur Şahin über das neuartige Coronavirus. Zu diesem Zeitpunkt sind so gut wie keine Infizierten außerhalb Chinas gemeldet. Doch Şahin befürchtet, dieses Pathogen habe Pandemiepotenzial.

Gerade einmal zwei Wochen nach Veröffentlichung des SARS-CoV-2-Genoms beginnt man bei BioNTech mit ersten Experimenten für einen Impfstoff auf Basis der mRNA-Technologie – die Entscheidung hat das Ehepaar am Frühstückstisch getroffen. Ein Erfolg könnte Impfstoffentwicklung und -produktion revolutionieren. Ein kleines Virus wird ein großes Wettrennen auslösen. Auch andere Biotechfirmen, etwa Moderna in den USA, werden es auf diesem Weg versuchen. Und in Kooperation mit dem allerdings sehr geschäftstüchtigen US-Pharmariesen Pfizer wird BioNTech im November nach nur zehn Monaten als erstes Unternehmen einen entscheidenden Durchbruch melden, einen Sieg auch für den

Innovationsstandort Deutschland: Der Impfstoff mit dem Kürzel BNT162b2 ist zu mehr als 90 Prozent wirksam. Umgehend wird die Mainzer Firmenadresse Gegenstand verschwörerischer Tweets aus der Szene der Coronaleugner: An der Goldgrube 12.

Trügerische Sicherheit

Am 24. Januar meldet Frankreich drei Infizierte, Reiserückkehrer aus Wuhan. Sie gelten als erste offiziell bestätigte Fälle in Europa. Aber das Virus ist bereits an anderen Orten angekommen. Etwa in Stockdorf, Landkreis Starnberg, Oberbayern.

Es kommt über den Münchener Franz-Josef-Strauß-Flughafen, ein Trittbrettfahrer der Globalisierung; es reist ganz bequem mit einem Langstreckenjet aus Shanghai. Am frühen Morgen des 19. Januar trifft eine chinesische Mitarbeiterin des Autozulieferers Webasto in München ein, um in den kommenden drei Tagen in Stockdorf an Workshops und Meetings teilzunehmen. Am Abend ihres ersten Tages in München fühlt sie sich müde und abgeschlagen, Muskelschmerzen, auch Schmerzen in Rücken und Brust. Sie geht von einem Jetlag aus, nimmt ein Schmerzmittel, sie will fit für den kommenden Tag sein. Es ist ein gängiges, frei verkäufliches chinesisches Präparat, bekannt unter der Bezeichnung »999«. Sie weiß nicht, dass sie infiziert ist. Drei Tage zuvor hatte sie Besuch von ihren Eltern. Sie zeigten Symptome einer Erkältung. Die Eltern leben in Wuhan.

Das sich nun rasch entwickelnde erste deutsche Cluster trifft einen Traditionsbetrieb. Schon in den 30er-Jahren baute man hier Faltdächer für Daimler, später die ersten Schiebedächer. Dächer sind bis heute Webastos Kerngeschäft – sie machen 84 Prozent des Umsatzes von 3,7 Milliarden Euro aus. Was für große Teile der deutschen Industrie gilt, gilt für

Webasto im besonderen Maße – die Beziehungen zu China sind sehr eng. Seit 2001 lässt Webasto dort produzieren. Zur Eröffnung des neuesten Werks in, ja, Wuhan reiste im September 2019 ein Ehrengast an: Bundeskanzlerin Angela Merkel.

Wuhan hatte 1982 die erste chinesisch-deutsche Städtepartnerschaft geschlossen, mit der Stahlstadt Duisburg. Die Kontakte entstanden, als ein Konsortium der Duisburger Firmen Mannesmann-Demag, Krupp-Industrie-Technik und Thyssen Consulting ein Kaltwalzwerk in Wuhan errichtete. Damals lebten mehr als 300 deutsche Ingenieure mit ihren Familien in der Stadt.

Es war Merkels zwölfter Staatsbesuch in China, der zweitgrößten Volkswirtschaft der Welt. Auf der Brücke über den riesigen Fluss Jangtse ließ sie die Wagenkolonne stoppen. Sie wollte den Ort sehen, an dem Mao Zedong den Strom durchschwamm, nach offizieller Lesart natürlich in weltmeisterlicher Zeit. Die Heldenepisode kennt in China jedes Schulkind. Dann stand sie da und schaute hinunter auf den Fluss, neben ihr die CEOs großer deutscher Konzerne wie Allianz, Daimler und Deutsche Bank, die in der stechenden Sonne ihre Sakkos auszogen.

Der leitende Webasto-Mitarbeiter Christoph N., der deutsche »Patient 1«, steckt sich an, weil er während einer Besprechung am 20. Januar in der Stockdorfer Zentrale in einem kleineren Raum ungefähr eine Stunde lang direkt neben der chinesischen Kollegin sitzt. Innerhalb weniger Tage werden sich insgesamt 16 Mitarbeiter des Betriebes und Familienangehörige anstecken. Einen trifft es, als ihm ein Infizierter in der Kantine einen Salzstreuer reicht. Aber das weiß zu diesem Zeitpunkt keiner von ihnen. Die Kollegin aus Shanghai fühlt sich ja gesund.

Am Montag, dem 27. Januar, sie liegt jetzt schon im Krankenhaus, informiert die chinesische Webasto-Mitarbeiterin ihren Arbeitgeber über ihr positives Testergebnis. Sie hatte nach ihrem Rückflug Fieber bekommen, später kam Husten dazu. Auch Christoph N. wird von seinen Vorgesetzten benachrichtigt. Sein erster Gedanke ist: »Ich muss mich testen lassen.« Denn er hatte am Wochenende zuvor Fieber und Schüttelfrost entwickelt, Muskelschmerzen, Atemnot. Seine Frau ist schwanger, seine erste Tochter erst knapp drei Jahre alt.

Er fährt in die Uniklinik München, Tropeninstitut, dort untersucht ihn die Infektiologin Camilla Rothe, nimmt einen Abstrich. Das Testergebnis ist positiv. Noch am gleichen Abend muss er sich auf der Infektionsstation in der München Klinik Schwabing melden, bei Clemens Wendtner, Chefarzt für Infektiologie und Tropenmedizin. Er habe sich »wie ferngesteuert« gefühlt, sagt Christoph N. später in Interviews, surreal die Situation. Ihm, ausgerechnet ihm, widerfährt das Unvorstellbare.

Täglich werden neue Webasto-Infizierte eingeliefert und von Wendtner behandelt. Aber was heißt schon »behandeln« bei einer Krankheit, deren Verlauf und Ausmaß man nicht kennt; einer Krankheit, die man im Grunde gar nicht behandeln kann. Einer Krankheit, die noch nicht mal einen offiziellen Namen trägt. In Schwabing heißt sie zunächst »Wuhan-Grippe«. Und den allermeisten isolierten Patienten geht es: gut. Die Stimmung gleicht anfangs der in einer munteren WG, die Patienten kommunizieren über WhatsApp; die Firma schickt Päckchen mit Süßigkeiten und Puzzles. Allerdings warten auf den Fluren jetzt Reporter, die Kranke aufspüren wollen. Der Sicherheitsdienst wird eingeschaltet. Christoph N. erhält einen Decknamen: Müller.

Bei Webasto laufen Reihentests an. Kontakte werden identifiziert, Abläufe mithilfe elektronischer Kalender minutiös rekonstruiert, die Stockdorfer Zentrale für zwei Wochen geschlossen und komplett desinfiziert, die gesamte Belegschaft ins Homeoffice geschickt. Im Zusammenspiel mit den bayerischen Gesundheitsbehörden reagiert das Unternehmen mit seinen weltweit 14000 Mitarbeitern nahezu mustergültig. Seit Ende Januar tagt regelmäßig eine Corona-Taskforce; in der Zentrale ist ein Raum für Abstriche eingerichtet. Ein detailliertes Handbuch wird auch anderen Unternehmen zur Verfügung gestellt.

Wendtner muss nun häufiger vor die Mikrofone, fast immer hat er gute Nachrichten. Die meisten seiner Patienten zeigen kaum Krankheitssymptome, eher grippeähnlich. Man könne sie als »pumperlgesund« bezeichnen, meint Wendtner. Einige verzichten auf die eigens angebotene Wunschkost; sie schmecken nichts mehr – offenbar hat das Virus den Geschmacksnerv beeinträchtigt. Zwei entwickeln eine Lungenentzündung. Allerdings beobachtet Wendtner bei einigen Patienten, dass deren Sauerstoffsättigung im Blut unerklärlich überraschend schnell abfällt. Ein beunruhigender Befund.

Und trotz der meist harmlosen Verläufe liefert das Webasto-Cluster auch einen ersten Beweis, wie groß das pandemische Potenzial des Virus tatsächlich ist, seine Gefährlichkeit. Für die Auswertung der Patientendaten zieht Wendtner seinen Kollegen Christian Drosten hinzu; auch das Institut für Mikrobiologie der Bundeswehr wird eingeschaltet. Ende Januar liegen erste belastbare Ergebnisse vor. Wendtner und Drosten sind schockiert: Das neue Coronavirus ist in tausendfach höherer Konzentration im Rachenraum nachweisbar als das erste SARS-Virus von 2003. Und anders als das »alte« SARS-Virus repliziert es sich nicht nur in der Lunge, sondern aktiv bereits in den oberen Atemwegen, in den Zellen des Rachens. Damit aber ist es viel ansteckender.

Eine weitere besorgniserregende Nachricht folgt. Für den 6. Februar hat die Nationale Akademie der Wissenschaften eine Telefonkonferenz mit ihrem chinesischen Pendant verabredet. Aus Deutschland zugeschaltet sind neben dem designierten Leopoldina-Präsidenten Gerald Haug auch Wendtner, Drosten und Wieler, sie wollen sich einen Überblick über die Lage verschaffen. Eine der Fragen gilt der »secondary attack rate«, der »zweiten Befallsrate«. Mit diesem wichtigen Parameter kann das Ansteckungsrisiko abgeschätzt werden. Die erschreckende Antwort aus Peking lautet: »37 Prozent«. Drosten, so erinnert sich Haug, sei »ganz blass geworden«. Stimme dies, werde eine Pandemie in zwei Wellen über die Welt kommen, der man wenig entgegenzusetzen habe.

»Eine krasse Naivität«

Die Bewältigung des ersten deutschen SARS-CoV-2-Clusters verläuft nach Lehrbuch. Politiker und Mediziner benutzen jetzt gern das Bild kleiner Brandherde, die man rechtzeitig ausgetreten habe, sodass kein Flächenbrand entstehe. Der Webasto-Erfolg suggeriert Sicherheit, eine trügerische Sicherheit. Die Entscheidung des US-Präsidenten Ende Januar, Flüge aus China in die USA zu verbieten, hält man in der Bundesregierung für übertrieben. Man folgt dem von Jens Spahn ausgegebenen Motto der »wachsamen Gelassenheit«.

Wachsame Gelassenheit? Anfang Februar reist Jörg Wuttke, Chef der Europäischen Handelskammer in Peking, nach Brüssel. Im Flugzeug tragen fast alle Passagiere Masken. Als er in Brüssel landet, setzt er die Maske schnell ab. Man werde ja schief angeschaut. »Für das Virus hat sich in Europa niemand richtig interessiert«, sagt er. »Rückblickend war das eine krasse Naivität.«

In Bayern hat man die Lage vermeintlich im Griff – aber was ist mit den Deutschen, die noch immer im abgeriegelten Wuhan ausharren müssen? Die Bundesregierung entscheidet sich, sie nach Hause zu holen. Am 1. Februar hebt auf dem Flughafen Wuhan eine Sondermaschine der Bundeswehr ab, der Airbus »Kurt Schumacher« hat 126 Passagiere an Bord, darunter 101 deutsche Staatsbürger, sie werden aus China evakuiert. Ziel des zwölfstündigen Fluges ist Frankfurt. Zum ersten Mal in dieser sich anbahnenden Krise mischt sich die

Kanzlerin ein, überlässt die Sache nicht mehr ihrem Gesundheitsminister.

Über die Evakuierung aus Wuhan hat Merkel persönlich mit Staatspräsident Xi Jinping gesprochen. Dem Regime gefiel weder die Idee einer Militärmaschine noch die mit einer Evakuierung verbundene politische und ökonomische Botschaft, dass man in China nicht mehr sicher sei. So wird aus der Evakuierung zumindest auf dem Hinweg ein Hilfstransport: Im Laderaum der Maschine befinden sich 5,4 Tonnen Schutzanzüge, Gummistiefel, Handschuhe, Masken und Handschuhe.

Im Vorfeld des Fluges war es innerhalb der Bundesregierung zu langen und teils heftigen Debatten gekommen. Was sollte mit den Rückkehrern aus Wuhan geschehen? Eine Zwangsquarantäne, quasi wie ein Gefängnisaufenthalt? Im Gesundheitsministerium hatte man häusliche Quarantäne befürwortet, auch dem RKI schien dies ausreichend. Schließlich hole man gesunde Menschen aus China ab; während des Fluges würden sie zudem von Bundeswehrärzten untersucht. Seehofer dagegen hatte gewarnt: Sei auch nur ein einziger Infizierter dabei, könne eine neue Infektionskette ausgelöst werden. Auch Beamte seines Ministeriums stimmten zu. Das Ganze sei eine Sache der Gefahrenabwehr: Lasse man die Wuhan-Heimkehrer einfach mit der Bahn nach Hause fahren, könne es sich um einen »staatlichen Viruseintrag« handeln. Merkel sah es ähnlich.

So konsultieren Juristen jetzt das Infektionsschutzgesetz. Es ist eine Fortschreibung des alten Reichsseuchengesetzes aus der Kaiserzeit. 1961 wurde daraus zunächst das Bundesseuchengesetz, 2001 das Infektionsschutzgesetz. Seine harten Vorschriften nannte man früher »sanitätspolizeiliche Maßnahmen«. Die sind weitgehend gleich geblieben. Sie erlauben Zwangsmaßnahmen, die Einschränkung etwa der Grundrechte der körperlichen Unversehrtheit oder der Freizügigkeit. Verstörend ist auch die Sprache dieses Gesetzes, das kaum eine Juristin oder ein Jurist kennt: Ein Infektiöser ist ein »Ausscheider«. Zur Quarantäne verpflichtete Menschen werden »Abgesonderte« genannt. Kaum ein Gesetz in diesem Land erlaubt solche Eingriffe in fundamentalste Freiheitsrechte, aber über kaum ein Gesetz ist so wenig gerungen oder gestritten worden. 1960 flammte die Debatte kurz auf, der damalige Innenminister Gerhard Schröder, CDU, legte einen ersten Entwurf für das Bundesseuchengesetz vor. Schröder arbeitete damals schon an den hoch umstrittenen Regelungen für die Notstandsgesetze, die zu heftigsten politischen Auseinandersetzungen führten. Die Adenauer-Regierung plante sogar, auch das Postgeheimnis aufzuheben, weil in Quarantäne befindlichen Personen sonst unbemerkt »brieflich Ausbruchswerkzeuge« zugesandt werden könnten.

Aber die Debatte endete schnell. Unter der Überschrift »Den Anfängen wehren« schrieb damals die Nachrichtenagentur dpa: »Es leuchtet ein, dass die Bekämpfung und Verhütung von Seuchen im Interesse der Allgemeinheit nicht ohne Beeinträchtigung des Einzelnen möglich ist.«

Bis zum Februar 2020 hielt es niemand wirklich für möglich, dass die gesetzlich zulässigen drakonischen Maßnahmen je in großem Umfang Wirklichkeit werden könnten.

Auf der Suche nach Präzedenzfällen stößt ein Beamter jetzt in einem Handbuch für Bevölkerungsschutz auf einen Aufsatz. Er liest die Schilderungen aus den 60er-Jahren, als in der Bundesrepublik die Pocken ausgebrochen waren. In einem Berliner Krankenhaus wurde ein Patient von einem in aller Eile errichteten hölzernen Hochsitz aus polizeilich bewacht. Im Hamburger Bernhardt-Nocht-Institut unter Quarantäne Gestellte beschwerten sich danach lediglich darüber, dass ihnen ein dritter Mann zum Skat fehle: Die ebenfalls isolierte Krankenschwester sei zwar eine »Wucht«, habe aber leider keine Ahnung vom Kartenspiel. In einer Quarantänestation in Regensburg wurde zunächst das Toilettenpapier vermisst, aber schließlich in Kiste 62 gefunden. Ein Geistlicher ließ sich in einem Interview über die gute Stimmung »in Pockenhausen« aus.

Andere Fundstellen betreffen eine heute fast vergessene, aber noch immer andauernde Pandemie: HIV/Aids. In einem *Spiegel*-Artikel des Jahres 1987 wurde zu Quarantänefragen ein aufstrebender CSU-Abgeordneter namens Horst Seehofer zitiert: Er wollte Aidskranke »in speziellen Heimen« sammeln, gar »konzentrieren«.

Die Entscheidung zur Zwangsquarantäne für die Wuhan-Heimkehrer, ein massiver Eingriff in die Grundrechte, wird formal vom zuständigen Landratsamt in Germersheim verhängt – weit weg von Berlin. In aller Eile hat die Bundeswehr dort einen leer stehenden Block auf dem Gelände der Südpfalz-Kaserne zur Verfügung gestellt, 22 Freiwillige des Roten Kreuzes werden dort mit den Rückkehrern einziehen.

Die Besatzung der Luftwaffenmaschine drängt zum Abflug, Piloten müssen strenge Flug- und Ruhezeiten einhalten. Aber die chinesischen Behörden fordern eine erneute Prüfung der Pässe des Evakuierungsteams, darunter Diplomaten. Frank Hartmann, Leiter des Krisenstabes des Auswärtigen Amtes, entscheidet kurzerhand, die Pässe auf dem Flughafen in Wuhan zu lassen. Die Maschine hebt ab.

Auf dem Weg nach Frankfurt muss der Jet über Helsinki ausweichen. Die russischen Behörden haben die Erlaubnis zum Auftanken in Moskau verweigert. Es sind die ersten Anzeichen, wie schwer sich die Weltgemeinschaft tun wird, auf eine gemeinsame Bedrohung eine gemeinsame Antwort zu finden.

Vom Sterben in Wuhan

Es scheint sogar, als interessierte sie sich noch immer nicht sonderlich für den Angriff eines Virus auf die Welt. Am dritten Februarwochenende ist München wieder einmal für drei

Tage das Zentrum der internationalen Politik, die Münchner Sicherheitskonferenz tagt. Staatschefs, Außen- und Verteidigungsminister reisen gleich im Dutzend an. Die Weltkarte des Virus zeigt jetzt auch erste Fälle in den USA. Trumps Handelsberater Peter Navarro hatte ein Memo für den Nationalen Sicherheitsrat verfasst: Bis zu 100 Millionen Menschen könnten sich infizieren, Gesundheit oder gar Leben von Millionen Menschen seien gefährdet und Billionen Dollar ökonomischer Schaden zu befürchten, wenn sich das Coronavirus in den USA ausbreite. Gesundheitsminister Alex Azar hatte den Präsidenten sogar während eines Fluges in der »Air Force One« angerufen und vor einer Pandemie gewarnt. Trump fand ihn alarmistisch; und auch der renommierte US-Epidemiologe Anthony Fauci spricht von einer »winzig kleinen« Gefahr. Öffentlich wird Trump behaupten, das Virus verschwinde spätestens im April auf »wundersame Art«. Allerdings hat Trump eine harte Maßnahme verhängt: Aus China kommende ausländische Staatsbürger dürfen nicht mehr ins Land. Gleichzeitig aber werden noch 40 000 US-Staatsbürger aus China nach Hause geholt, viele von ihnen landen auf Flughäfen an der US-Westküste und fahren von dort nach Hause. Unter ihnen sind auch Infizierte.

In den kommenden Monaten wird Trump gegen China und die Weltgesundheitsorganisation zu Felde ziehen. Die WHO und ihr willfähriger Generaldirektor seien faktische Komplizen des chinesischen Regimes. Er kündigt den Austritt der USA aus der WHO an, die Zahlungen des bislang größten Beitragszahlers werden ausgesetzt. Ein Buch des amerikanischen Reporters Bob Woodward aber belegt die verantwortungslose Vertuschung des amerikanischen Präsidenten. In aufgezeichneten Interviews hatte Trump schon im Februar und März über die Gefährlichkeit des Virus gesprochen. Es werde durch die Luft übertragen, »ein tödliches Zeug«. Doch er habe den Menschen all das bewusst verschwiegen: »Ich wollte keine Panik verursachen.« Und während in Wuhan nach dem monatelangen, brutalen Lockdown bald wieder Zehntausende Jugendliche Partys in ausverkauften Konzerthallen feiern – ohne Maske – und die Produktion in den Fabriken wieder auf Hochtouren läuft, verzeichnen die USA mit die weltweit höchsten Infektionsraten.

Immerhin unterscheidet sich in diesem Jahr die Teilnehmerliste der Münchner Sicherheitskonferenz. Aus Genf ist WHO-Chef Tedros gekommen, auch Mike Ryan ist da, der WHO-Exekutivdirektor für Gesundheitsnotfälle. Zum ersten Mal nimmt auch Lothar Wieler vom RKI teil. Kaum jemand erkennt die Gesundheitsexperten. Während ihrer Diskussionsrunden bleiben viele Stühle leer. Mit der Ausgabe der Konferenzausweise werden Fläschchen mit Desinfektionsmittel verteilt. Auf denen steht: »So that things don't get out of hand.« Auf den Fluren, im Saal aber herrscht das übliche Gedränge, am Abend auch in den Bierkellern und Restaurants. Überall Händeschütteln, Umarmungen und Küsschen.

Auch Chinas Außenminister Wang Yi ist nach München gereist, es sind gute Tage für seine Regierung. Er muss sich weder unangenehme Fragen noch Kritik anhören. Dabei hat der tragische Tod des infizierten Wuhaner Augenarztes Li Wenliang zu einem regelrechten Aufruhr in den Messengerdiensten WeChat und Weibo geführt. Millionen Chinesen trauern öffentlich um ihn, protestieren, kritisieren Vertuschung und Lügen.

Denn wie seine Kollegin Ai Fen und andere Ärzte wurde auch Li Wenliang in den ersten Januartagen von den allmächtigen Sicherheitsbehörden verhört, streng ermahnt und zu einem Geständnis gezwungen, das er mit Fingerabdruck unterzeichnen musste, rot die Tinte: »Sie haben gesetzeswidrig falsche Aussagen im Internet publiziert! Ihre Handlungen haben die soziale Ordnung empfindlich gestört!«

Auch er zum Schweigen verurteilt, arbeitete er weiter, ohne Schutzkleidung. Infizierte sich während der Arbeit, steckte auch seine Eltern an. Ende Januar, schon auf der Intensivstation, gab er der staatlichen Zeitung *Beijing Youth Daily* ein Interview; er tippte es in sein Handy. »Es wäre sehr viel besser gewesen, wenn die Behörden früher Informationen über die Epidemie veröffentlicht hätten. Es sollte mehr Offenheit und Transparenz geben.«

Das Interview wurde umgehend von der Website der Zeitung gelöscht eine zweite Fassung aber drang hinaus in die Welt.

Sein Sterben in der systematisch abgeriegelten Stadt Wuhan verfolgten 17 Millionen User des Kurznachrichtendienstes Weibo, das Krankenhauspersonal postete Updates über seinen Krankheitsverlauf; es war wie ein kollektiver Akt des Aufbegehrens. Li Wenliang starb am 7. Februar 2020, 34 Jahre alt. Er hinterließ einen kleinen Sohn und eine schwangere Ehefrau.

Für kurze Zeit wurde Li Wenliang zum Symbol dieser großen autoritären Lüge, der Angst und des Vertuschens, das Tausende Menschenleben kostet. Trauernd und wütend die Menschen. Sie legten Blumen vor dem Zentralkrankenhaus ab und zündeten Kerzen an, sie verbeugten sich vor Plakaten mit seinem Porträt. Wenig später lasen sie in einer Parteizeitschrift, dass Staats- und Parteichef Xi Jinping bereits am 7. Januar präzise Instruktionen zur Eindämmung des Virus erteilt habe. Und fragten sich, warum die nicht öffentlich gemacht wurden. Doch die Partei reagierte geschickt: Sie kaperte den Tod des jungen Arztes für die eigene Propaganda. Erklärte ihn, wie Hunderte anderer verstorbener Ärzte und Krankenpfleger, die keine Masken tragen durften und keine Schutzkleidung, die Fakten und frühe Erkenntnisse verschweigen mussten, zum »Märtyrer«.

Gleichzeitig begann die Gegenoffensive. Zielgerichtet unterdrückte der mächtige Zensurapparat jede Kritik. Zehntausende »Propagandaarbeiter« arbeiteten rund um die Uhr, allein der Stadtbezirk Fuyang in Hangzhou meldete bereits Anfang Februar 1500 »Cybersoldaten« im Einsatz. Sie fluteten das Netz mit parteikonformen Nachrichten und löschten angeblich »aufrührerische« und »illegale« Posts – dazu gehörte auch ein Videointerview mit Li Wenliangs trauernder Mutter. »Negative Nachrichten« dürfe es nicht geben. Der Staat, die Partei, Xi Jinping habe alles unter Kontrolle.

Und dann war es vorbei.

Die offizielle chinesische Erzählung kennt kein Eingeständnis, keine Entschuldigung, kein Bedauern. Er komme direkt von der »Front«, erklärt der chinesische Außenminister Wang im großen Saal des Bayerischen Hofs. China führe einen »Krieg ohne Rauch«. Die effiziente Eindämmung des Virus »zeigt allen die Stärke des chinesischen Systems«. Und auf den »Sturm folgt der Regenbogen«.

WHO-Generaldirektor Tedros erhält zwölf Minuten Redezeit, er überzieht. Aber das tun in München auch diejenigen, die weniger zu sagen haben. Tedros ist gerade aus Kinshasa gekommen, Demokratische Republik Kongo, er berichtet ausführlich über den dortigen erneuten Ausbruch des Ebolafiebers mit 2249 Toten. Er lobt Chinas Erfolge im Kampf gegen das Coronavirus. Kein klares Wort von ihm über chinesische Verzögerungen und Vertuschungen, seine Mahnung gilt vielmehr der Weltgemeinschaft: »Die Welt gibt Milliarden aus, um sich auf terroristische Attacken vorzubereiten, aber vergleichsweise wenig, um sich auf den Angriff eines Virus vorzubereiten, das sehr viel tödlicher sein und Wirtschaft, Politik und Gesellschaft viel härter treffen könnte«, sagt er. Und fügt hinzu: »Das ist, ehrlich gesagt, schwer zu verstehen und gefährlich kurzsichtig.« Tedros nutzt die Münchener Bühne, um das zu wiederholen, wovor Gesundheitsexperten seit Jahrzehnten warnen: Der Ausbruch einer gefährlichen Infektionskrankheit, die sich auf der ganzen Welt verbreitet, ist nur eine Frage der Zeit.

Tedros erhält höflichen Applaus im eher spärlich besetzten Saal.

An diesem Februarwochenende endet in Germersheim die Quarantäne der Wuhan-Heimkehrer. Dies gilt nach Eindämmung des Webasto-Clusters als weiterer Erfolg. Nur zwei der Rückkehrer mussten überhaupt ins Krankenhaus. Und so wächst bei Medizinern wie Politikern das Gefühl, dass Deutschland dem Virus gewachsen sei.

Auch Clemens Wendtner glaubt, die Lage sei im Grunde unter Kontrolle; er fährt zum Skifahren in die Schweiz. Vielleicht, sagt Wendtner später, hätte man doch viel mehr absagen müssen, auch den Karneval. Aber damals sei man nicht so weit gewesen, dies zu erkennen, auch die Ärzte nicht.

Spahn wird später vorrechnen, dass in der Woche vor Karneval 14 der insgesamt 16 registrierten deutschen Infizierten schon wieder virusfrei waren. Will sagen: Harte Maßnahmen wären zu diesem Zeitpunkt politisch nicht durchsetzbar gewesen.

»Wie ein Katastrophenfilm, nur ohne Popcorn«

Der Krisenstab in Berlin ist von Beginn an ein riesiger Apparat. Das Organigramm ist als Verschlusssache eingestuft, das Lagezentrum wird dem Inspekteur der Bereitschaftspolizei unterstellt. Eine der sieben Abteilungen ist für »Gesundheitsgefahren« zuständig, eine für die »polizeiliche Gefahrenabwehr«, eine für »internationale Angelegenheiten«. Auf dem Papier jedenfalls ist man jetzt perfekt vorbereitet. Und doch weicht der Krisenstab bereits in seiner ersten Sitzung von einem Vorgehen ab, das in der Hausanordnung unter Punkt sechs beschrieben wird. Sollte sich ein »erhöhter Koordinierungs- und Abstimmungsbedarf« zwischen Bund und Ländern abzeichnen, werde die sogenannte »Interministerielle Koordinierungsgruppe« einberufen.

Das Konzept der Koordinierungsgruppe stammt aus den 80er-Jahren und ist die Konsequenz eines wissenschaftlichen und politischen Totalversagens. Am 26. April 1986 explodierte im damals noch sowjetischen Tschernobyl Block vier des Atomkraftwerks. Zunächst vertuschte Moskau das Unglück, dann erreichte die Strahlung aus der Ukraine auch Westeuropa. Mangels einheitlicher Empfehlungen legte jedes Bundesland eigene Grenzwerte für die Strahlenbelastung von Lebensmitteln fest. Die Bundesregierung empfahl 500 Becquerel pro Liter Kuhmilch. Schleswig-Holstein bestand auf dem Grenzwert 50. Die Stadt Hamburg riet ihren Bürgern, bei Regen nicht auf die Straße zu gehen. Niedersachsen empfahl, die oberste Bodenschicht von Gemüsebeeten abzutragen. Die Bundesregierung wiederum erklärte Spielen und Sport im Freien für unbedenklich. Wissenschaftler und Politiker bezichtigten sich gegenseitig der Übertreibung. Und der Fahrlässigkeit.

Solch ein Chaos dürfe sich nicht wiederholen, entschieden danach Bund und Länder. Die Gruppe mit dem sperrigen Kürzel »IntMinKoGr« war der Versuch, die höchst unübersichtlichen Zuständigkeiten im Krisenfall zu ordnen, bürokratisches Hickhack zu vermeiden, all das Klein-Klein und regionale Egoismen, die Markus Söder im Frühling 2020 in einer Schaltkonferenz mit der Kanzlerin und seinen Amtskollegen als »Mickymaus-Politik« bezeichnen wird.

Auch im Fall einer Pandemie sind die Zuständigkeiten höchst unübersichtlich. Die fachliche Expertise liegt beim Robert Koch-Institut, einer Bundesbehörde. Aber für alle Entscheidungen nach dem Infektionsschutzgesetz sind Bundesländer und Landkreise zuständig. Viele Minister, Landräte und Bürgermeister studieren jetzt zum ersten Mal die Szenarien ihrer jeweiligen Pandemiepläne. Die Gesundheitsämter sind an vielen Orten unterbesetzt. Die Lager für Schutzkleidung und Atemschutzmasken? Weitgehend leer. Und wer außer den Virologen und Epidemiologen versteht in diesen ersten Wochen überhaupt die neue Sprache, diese Wörter, die jetzt alles dominieren: der »R-Wert« etwa, der angibt, wie viele Gesunde ein Infizierter ansteckt. Da ist das Schreckenswort »exponentielles Wachstum«, diese rasend schnell steil steigende Infektionskurve. »Viruseintrag« auch und »Durchseuchung«.

Die Koordinierungsgruppe könnte ein Ort der Abstimmung sein. Rund um die Uhr stehen dafür im Bundesinnenministerium sogar eigene Diensträume zur Verfügung. Der Präsident des Bundesamtes für Bevölkerungsschutz und Katastrophenhilfe, Christoph Unger, schlägt die Einberufung der Koordinierungsgruppe gleich in der ersten Sitzung des Krisenstabes vor.

Aber sein Vorschlag wird nicht einmal diskutiert. Man will sich keinen Unterbau schaffen.

Dabei gilt es, schnell, konsequent und einheitlich zu handeln, ohne die Dauerschleife sorgsam abgezeichneter Vorlagen mit verschiedenen Handlungsoptionen. Eine der ersten Entscheidungen betrifft die Internationale Tourismus-Börse ITB, ein Berliner Großereignis. Mitte März werden mehr als 160 000 Besucher aus 180 Ländern erwartet, die Hotels sind ausgebucht. Die gigantischen Exporte hängen auch daran, dass Deutschland als Messe-Weltmeister seine Waren und Dienstleistungen ausstellt. Eine Absage wäre ein empfindlicher Eingriff in die so gut funktionierende Wertschöpfungskette, an der Deutschlands Wohlstand hängt. Bei der ITB aber geht es um mehr als Geld. Sie steht auch für ein Lebensgefühl, eine Welt ohne Grenzen. Für Freiheit. Und diese Messe soll nicht stattfinden? Absagen dieser Art verantworten die zuständigen Behörden vor Ort. Doch in dieser Lage hätte eine Absage bundespolitische Bedeutung. Es wäre das erste Signal, dass sich das Leben in Deutschland ändern wird. Gesundheitsminister Spahn und Innenminister Seehofer müssen sich vor einer gemeinsamen Pressekonferenz verständigen. Einer von Spahns Beamten weist darauf hin, dass doch nur sehr wenige Messebesucher überhaupt aus China kämen. Die ITB soll stattfinden? Seehofer antwortet: »So können nur Leute reden, die keine politische Verantwortung tragen.« Wer nicht früh und entschieden genug handle, müsse sich womöglich später vor einem parlamentarischen Untersuchungsausschuss rechtfertigen. Und er lässt einen Journalisten inoffiziell wissen, er sei für die Absage der Messe. Ein Alleingang, ein typischer Seehofer. Es wird nicht der letzte bleiben. Die ITB wird am Ende von den Veranstaltern abgesagt.

Von der ersten Sitzung des Krisenstabes existiert ein Protokoll, es ist fünf Seiten lang und als Verschlusssache eingestuft. Jeder Tagesordnungspunkt ist mit einer eigenen Ziffer versehen und einem von vier Buchstaben codiert. »B« steht für Beschluss, »E« für Empfehlung, »F« für Feststellung. »A« steht für Auftrag. Das »A« findet sich besonders häufig. Und bereits in der ersten Sitzung wird eine Entscheidung getroffen, die zu den umstrittensten, vielleicht gar zu den falschesten gehört. Selbst in der Bundesregierung schämen sich manche dafür. Jean-Claude Juncker, der ehemalige EU-Kommissionspräsident und einer der treuesten Freunde Deutschlands, wird sie »zu hundert Prozent uneuropäisch« nennen.

Es geht um Atemschutzmasken und Schutzausstattung, Material, das jetzt überall im Land dringend gebraucht wird. Theoretisch sollten die Lager voll sein, so verlangen es die Pandemiepläne. Aber kaum jemand hat kontrolliert, ob ausreichend Material vorgehalten wird. Niemand hat mit dem Auftauchen der ersten Meldungen über das neue Virus einen »stillen Alarm« ausgerufen, eine schlichte Aufforderung, Bestände zu überprüfen und gegebenenfalls aufzustocken. Es gibt nicht einmal einen Mechanismus dafür. Ganz anders etwa beim Ausbruch von Tierseuchen: Dafür gilt ein »Ampelsystem«. Und auf mögliche Waldbrände müssen die Behörden vor Ort anhand eines gleich fünfstufigen »Gefahrenindex« vorbereitet sein.

Ein Desaster bahnt sich an. Allein der Landkreis Heinsberg hat folgenden Bedarf angemeldet: »Es wird dringend darum gebeten, 1000 Virustupfer zur Verfügung zu stellen. Weiterhin wird dringend weitere Schutzkleidung insbesondere für den Rettungsdienst und das Gesundheitsamt für die anstehenden Abstriche benötigt. Insbesondere werden 3000 flüssigkeitsdichte Schutzkittel, 1500 FFP3- oder FFP2-Masken sowie 3000 Spezialschutzmasken benötigt sowie 500 Schutzbrillen für enge Kontakte.« Dies die Bestellliste eines einzelnen Landkreises, eines von vielen, die keine Vorsorge getroffen haben. Und Warnungen, sich wenigstens jetzt noch einzudecken, waren ungehört geblieben: Schon am 5. Februar hat ein Mann namens Achim Theiler eine erste E-Mail an Minister Spahn geschrieben. Theiler ist Geschäftsführer des Buchloer Unternehmens Franz Mensch, das Schutzausrüstung produziert, Schürzen, Überschuhe, Astrohauben, Mund-Nasen-Schutz. Theiler warnt, dass bereits riesige Mengen durch chinesische Vermittler aufgekauft würden: »Ich appelliere an Sie, unterschätzen Sie die Problematik dieses Virus nicht.« Spahn wird später erklären, Beamte seines Ministeriums hätten die E-Mail an das Beschaffungsamt der Bundeswehr in Koblenz weitergeleitet. Mehr geschieht nicht.

Manche am Tisch des Krisenstabes sind schon lange dabei, sie erinnern sich an das ewige Zuständigkeitsgezerre zwischen Bund und Ländern. Jahrelang wurde debattiert, ob etwa während eines Hochwassers der Bund auch nur den zentralen Einkauf von Sandsäcken übernehmen dürfe. Jetzt aber rufen die Ministerpräsidenten laut um Hilfe bei der Schutzausrüstungsbeschaffung. In dieser Not setzt man auf Protektionismus, eine der schlimmeren Formen nationalen Egoismus, den man gerne US-Präsident Trump vorwirft. Jetzt aber wird der Export von in Deutschland produzierter Schutzkleidung und medizinischem Gerät de facto untersagt. Das Gesundheitsministerium setzt einen »Genehmigungsvorbehalt« nach dem Außenwirtschaftsgesetz durch, jeder Export bedarf fortan der ausdrücklichen Zustimmung. Die EU-Kommission wiederum soll dazu gedrängt werden, dass nichts mehr den EU-Binnenraum verlässt. Als Ultima Ratio wird sogar noch überlegt, Hersteller und Verkäufer von Schutzausstattung und Medikamenten zur Herausgabe zu zwingen. »Beschaffungsmöglichkeiten unterhalb der Schwelle hoheitlicher Zwangsmaßnahmen ausgeschöpft«, steht im Protokoll. Zwangsmaßnahmen, wie im Krieg? Niemand am Tisch wagt formalen Widerspruch.

Später werden die Verantwortlichen erklären, es sei vor allem darum gegangen, Spekulationen auf dem Markt zu verhindern. Tatsächlich hatten clevere Geschäftsleute bereits im Januar begonnen, einzukaufen. Zudem habe die französische Regierung beschlossen, Material beschlagnahmen zu lassen. Aber der Beschluss liest sich dennoch wie ein Akt kaltherzigen Egoismus. Deutschland denkt an sich. Und nur an sich. »Das war Germany first«, erinnert sich ein Teilnehmer.

Das Denken und Planen im pandemischen Ausnahmezustand beginnt. In den kommenden Wochen wird das Innenministerium recherchieren lassen, wie es um Beerdigungskapazitäten steht. Wie viel Chlorkalk noch in einem Lager des Katastrophenschutzes in der bayerischen Gemeinde Niederaichbach, Kreis Landshut, lagert. Ein Relikt aus Zeiten des Kalten Krieges, wird diese Chemikalie zur Desinfektion beim sogenannten »Massenanfall« von Leichen eingesetzt. Für den Fall eines möglichen Cyberangriffs auf das Land wird Personal in Reserve gehalten. In einem internen Vermerk heißt es, auf Krankenhäuser mit ihren von Hightech abhängigen Intensivstationen habe es bereits erfolgreiche Angriffe gegeben: »Es ist damit zu rechnen, dass Kriminelle oder andere Staaten die aktuelle Vulnerabilität des Gesundheitssystems ausnutzen wollen und gezielte Angriffe starten, um Geld zu erpressen, die Handlungsfähigkeit DEU zu schwächen oder die Bevölkerung zusätzlich zu verunsichern.« In den kommenden Wochen werden in den Ministerien Entscheidungsvorlagen erarbeitet, die an Dramatik kaum zu überbieten sind: Man solle prüfen, Jugendliche zur »Ableistung eines Sozialdienstes« zu verpflichten. Von »Rationierung« ist die Rede, notfalls müsse man »Verteilstellen für Lebensmittel« einrichten, »Supermärkte und andere Einrichtungen wie Apotheken« seien durch Sicherheitspersonal zu schützen. In einem Papier des Finanzministeriums heißt es: »Bei anhaltenden Turbulenzen an den Aktienmärkten« müsse man über ein Verbot von Leerverkäufen nachdenken. Groß ist die Sorge, dass Hedgefonds auf fallende Kurse setzen und deutsche Unternehmen zu Spottpreisen aufkaufen.

Ein Mitglied des Krisenstabes beschreibt die Atmosphäre so: »Wie ein Katastrophenfilm, nur ohne Popcorn.«

Die Iden des März

Die Kanzlerin ist für die Morgenlage in einen größeren Raum umgezogen – so kann man besser auf Abstand voneinander gehen. Dabei lässt sich Angela Merkel eigentlich nicht so schnell aus der Ruhe bringen. Die ehemaligen DDR-Bürger würden jedenfalls nicht in Panik verfallen, wenn das Toilettenpapier knapp werde, scherzte sie einmal in kleiner Runde. Damit hätten die schließlich Erfahrung: immer eine Paketschnur dabei, um die jeweils einzeln verkauften Rollen aufzufädeln, wenn denn ausnahmsweise mal eine größere Lieferung kam. Im Kanzleramt tritt ein Pandemie-Stufenplan in Kraft. Auf der Führungsebene gilt das Teamprinzip: Wenn die einen arbeiten, bleiben die anderen zu Hause. So verfahren nun auch die Ermittlungsreferate des Generalbundesanwaltes – falls es zu einem weiteren Anschlag wie im hessischen Hanau käme, wo ein Rechtsterrorist am 19. Februar zehn Menschen ermordet hatte. Teilweise werden in den Behörden Telefonkonferenzen abgehalten, selbst wenn die Mitarbeiter Tür an Tür sitzen.

Und die Infektionszahlen steigen – exponentiell. Sie verdoppeln sich innerhalb weniger Tage.

Täglich geht es jetzt darum, was noch erlaubt und vertretbar ist. Und was nicht mehr erlaubt werden darf und soll. In Bayern wird die Schule bald wieder beginnen. Söder liest abends oft noch Bürgerpost. In diesen Tagen kommen viele Briefe von Eltern. Die einen schreiben: Es sei Wahnsinn, wenn ihre Kinder in die Schule müssten, obwohl sie in Südtirol gewesen seien. Die anderen schreiben, es sei Wahnsinn, wenn sie zu Hause bleiben müssten, weil sie in Südtirol waren.

Der Personalrat des Bundesamtes für Migration und Flüchtlinge, in dem über Zehntausende Asylanträge entschieden wird, all die Schicksale, wendet sich mit einem empörten Schreiben an die Amtsleitung. Die Arbeit solle drastisch heruntergefahren werden, »um eine Gesundheitsgefährdung für alle Beschäftigten dieses Hauses zu verhindern«. Kämen doch viele Antragsteller aus Risikogebieten oder seien durch solche gereist. Während der Befragungen würden »nicht desinfizierte Unterlagen vorgelegt«. Und nicht einmal die Reinigung der Räume nach jeder Anhörung sei gewährleistet. Das Schreiben endet mit den Worten: »Stoppen Sie diesen Wahnsinn – sofort!«

Am 4. März trägt RKI-Präsident Wieler im Kabinett vor. Dieses Virus könne jeden treffen, erläutert er, ob arm oder reich, ob jung oder alt, ob Mann oder Frau. Es sei auf keine Region beschränkt. Und werde am Ende 60 bis 70 Prozent der Bevölkerung infiziert haben. Wieler nennt SARS-CoV-2 ein »demokratisches Virus«. Als er endet, schweigt die Runde betreten.

An vielen Orten aber läuft das Leben weiter wie gewohnt. Das Virus verbreitet sich schneller als Einsicht.

Am 7. März um 18:30 Uhr wird das Spiel zwischen Mönchengladbach und Borussia Dortmund angepfiffen. Fast 54 000 Zuschauer sind im Stadion – und das keine 15 Kilometer vom stark betroffenen Landkreis Heinsberg entfernt. In Mitterteich im oberpfälzischen Landkreis Tirschenreuth nahe der tschechischen Grenze, 6600 Einwohner groß, fragen der Burschenverein Concordia und die Gemeindeverwaltung beim örtlichen Gesundheitsamt nach, ob trotz Corona am 7. März das traditionelle Starkbierfest stattfinden darf. Es darf. Und so zapft Mitterteichs Bürgermeister Roland Grillmeier von der CSU am Abend das erste Fass »Süffikus« an, die Band spielt »Schatzi, schenk mir ein Foto«. Nur auf den Toiletten eine Neuerung, dort stehen jetzt Desinfektionsmittelspender. Der stellvertretende bayerische Ministerpräsident Hubert Aiwanger wiederum eröffnet im Kommunalwahlkampf ein Fest seiner Partei in Ismaning: »Starkbierfeste sind der natürliche Feind des Coronavirus«, sagt er.

Und doch wird in diesen ersten Märztagen Unsicherheit und Sorge, gar Angst spürbar, wenn man am Abend mit den von endlosen Telefonschalten und Videokonferenzen erschöpften Politikern spricht. Oft beginnen die Gespräche mit langen Pausen. Der nordrhein-westfälische Innenminister Herbert Reul sagt: »Ich rette mich durch die Tage. Manchmal denke ich, das wird schon werden. Dann denke ich wieder das Gegenteil.« Der niedersächsische Ministerpräsident Stephan Weil räsoniert über die Geschwindigkeit, mit der das Virus jetzt jede Entscheidung bestimmt: »Hätte man noch vor Kurzem auch nur öffentlich über Kontaktverbote nachgedacht, wäre man wohl zum Arzt geschickt worden.« Andere geben sich gelassener, fühlen sich gar im Vorteil. Sie hatten die Finanzkrise 2008 oder den Flüchtlingsstrom des Jahres 2015 erlebt, durchstanden. Sie berichten von dem Schock, der Erfahrung einer einstürzenden Welt. Wie es ist, wenn auf einmal nichts mehr so ist, wie es war. Und es dann doch wieder normal weitergeht. Scheinbar zumindest.

Am Telefon ist auch Wolfgang Schäuble. Der Bundestagspräsident ist der dienstälteste deutsche Parlamentarier, seit 1972 sitzt er im Bundestag, war Kanzleramtsminister, Finanzminister, zweimal Innenminister, er hat ein furchtbares Attentat überlebt. Er ist gefahren- und krisenerprobt. Und doch klingt er besorgt: »So etwas haben wir in unseren Lebzeiten noch nicht gehabt.« Schäuble hat einen Brief an die

Fraktionsvorsitzenden des Bundestages geschrieben. Obwohl als Sofortmaßnahme das Abgeordnetenquorum für die Beschlussfähigkeit des Deutschen Bundestages schon von 50 auf 25 Prozent gesenkt worden ist, drängt er die Fraktionen, über die Einrichtung eines »Gemeinsamen Ausschusses« nachzudenken. Ein Notparlament, wie es das Grundgesetz nur für den Kriegsfall vorsieht. Die Parteien haben abgelehnt. Man wollte auf keinen Fall den Eindruck vermitteln, das Parlament sei nicht mehr entscheidungsfähig. Schäuble fühlt sich missverstanden. Es gehe doch nur darum, für den Ernstfall die Handlungsfähigkeit des Parlaments zu gewährleisten: »Wenn alle Stricke reißen, müssen wir auch handeln können, ohne Hunderte Abgeordnete nach Berlin zu fliegen.« Auf keinen Fall dürfe dieses Virus die parlamentarische Demokratie außer Kraft setzen.

Am Abend des 11. März hat Horst Seehofer zwei Gäste zu einer bayerischen Brotzeit mit Brezeln und Obatzter in sein Ministerium eingeladen, RKI-Präsident Lothar Wieler und Christian Drosten von der Charité. In einem Vermerk wird der Verlauf des Gesprächs so beschrieben: Beide Professoren hätten vor einer Überforderung des Gesundheitssystems gewarnt. Drosten wird nach dem »Worst-Case-Szenario« gefragt. Seine Antwort laut Vermerk: »Ohne nicht pharmazeutische Interventionen könne es im August 2020 15 Millionen Infizierte in D geben, davon 2 Prozent in Intensivbetreuung, d. h. im Juli/August ein Bedarf von tagesdurchschnittlich 33 000 Beatmungsbetten, derzeit habe man aber nur 5000 Beatmungsbetten frei. Es drohe dann eine hohe Sterblichkeit. Corona ist eine Krankheit, wie sie die Bundesrepublik noch nicht erlebt hat.« Es ist die nüchtern formulierte Ankündigung eines möglichen Massensterbens.

Wieler, so steht es in dem Vermerk, habe allen Aussagen Drostens zugestimmt.

»Nicht pharmazeutische Interventionen« umschreibt die

älteste Technik der Seuchenbekämpfung: Menschen ziehen sich zurück, meiden den Kontakt zu anderen, um sich – oder andere – nicht anzustecken. So war es schon im Mittelalter. Wie aber sehen »nicht pharmazeutische Interventionen« im 21. Jahrhundert aus? Soll man etwa Grenzen schließen, das ganze Land in eine Festung verwandeln? »Zu spät, Virus schon da«, habe Drosten laut Gesprächsvermerk geantwortet. Vielmehr solle »die Polizei die vulnerablen Älteren beim Einkauf unterstützen«. Polizisten als Einkaufshilfe? »Frostig« sei die Atmosphäre zwischen Seehofer und Drosten gewesen, erinnert sich einer der Teilnehmer. Diese Sitzung wird die Grundlage dafür legen, dass der Politiker Seehofer dem Wissenschaftler Drosten fortan mit Skepsis begegnen wird. Und dies andere in der Regierung auch wissen lässt.

Dazu trägt vor allem eine Episode an diesem bayerischen Abend bei, die in den kommenden Monaten für die wohl größten Kontroversen sorgen wird. Seehofer fragt, ob die Schulen und Kitas geschlossen werden sollten. Die Kultusminister haben sich gegen flächendeckende Schulschließungen ausgesprochen; massiver Widerstand kommt auch von den meisten Ministerpräsidentinnen und Ministerpräsidenten: Wenn die Kinder zu Hause bleiben müssen, können Eltern nicht zur Arbeit gehen. Unter welchen Bedingungen können Schulen und Kitas wieder geöffnet werden, fragen sie. Und vor allem: wann? Auch Spahn hat sich dafür ausgesprochen, nur dort zu schließen, wo die Infektionszahlen sehr hoch sind. Er führt stets ein weiteres Argument an: Was sollten die Krankenschwestern, die Polizisten, die Ärztinnen und Verkäuferinnen und Verkäufer tun, wenn ihre Kinder jetzt zu Hause blieben? Die brauche man schließlich dringend.

Auf der anderen Seite sehen die Pandemiepläne durchaus Schulschließungen vor – aber das ihnen zugrunde liegende Szenario betrifft die Grippe. Da gelten Kinder als echte Infektionstreiber. Über SARS-CoV-2 aber weiß man sehr wenig.

Nach Erinnerung von Teilnehmern spricht sich Drosten an

diesem Abend im Innenministerium gegen Schulschließungen aus.

Doch über Nacht, so berichtete es später der *Spiegel,* habe der Virologe seine Meinung revidiert und sich nur einen Tag später während der entscheidenden Sitzung der Ministerpräsidentinnen und Ministerpräsidenten mit Merkel im Kanzleramt für die Schließung der Schulen ausgesprochen. Er habe aufgrund seines großen Einflusses – »aber der Drosten sagt« – letztlich dafür gesorgt.

Drosten nannte die Darstellung des *Spiegels* »extremst verzerrt«. In seinem Podcast versuchte er eine Erklärung: Ja, er habe anfangs gedacht, dass die Schulen zunächst geöffnet bleiben könnten. Aber dann habe ihn eine Kollegin aus den USA angeschrieben: Er täusche sich. Sie verwies auf eine Studie über den Verlauf der Spanischen Grippe 1918 in 43 amerikanischen Großstädten. Schulschließungen und Versammlungsverbote hätten die Ausbreitung des Virus verlangsamt. Die Studie erschien 2007 im *Journal of the American Medical Association.* Drosten sagt, er habe das Papier vorher nicht gekannt.

Der 12. März 2020. Einen Tag zuvor hat die Weltgesundheitsorganisation den SARS-CoV-2-Ausbruch zur Pandemie erklärt. Eigentlich sollte es an diesem Tag auf dem lange geplanten Gipfeltreffen der Kanzlerin mit den Ministerpräsidentinnen und Ministerpräsidenten, kurz MPK, um die Energiewende gehen. Aber die ist erst mal obsolet. Vielmehr führen die Diskussionen an diesem Tag mitten hinein in den ersten Lockdown: den der Schulen, Kindergärten und Kindertagesstätten. Für 10,9 Millionen Kinder und Jugendliche wird tägliche Betreuung oder Unterricht danach nicht mehr zum Alltag gehören.

Folgt man den Schilderungen einiger Teilnehmer der Sitzung im großen Konferenzsaal des Bundeskanzleramtes, basiert dieser Beschluss im Wesentlichen auf den Einschätzungen der teilnehmenden Wissenschaftler, allen voran Christian

Drosten. Neben ihm sind auch Wieler und Heyo Kroemer geladen, Vorstandsvorsitzender der Berliner Charité.

Es wird eine gespenstische Debatte, dramatisch, in Teilen wie aus einem dystopischen Roman.

Drosten berichtet über die eskalierende Lage in Italien, erklärt die Bilder aus den dortigen Intensivstationen. Wenn die Patienten während der künstlichen Beatmung auf dem Bauch liegen, kann eine bessere Sauerstoffversorgung erreicht werden. Die Menschen sind lebensgefährlich erkrankt.

Wieler hat ein Rechenmodell mitgebracht. Es stammt von Matthias an der Heiden aus der Abteilung für Infektionsepidemiologie des RKI. Unter der Überschrift »Modellierung von Beispielszenarien der SARS-CoV-2-Epidemie 2020 in Deutschland« wurden mögliche Verläufe berechnet. Die Parameter des Modells basieren vor allem auf Daten aus der südchinesischen Metropole Shenzhen. Dort lag die Wahrscheinlichkeit, bei einem schweren Krankheitsverlauf auf eine Intensivstation verlegt zu werden, bei etwa 25 Prozent. Die Wahrscheinlichkeit, in einem solchen »intensivpflichtigen« Fall zu sterben, lag bei rund 50 Prozent. Das heißt: Im Grunde stirbt jeder zweite Patient, der auf einer Intensivstation behandelt und beatmet werden muss. Das heißt auch: Werden nicht umgehend drastische Maßnahmen verhängt, droht eine massive Überlastung der Krankenhäuser, vielleicht gar der Kollaps des Gesundheitssystems.

Noch während der Sitzung beginnen die Ministerpräsidentinnen und Ministerpräsidenten zu rechnen. Zahlen fliegen durch den Raum, man rechnet sich gegenseitig vor, was drohen könnte.

Aus Erfurt ist Bodo Ramelow gekommen. Er hat turbulente Wochen hinter sich. Bei der Wahl zum Ministerpräsidenten Anfang Februar war der Linke gescheitert; der FDP-Abgeordnete Thomas Kemmerich hatte sich mit den Stimmen der AfD – inklusive persönlicher Gratulation von Björn Höcke – sowie Stimmen aus der CDU überraschend zum Ministerpräsidenten wählen lassen und damit einen veritablen Eklat mit bundesweiten Folgen ausgelöst. In der Folge kündigte die CDU-Vorsitzende Annegret Kramp-Karrenbauer ihren Rückzug vom Amt an. Bis zur Neuwahl Ramelows zum Ministerpräsidenten am 4. März war Kemmerich das einzige Mitglied der Landesregierung, es fanden keine Kabinettssitzungen statt, eine bizarre Situation.

»Ich hatte meinen persönlichen Lockdown sozusagen gerade hinter mir«, erzählt Ramelow während eines Telefonats. »Und gerade einmal eine Woche Zeit, mich auf die neue Lage einzustellen.«

Noch während der Sitzung wendet er das Rechenmodell auf sein Bundesland an. Er kommt auf eine Zahl von bis zu 60 000 Schwersterkrankten in Thüringen, viele von ihnen müssten auf die Intensivstation. In seinem Bundesland stehen aber nur rund 950 Intensivbetten zur Verfügung, kurzfristig beschaffbar sind vielleicht noch 450 zusätzliche Betten. »Ich habe Wieler gefragt, ob ich richtig gerechnet habe. Und Wieler sagte, ja, davon könne ich ausgehen.«

Die Kanzlerin verabschiedet die Wissenschaftler in ihrer knappen Art: »Sie haben genug zu tun.«

Ein Land macht dicht

Am Abend berichtet ein Teilnehmer, einer solchen Runde habe er noch nie beigewohnt. Absolute Aufmerksamkeit habe geherrscht. Völlige Stille. Und echtes Entsetzen. Nach dem Auftritt der Wissenschaftler hätten sich diejenigen rechtfertigen müssen, die eigentlich gegen Schulschließungen gewesen seien. Vorher sei es umgekehrt gewesen. Zum ersten Mal fällt in dieser Runde auch ein Wort, das noch eine besondere Rolle spielen wird. Es lautet »Sogwirkung«. Was ein Bundesland jetzt beschließe, werde die anderen zum Handeln zwingen. Eben darauf hatte auch Spahn immer hingewiesen.

Stürme einer voran, würden alle anderen folgen. So wird es kommen.

»Die Situation am 12. März war wirklich bizarr«, beschrieb Ramelow diese Sitzung später in einem Interview mit der *Zeit.* »Noch auf der Fahrt nach Berlin war ich der felsenfesten Überzeugung, die Schulen in Thüringen nicht zu schließen. Und dann saß ich im Kanzleramt mit Angela Merkel, den anderen Ministerpräsidenten, dem Chef des Robert Koch-Instituts, dem Virologen Christian Drosten und dem Leiter der Berliner Charité. Wir fragten den Wissenschaftlern Löcher in den Bauch. Und mit jeder Antwort dämmerte mir mehr und mehr: Wir sind hier in einen Sturm geraten, den keiner von uns so zuvor erlebt hat. Und dann haben wir eben entschieden, wie wir meinten, entscheiden zu müssen.«

Die Faktenlage unklar, man habe sich kaum beraten können, musste schnell handeln. Ja, sagte Ramelow, auch er habe bis zu einem gewissen Grad eine »Bauchentscheidung« getroffen.

Er fährt zurück nach Erfurt; dort muss man erst einmal nachsehen, wie man eine Notverordnung erlässt. »Und über allem stand für mich jetzt die Frage, wie man mehr Intensivbetten organisieren kann.« Für alle Fälle lässt Ramelow auch prüfen, wie groß die Kapazitäten der Krematorien in Thüringen sind.

Ministerpräsidentin Malu Dreyer erinnert die Sitzung so: »Keiner von uns konnte absolut sicher sein. Wir hatten einen Mordsrespekt vor den anstehenden Entscheidungen. Das Gefühl großer Sorge und Angst war sehr stark ausgeprägt. Am Ende aber waren wir überzeugt.«

Manuela Schwesig, Ministerpräsidentin von Mecklenburg-Vorpommern, wird später im Jahr in einer Schalte mit der Kanzlerin und ihren Kolleginnen und Kollegen sagen: »Christian Drosten hat uns die Schulschließungen empfohlen.« Niemand wird ihr widersprechen. Seehofer wird im Juni im Innenausschuss des Bundestages zu Protokoll geben: »Ich werde nie vergessen, wie die zwei namhaftesten Virologen bei mir im Hause waren mit allen Spezialisten, die wir im Hause haben, und die These vertreten haben: Schulschließung ist gefährlich. Am nächsten Tag in der Ministerpräsidentenkonferenz: Schulschließung muss stattfinden. Ich meine, das war ja nicht irgendeine Konferenz. Und zwar wirklich am nächsten Tag.«

Christian Drosten hat die Geschichte später in seinem Podcast erneut aufgegriffen. Danach habe die Politik genau das Gegenteil dessen gemacht, was die Wissenschaftler der Runde empfohlen hätten – Schließung der Schulen nur dort, wo das Infektionsgeschehen hoch sei. »Danach sind wir rausgegangen aus der Sitzung, und die Politik hat daraus einen deutschlandweiten Schulschluss gemacht.« Weiter sagte er: »Und das wurde am Ende den Wissenschaftlern zugeschrieben, was nicht stimmt.«

Der 12. März wird endgültig den Weg für die nun kommenden harten Maßnahmen ebnen. Tatsächlich aber wird all dies nicht ohne Zweifel bleiben. Noch an diesem schicksalhaften 12. März weisen hochrangige Regierungsbeamte im Gespräch darauf hin, dass doch niemand beurteilen könne, was nun angemessen und notwendig sei. Einer von ihnen vermutet sogar: Die Virologen hätten das Virus anfangs unterschätzt. Jetzt würden sie »überkompensieren«. Der einst für die Seuchenbekämpfung in Bayern zuständige pensionierte Regierungsdirektor und Kommentator des Infektionsschutzgesetzes Helmut Erdle spricht es am Telefon offen aus: »Das ist alles völlig überzogen. Wir schaden der Wirtschaft massiv, dabei ist dieses Virus nicht gefährlicher als Pandemien, die wir bereits überstanden haben.« In Thüringen etwa, dem Bundesland, dem nach dem am 12. März vorgelegten Rechenmodell bis zu 60 000 Schwersterkrankte drohen sollten, gibt es nach Ramelows Angaben Ende Mai lediglich 239 Infizierte, von denen 30 im Krankenhaus liegen und 12 beatmet werden. Bis in den frühen Herbst wird die Gesamtzahl der gemeldeten Infizierten in Thüringen 4000 nicht übersteigen.

Ramelow zumindest verliert zunehmend seinen Glauben an die Prognosen von Virologen in dieser Pandemie.

Die jetzt getroffenen Beschlüsse zur Schließung der Schulen erhöhen den öffentlichen Druck, so schnell wie möglich auf härteste Maßnahmen zu setzen. Lokalreporter wollen von Landräten und Ministerpräsidentinnen wissen, wann jetzt endlich der Lockdown kommt. Noch zögernden Ministern wird vorgeworfen, nicht schnell genug zu handeln. Der nordrhein-westfälische Gesundheitsminister Karl-Josef Laumann etwa will wenigstens die Kinderspielplätze geöffnet lassen: »Aber das habe ich gerade mal drei Tage durchgehalten. Der Druck zu schließen, war zu groß.« Der Chefredakteur einer Regionalzeitung verlangt in einer Staatskanzlei ultimativ nach Masken und Schutzausrüstung: Seine Reporterinnen und Reporter müssten schließlich vorbereitet sein, um über die sich schon bald auf den Straßen türmenden Leichen zu berichten.

Ein Volk bekommt Angst um sein Leben.

Während das Auswärtige Amt eine Luftbrücke nie gekannten Ausmaßes organisiert, mehr als 200 000 überall auf der Welt gestrandete deutsche Staatsbürger zurückholen muss und sich Außenminister Heiko Maas zeitweise als »Chef des einzigen noch offenen Reisebüros« fühlt, veröffentlichen Bund und Länder am 16. März ihre »Leitlinien zum einheitlichen Vorgehen zur weiteren Beschränkung von sozialen Kontakten im öffentlichen Bereich«. Es ist der formale Beschluss eines landesweiten Lockdowns. Zwar wird keine allgemeine Ausgangsbeschränkung wie etwa in Frankreich und Italien verhängt und es werden nicht alle Betriebe oder Geschäfte geschlossen. Spahn hat noch am Morgen in interner Runde argumentiert, dies sei »das schärfste Schwert«, man solle doch erst einmal abwarten, ob diese Maßnahmen überhaupt notwendig seien. Kanzleramtsminister Braun wird es so sagen: Man behalte sich noch »Reserven« vor, schwerwiegende Maßnahmen wie Ausgangssperren. Aber die Einschnitte in Freiheit und Grundrechte sind tief. Restaurants, Bars, Clubs,

Theater, Kinos, Opernhäuser, Museen, Zoos und Bordelle sind jetzt geschlossen. Ebenso Sportanlagen, Spielplätze, auch die Kirchen. Hotels dürfen nur noch Geschäftsreisende beherbergen. An den europäischen Grenzen wird wieder kontrolliert. An den Grenzen zwischen einigen Bundesländern auch.

Deutschland macht dicht.

Manche schießen dabei über das Ziel hinaus. In Niedersachsen erlässt das Sozialministerium eine Verordnung, die man so verstehen muss, dass sich selbst engste Familienangehörige – Eltern und Kinder – nicht mehr uneingeschränkt treffen dürfen. Eilig korrigiert die Staatskanzlei die Regelung. Sie sei »zu weitgehend«.

Bis spät in die Nacht liest Angela Merkel all die düsteren Szenarien, Berechnungen, Zahlen, Kurven, Werte. Sie will sich immer auch auf ihr eigenes Wissen verlassen können, im Zweifel auf bis hinters Komma Durchdachtes. Ihre Überzeugung wächst, dass sie tatsächlich vor der schwersten Krise ihrer Amtszeit steht. Knapp 15 Jahre regiert sie nun. Aber nie wandte sie sich direkt an die Nation; von der üblichen Neujahrsansprache und einigen Soloauftritten in Talkshows einmal abgesehen. Bei ihren Vorgängern war es anders: Gerhard Schröder sprach zum Beginn des Irakkrieges 2003 zur Nation, Helmut Kohl zur Währungsunion 1990, Helmut Schmidt nach der Entführung des Arbeitgeberpräsidenten Hanns Martin Schleyer durch RAF-Terroristen 1977; Willy Brandt sprach 1970 aus Warschau nach dem historischen Kniefall vor dem Ehrenmal für die Helden des Gettos, dieser Anerkennung deutscher Schuld und Verantwortung. Auch Angela Merkel hätte bereits einige Gelegenheiten gehabt. 2008 etwa, während der Finanzkrise. Doch sie hatte sich für einen knappen Auftritt mit dem damaligen Finanzminister Peer Steinbrück entschieden: »Ihre Einlagen sind sicher.« 2015 auch, während einer Pressekonferenz im Sommer der Flüchtlinge. »Wir schaffen das« – drei Wörter nach dem Prinzip Beiläufigkeit. Vielleicht fehlt ihr aber auch die Leidenschaft für große Worte, nach außen gekehrte emotionale Gesten. Der Politikstil der Angela Merkel ist oft mit dem Wort »erklärungsarm« beschrieben worden.

Ihre Mitarbeiterinnen und Mitarbeiter wissen, wie schwer Merkel von ihren Gewohnheiten abzubringen ist. Jetzt aber die Pandemie. Helge Braun und die CDU-Vorsitzende Annegret Kramp-Karrenbauer raten ihr zu einer Fernsehansprache. Das Schweigen des Jahres 2015 soll sich nicht wiederholen. Jetzt muss Merkel erklären, beruhigen. Für alle sichtbar die Führung in der Krise übernehmen. Es komme auf den richtigen Zeitpunkt an, sagt Merkel in interner Runde. Eine solche Rede könne sie nur ein Mal halten.

Klar ist: Kriegsrhetorik wird sie den Deutschen nicht zumuten. Keine Blut-Schweiß-und-Tränen-Rede à la Churchill. Oder einen »Krieg gegen das Virus« à la Macron. Von Trump ganz zu schweigen, der im Weißen Haus nun täglich Corona-Pressekonferenzen abhält, lange Monologe, die zunehmend bizarrer werden. Und ihren vorläufigen Höhepunkt erreichen werden, als der Präsident weltöffentlich über die mögliche Injektion von Bleichmitteln gegen das Virus nachdenkt.

Merkels Deutsche ziehen nicht in den Krieg gegen ein Virus. Sie bewältigen es.

Am Mittwoch, dem 18. März, meldet das RKI 8198 laborbestätigte Infektionen und 12 Todesfälle. »Die Gefährdung für die Gesundheit der Bevölkerung in Deutschland wird derzeit insgesamt als hoch eingeschätzt«, heißt es im Lagebericht. Die EU-Staaten Dänemark, Polen, Österreich, Tschechien und die Slowakei sowie auch die Schweiz haben die Grenzen geschlossen. Der grenzüberschreitende Verkehr aus Frankreich, Österreich, Luxemburg, der Schweiz und Dänemark ist eingestellt. In Italien, Frankreich, Spanien, Österreich und Belgien gelten Ausgangsbeschränkungen.

Am Abend wendet sich die Kanzlerin knapp 13 Minuten lang an die »Mitbürgerinnen und Mitbürger«. Das vertraute Setting wie zur Neujahrsansprache, es fehlen Weihnachtsbaum und Kerzen. Die großen Sender übertragen die aufgezeichnete Rede; die Quoten ähneln denen eines WM-Endspiels, fast 18 Millionen Menschen verfolgen sie bei ARD und ZDF. Merkel pur: pathosfrei, zurückhaltend, ein wenig tastend und doch unmissverständlich. »Für jemanden wie mich, für die Reise- und Bewegungsfreiheit ein schwer erkämpftes Recht waren, sind solche Einschränkungen nur in der absoluten Notwendigkeit zu rechtfertigen.« Sie bittet um Solidarität, fordert Verantwortung und Disziplin jedes Einzelnen: Das »wirksamste Mittel gegen die zu schnelle Ausbreitung des Virus«, das »sind wir selbst«.

»Es ist ernst«, sagt sie. »Nehmen Sie es auch ernst.«

Andere machen es kürzer. Auf Twitter heißt es: #staythefuckhome.

An diesem Abend, ein Zufall nur, entstehen Bilder, die sich wie eine tragische Bestätigung, ein Ausrufezeichen hinter Merkels Worten verstehen lassen. In der norditalienischen Stadt Bergamo wird der Flugbegleiter Emanuele di Terlizzi von Lärm auf der Straße vor seinem Haus geweckt. Bislang hatte auch er geglaubt, SARS-CoV-2 sei von den Medien aufgeblasener Blödsinn, eine »stronzata«. Jetzt aber tritt er auf den Balkon und nimmt mit seiner Handykamera ein gutes Dutzend Militärlaster auf, die langsam auf die unbeleuchtete Via Borgo Palazzo einbiegen. Es sind Leichenlaster. Sie haben Särge von den vollkommen überlasteten örtlichen Friedhöfen abgeholt. Jetzt sollen die Toten in anderen Krematorien des Landes eingeäschert werden.

Manchmal trennt ein einzelnes Bild, eine kurze Sequenz die Welt in ein »Davor« und ein »Danach«; es macht Unvorstellbares vorstellbar. Im Geflüchtetensommer 2015 war es das Foto des ertrunkenen Alan Kurdi, des zweijährigen Jungen aus Syrien, der wie schlafend an einem Strand der türkischen Mittelmeerküste lag. Im März 2020 sind es diese ersten wackeligen Bilder rollender Militärlaster in dunkler italienischer Nacht.

Und Bergamos Bürgermeister Giorgio Gori warnt die Menschen in Deutschland vor der Apokalypse: »Nutzt die Zeit gut, die ihr noch zur Verfügung habt.«

Das Prinzip Angst

Innenminister Horst Seehofer jedenfalls möchte das Schlimmste denken lassen. Eine kleine, diskret tagende Arbeitsgruppe unter seinem Staatssekretär Markus Kerber soll die Frage klären, wann »aus einer Gesundheits- eine Krise des Gesamtsystems wird«. Ob Szenarien denkbar seien, »aus denen ein Zusammenbruch der inneren Ordnung erwächst und wie dieser verhindert werden kann«. Seehofer persönlich hat den Auftrag noch am Tag der Kanzlerin-Rede formuliert. Kerber selbst beschreibt ihn in einer internen Runde so: »Sind wir wie die DDR am 10. November 1989?«

Viel mehr Untergang geht eigentlich nicht. Der 10. November 1989 war der Tag nach dem Fall der Mauer das wahre Ende der DDR.

In der Regierung verbreiten sich schnell Gerüchte über Kerbers Aktivitäten – die Gruppe bekommt auch einen Spitznamen: »Arbeitsgruppe Schwarzer Schwan«.

Eines der Szenarien in dem nur Tage später vorliegenden 17-seitigen, ursprünglich als Verschlusssache eingestuften Bericht trägt die Überschrift »Abgrund«. Bei einer ungebremsten Verbreitung des Virus müssten über 80 Prozent der Patienten, die einer Intensivbehandlung bedürften, von den Krankenhäusern dann »mangels Kapazitäten« abgewiesen werden. »In diesem Szenario wäre mit mehr als einer Million Todesfälle zu rechnen.«

Seehofer möchte diesen Horror ganz offen kommunizieren. Man müsse weg von einer »Verharmlosung der Epidemie«, heißt es in dem Papier: »Um die gesellschaftlichen Durchhaltekräfte zu mobilisieren, ist das Verschweigen des Worst Case keine Option.«

Zu den Empfehlungen des Papiers gehört sogar, man solle auf die »Urangst« des Menschen vor dem Ersticken hinweisen. Und Kinder könnten traumatisiert werden, weil schon ein vergessenes Händewaschen zu einer Mitschuld am »qualvollen« Sterben eines Elternteils führen könne.

Darüber hinaus solle »historisch« argumentiert werden: 2019 = 1919 plus 1929. Will heißen: SARS-CoV-2 = Spanische Grippe plus Weltwirtschaftskrise. Als ob sich zwei der größten Katastrophen des vergangenen Jahrhunderts jetzt zu einer einzigen Megakatastrophe vereinten.

Ja, die Menschen sollen Angst bekommen.

Das Papier wird sofort öffentlich. Es löst einen mittleren Aufstand aus. Zwar hat Seehofer die Kanzlerin und einige Kabinettskollegen informiert. Aber nicht alle. Wütend ruft Gesundheitsminister Spahn bei Kerber an. Auch das Kanzleramt weist Seehofer zurecht: Angstszenarien dieser Art sind keine politische Option. Ja, man sei darauf angewiesen, dass die Menschen diese Pandemie ernst nähmen und ihr Verhalten änderten. Aber nicht mit solchen Mitteln.

Und doch ist sie da, die Angst, treue Begleiterin des Virus und der Krankheit mit dem nun offiziellen Namen COVID-19. Die Angst, die sich zu den Menschen schleicht, diese alles beherrschende Ungewissheit. Die Fragen, die Sorgen und auch die Zweifel.

Am 20. März lässt sich Angela Merkel gegen 16 Uhr von einem ihr vertrauten Arzt gegen Pneumokokken impfen. Als Schutz gegen bakterielle Lungenentzündungen wird die Impfung für alle Menschen über 60 Jahre empfohlen; in diesen Zeiten sowieso. Merkels Arzt trägt Handschuhe und Mundschutz, hält Abstand. Einmal nur, als er ihr die Spritze in den Oberarm setzt, kommt er ihr nah.

Zwei Tage später ein eiliger Anruf, Braun stellt ihn durch. Der Arzt ist positiv auf Corona getestet worden. Die Kanzlerin muss in Quarantäne. »Sie hat sich total erschrocken«, erinnert sich ein Zeuge. Sie gibt letzte Anweisungen, fährt umgehend nach Hause. Als sie das Büro verlassen hat, holt der Kanzleramtsminister eine Flasche Desinfektionsmittel und wischt persönlich die Türklinken ab.

Schon zur Kabinettssitzung am gleichen Abend lässt sich die Kanzlerin nur noch zuschalten – dies gab es in der Geschichte der Republik noch nie. Regiert wird jetzt von zu Hause aus, per Video oder Telefon. So arbeiten jetzt Millionen Deutsche, sie versuchen es zumindest: im »Homeoffice«.

Dreimal wird Merkel getestet, stets lautet das Ergebnis »negativ«. Zum Zeitpunkt des letzten Tests ist sie bereits neun Tage zu Hause. Kurz wird die Frage diskutiert, ob man die Quarantäne aufheben solle. Schließlich sei die Kanzlerin Teil der »kritischen Infrastruktur« und werde dringend im Büro gebraucht. Aber sie will das Signal setzen, dass sie sich an die Regeln hält. Als Merkel nach 14 Tagen schließlich wiederkommt, fährt sie nicht mehr in einer Limousine vor, sondern in einem Kleinbus. Um ausreichend Abstand zu ihrem Fahrer zu wahren.

Angela Merkel ist das erste Mitglied dieser Bundesregierung in Quarantäne. Andere werden folgen. Wirtschaftsminister Peter Altmaier, Außenminister Heiko Maas, Arbeitsminister Hubertus Heil, Gesundheitsminister Jens Spahn und last, but wohl not least, Innenminister Horst Seehofer.

Wie die Schilderung aus einem Katastrophengebiet liest sich ein Bericht des Deutschen Instituts für Katastrophenmedizin. Auf sieben Seiten beschreiben die Mediziner ihren Besuch in der französischen Universitätsklinik Straßburg. Es zeichne sich »eine nunmehr im Detail greifbare Gefahr durch das Virus SARS-CoV-2 ab«, die weitere »konsequente Maßnahmen« unabdingbar mache. Die »optimale Vorbereitung« der Krankenhäuser sei von »allerhöchster Dringlichkeit«. Die Uniklinik Straßburg sei inzwischen komplett auf die Behandlung von Coronapatienten umgestellt. Es finde nur noch »eine lebenswichtige Bypassoperation pro Tag« statt. Tumorchirurgie, Endoprothetik und ambulante Operationen seien abgesagt. Private Kliniken seien geschlossen, das damit frei gewordene Personal in die Uniklinik verlegt, alle »gehfähigen Patienten« entlassen worden.

Die französische Großregion »Grand Est«, zu der auch das Elsass mit Straßburg gehört, ist besonders hart getroffen. Dazu hatte Mitte Februar wohl auch die Fastenwoche der evangelischen Freikirche »Porte Ouverte« in Mülhausen beigetragen, zu der rund 2000 Gläubige aus dem ganzen Land angereist waren. Viele hatten sich offenbar dort infiziert. Das Virus ist in die Alten- und Pflegeheime eingedrungen. Überlastet die Krankenhäuser, belegt jedes Intensivbett, hoffnungslos überarbeitet und schutzlos das medizinische Personal; junge Medizinstudenten müssen Verstorbene in Säcke packen. Staatspräsident Emmanuel Macron reist eigens nach Mülhausen, um dort ein Feldlazarett zu eröffnen; es hat Platz für gerade einmal 30 Intensivpatienten. Ein Zeichen der Hoffnung wenigstens, dass Luxemburg und die Schweiz sowie die benachbarten Bundesländer Saarland, Baden-Württemberg und Rheinland-Pfalz Intensivbetten für Patienten aus dem Elsass zur Verfügung stellen. »Die europäische Solidarität rettet Leben«, twittert Macron.

Im Bericht der deutschen Katastrophenmediziner aber ist auch zu lesen, dass seit dem 21. März in Straßburg Patienten über 80 Jahre prinzipiell nicht mehr beatmet würden: »Stattdessen Sterbebegleitung durch Opiate und Schlafmittel.«

Und wenn es auch in Deutschland zu einem »Massenanfall von Infizierten« kommt? Schon 2012 hatte das Bundesamt für Bevölkerungsschutz und Katastrophenhilfe in einem Bericht für den Bundestag angemahnt, dass es hierfür »komplexe medizinische, aber auch ethische Überlegungen« brauche, die »möglichst nicht erst in einer besonderen Krisensituation« angestellt werden sollten. Aber den Bericht hatte ja sowieso kaum einer der Abgeordneten gelesen.

Jetzt bohrt sich das Schreckenswort »Triage« in die Köpfe.

Triage bedeutet eine medizinische Entscheidung über Leben und Tod. Wer muss sterben? Wer wird noch behandelt? Wer bekommt zuerst Hilfe, wer muss warten, wer wird nicht mehr umfassend behandelt? Eine Arbeitsgruppe medizinischer Fachgesellschaften legt eine Einschätzung zur aktuellen Pandemieentwicklung vor: Wenn nicht mehr alle kritisch erkrankten Patienten auf die Intensivstation aufgenommen werden könnten, heißt es, »muss analog der Triage in der Katastrophenmedizin über die Verteilung der begrenzt verfügbaren Ressourcen entschieden werden«. Es sei dann »unausweichlich« eine Auswahl zu treffen.

Während einer internen Besprechung sagt Lothar Wieler, davor habe er Angst. Triage – das halte die Gesellschaft nicht aus.

»Es ist zum Heulen«

Früh gibt sich die Regierung eine neue Entscheidungsstruktur für die Krise, ein Machtzentrum jenseits des Krisenstabes: das »Corona-Kabinett«. Arbeitspläne und Abläufe werden erstellt. Es tagt jetzt montags mit Kanzlerin und den Ministern Scholz, Seehofer, Maas, Spahn und Kramp-Karrenbauer. Mittwochs kommt die gesamte Bundesregierung zusammen, die auch die Beschlussvorlagen des Corona-Kabinetts verabschieden muss. Von wachsender Bedeutung jetzt auch der Beschaffungsstab in Spahns Bundesgesundheitsministerium. Das wichtigste Wort seiner Geschäftsordnung heißt »eskalieren«. Geschwindigkeit, im Zweifel um jeden Preis. Es gilt, dringend benötigte »persönliche Schutzausrüstung« (PSA), Atemschutzmasken sowie Beatmungsgeräte zu beschaffen. Die Lager leer, der Markt überhitzt, etliche Staaten haben offiziell Ausfuhrbeschränkungen bei der Welthandelsorganisation WTO gemeldet. Der belgische König Philippe hat beim chinesischen Tech-Konzern Alibaba um eine Maskenspende für sein Land gebeten. In Belgien waren die Bestände in den Jahren zuvor aus Kostengründen abgebaut worden. Beim Geschäftsführer des Weltmarktführers für Medizintechnik Dräger in Lübeck rufen reihenweise Minister aus allen möglichen Ländern an; es melden sich auch der König der Niederlande und Österreichs Bundeskanzler Sebastian Kurz. Der will 1000 Beatmungsgeräte ordern – kann aber nur 50 bekommen.

Aus allen Ecken des Landes kommen die Forderungen, flehentlich und empört zugleich; aus Krankenhäusern, Seniorenheimen und Arztpraxen. Als Zeichen des Protests fotografieren sich Ärzte per Handy mit einem Stethoskop und ansonsten eher nackt, zu sehen auf der eigens eingerichteten Website *blankebedenken.org*. Eine spärlich bekleidete Ärztin wickelt sich ihre langen Haare wie einen Mundschutz um das Gesicht. Ein Kollege hält sich eine Richtlinie zur »Erstellung einer Todesbescheinigung« vor den Bauch. Die Idee stammt aus Frankreich. Dort hat ein Hausarzt mit Nacktfoto und einer Kopfbinde mit der Aufschrift »chair à canon«, Kanonenfutter, gegen fehlende Schutzausrüstung protestiert. Und das, obwohl Staatspräsident Emmanuel Macron schon Anfang März Schutzausrüstung und Masken konfisziert und einen Exportstopp verhängt hatte – auch nicht gerade die feine europäische Art.

Ende März erklären Beamte des Gesundheitsministeriums in einer internen Runde stolz, man habe inzwischen zusätzliche 20 000 Beatmungsgeräte bestellt. Doch dann stellt sich heraus, dass es sich in vielen Fällen um simple Sauerstoffgeräte für Alten- und Pflegeheime handelt. »Dient nicht als Beatmungsgerät für die Intensivpflege«, steht in der Gebrauchsanweisung. Als Kabinettskollegen Spahn danach fragen, erklärt dieser, man habe nach dem Grundsatz eingekauft, etwas sei besser als gar nichts.

Zunächst hatte die Regierung mit Beamten in den Beschaffungsämtern des Zolls und der Bundeswehr selbst versucht, in China zu bestellen, dem noch immer weltgrößten Produzenten von Atemschutzmasken und Schutzkleidung. Aber die Sache ging gründlich schief: Die Beamten sind überfordert, sie kennen den chinesischen Markt nicht. Zwischenhändler versprechen viel – und liefern nichts. Fälschungen und fehlerhafte Ware fluten den Markt. »Es ist zum Heulen«, klagt NRW-Gesundheitsminister Laumann. Manche Anbieter würden 70 Prozent Vorkasse verlangen – dabei wisse man gar nicht, an wen man überhaupt zahle. Aber wenn man nicht bezahle, bekomme man gar nichts. Im Kabinett tröstet ihn ein Kollege: Wer als verantwortlicher Minister nach der Krise nicht den Landesrechnungshof »am Arsch« habe, der habe ohnehin alles verkehrt gemacht.

Gleich zu Beginn der Pandemie sind Spekulanten eingestiegen; gnadenlose Profiteure auch dieser Krise, China ihr Eldorado. Sie haben sich Masken und Schutzkleidung gleich containerweise gesichert und bieten sie jetzt zu höchst kapitalistischen Wucherpreisen an. Outsourcing soll die Rettung bringen: Helfen sollen Großkonzerne wie BASF, Lufthansa, der Otto-Konzern oder VW, die seit Jahrzehnten in China operieren. Bald sitzen ihre Verbindungsleute mit im Beschaffungsstab. Jeder Weg wird versucht: Das Bundesgesundheitsministerium startet ein sogenanntes »Open-House-Verfahren« für den Einkauf von Masken. Damit lobt das Ministerium eine Leistung zu bestimmten Bedingungen aus – und verpflichtet sich, jedem verbindlichen Anbieter ohne weitere Prüfung den vorher festgesetzten Preis zu zahlen – für FFP2-Masken sind es 4,50 Euro pro Stück. Allerdings wird fast die Hälfte der insgesamt 535 Vertragspartner die Lieferfrist von einem Monat nicht einhalten.

Und Angela Merkel bittet den chinesischen Staatspräsidenten Xi Jinping in einem Telefonat persönlich um Unterstützung.

Sammelstelle für Lieferungen sind jetzt vor allem die Lagerhallen des Logistikdienstleisters Fiege in Shanghai sowie im thüringischen Nesse-Apfelstädt. Fiege – »Logistik in Perfektion« – hatte schon im Februar ein Konzept für Notfalllager und den Warenfluss sogenannter »kritischer Güter« entwickelt. Fiege ist als Logistiker bekannt, auch Spahn persönlich. Die Firma mit Sitz im Münsterland hat einen guten Ruf. Am 11. März erreicht Fiege eine Anfrage aus dem Gesundheitsministerium. Ob die Firma für Transport und Verteilung der Lieferungen sorgen kann? Fiege kann. Die Vergabe des Großauftrags Ende März erfolgt aufgrund der außergewöhnlichen Notsituation ohne Ausschreibung.

Aber viele Lieferungen sind fehlerhaft. So misst der TÜV in Stichproben die »Verkehrsfähigkeit« der Produkte, etwa den Ausstoß der Aerosole vor und hinter einer Maske. Jede fünfte Maske liegt außerhalb des Toleranzbereiches. Für Lieferungen aus China wird schließlich ein Ampelsystem angeordnet, das schon auf den dortigen Flughäfen angewandt werden soll: Als »grün« eingestuftes Material darf ausgeflogen und umgehend in Deutschland verteilt werden. »Gelb« markiertes Material wird ebenfalls ausgeflogen, aber nach Ankunft in Deutschland erneut untersucht. »Rot« bleibt in China.

In ersten Protokollen des Krisenstabes Anfang März wurden die »Mindestbeschaffungsvolumina« für Masken und Schutzkleidung noch mit 200 Millionen Euro berechnet. Ende Juni 2020 wird der Bund allein über sieben Milliarden Euro dafür eingeplant haben. Und Finanzminister Olaf Scholz muss im Fernsehen einräumen, man gehe bei der Beschaffung täglich Risiken ein, ob deren den Rechnungshof »wahrscheinlich alle zwei Stunden ein Nervenzusammenbruch« ereilen würde.

Die Bundesregierung beschließt eine »Nationale Reserve Persönliche Schutzausrüstung«. Neben der Einlagerung von Schutzmasken als Erstreserve soll sie auch den Aufbau von Produktionsanlagen beinhalten. Und die nationale Produktion »filtrierender Halbmasken« soll um mehrere Milliarden Stück erweitert werden.

Immerhin scheint das Problem mit den Desinfektionsmitteln früh gelöst. Die Bundesstelle für Chemikalien hat Ausnahmegenehmigungen für diese »Biozidprodukte« erlassen: Apotheken dürfen jetzt Ethanol aus Schnapsbrennereien verwenden, um die notwendige Ware anzumischen. Auch Krankenhäuser nutzen die neuen Möglichkeiten. So beliefert Jägermeister in Wolfenbüttel direkt das Klinikum Braunschweig. Und vor einer Zuckerfabrik in Anklam, Mecklenburg-Vorpommern, stehen Apotheker Schlange, um Alkohol in Empfang zu nehmen.

Die vorösterlichen Tage offenbaren einen ungewöhnlichen Seelenzustand von Politikerinnen und Politikern.

Das Gesundheitssystem ist mobilisiert, die Krankenhäuser haben alle nicht zwingenden medizinischen Eingriffe abgesagt. Bund und Länder haben in einer ungeheuren Kraftanstrengung und in Rekordzeit einen Damm errichtet. Aber wie hoch wird das Wasser steigen?

Viele zweifeln. Haben sie wirklich alle Alternativen gut abgewogen? Verlangsamen die Maßnahmen die rasche Verbreitung des Virus? Verhindert der deutsche Lockdown Zustände wie im Norden Italiens, gar ein Massensterben? Oder haben sie sich vielleicht zu sehr auf die Virologen verlassen, all ihre bedrohlichen Statistiken, Berechnungen, Prognosen? Wird der Lockdown am Ende nicht mehr Verheerungen verursachen als das Virus, ökonomisch, sozial und psychologisch? »Mit jeder Entscheidung retten wir Leben, aber wir zerstören auch Perspektiven«, sagt einer von ihnen. Es ist ebenso Suche wie Gewissheit.

Der Anästhesist und Kanzleramtsminister Helge Braun fühlt sich an seine Zeit auf der Intensivstation erinnert. Damals sei es um die Verantwortung für das Leben Einzelner gegangen. Jetzt gehe es um das ganze Land.

In der Regel schlafen sie wenig und schlecht. Fühlen sich getrieben. Sie müssten über Leben und Tod entscheiden, sagen sie. Manche haben Angst. Sie müssten jetzt auflegen, verabschieden sich einige Gesprächspartner aus abendlichen Telefonaten. Sie wollten noch beten, bevor sie ins Bett gingen.

»Schaffen wir es, unser Land zu beschützen?«, fragt sich Söder.

Aber auch Stolz ist zu spüren. Ministerpräsident Weil erzählt, dass sich die Menschen bei ihm bedanken, wenn er samstags zum Bäcker geht. Olaf Scholz erzählt die gleiche Geschichte, ihn sprechen Passanten beim Joggen an. Beide hoffen, dass die Menschen den wahren Unterschied zwischen Populisten und Verantwortungspolitikern erkennen. Denn vor allem in Trumps USA und Bolsonaros Brasilien zahlen Erkrankte mit kollabierenden Lungenflügeln für die Unfähigkeit und Ignoranz ihrer Politiker.

Außenminister Heiko Maas nimmt Lob und Respekt seiner Amtskollegen entgegen. Überall in der Bundesregierung kursiert ein Editorial aus der *New York Times*, eine Hymne auf den deutschen Weg. Und der Oxford-Historiker Timothy Garton Ash fleht in einem Kommentar geradezu darum, Deutschlands Kanzlerin müsse die Europäische Union durch diese Krise führen. Bismarcks viel zitierter »Mantel der Geschichte« – jetzt sei er bei ihr.

Ende März leben nach einer Statistik des *Economist* rund 2,5 Milliarden Menschen in einem mehr oder weniger harten Lockdown.

Die Pandemie, sie hat gerade erst begonnen.

Die Wahrscheinlichkeit der Unwahrscheinlichkeit

»Anycountry«

Wo beginnt sie, die Geschichte darüber, wie eine der weltgrößten Gefahren immer wieder übersehen, ja nahezu sträflich ignoriert wurde?

Vielleicht beginnt sie auf einer Bühne in Seattle im US-Bundesstaat Washington. Auf diese rollt der Microsoft-Milliardär Bill Gates an einem Märztag des Jahres 2015 ein riesiges Fass in Olivgrün. Es ist ein Überbleibsel aus dem Kalten Krieg, in solchen Fässern lagerten Wasser und Lebensmittel für den Fall eines Atomkrieges. Man sollte diese Vorräte mit in den Keller nehmen – und dann auf das Beste hoffen. Gates aber will gar nicht an die Schrecken des Nuklearkrieges erinnern, einer Bedrohung, mit der seine Generation groß wurde. Er hat eine andere Mission.

Hinter ihm erscheint das Bild eines Atompilzes, es verschwindet, dann ist die Aufnahme eines Virus zu sehen, millionenfach vergrößert durch ein hochmodernes Elektronenmikroskop. Sehr viel wahrscheinlicher als der Einschlag einer Atombombe sei es, sagt Gates in seinem Westküsten-Singsang, dass dieses winzige Ding in den nächsten Jahren zehn Millionen Menschen töten werde.

»Wir sind nicht gerüstet«, warnt er. Viren seien gefährlicher als Raketen und Bomben. Jetzt sei es dringend an der Zeit, die Abwehr dieser Gefahr ebenso ernst zu nehmen und ihr mit den gleichen Ressourcen zu begegnen wie der nuklearen Bedrohung. Pandemieübungen müssten so regelmäßig stattfinden wie Militärmanöver. »Ich weiß nicht genau, was es kosten wird, aber im Vergleich zum potenziellen Schaden sicherlich sehr wenig«, sagt Gates. »Wir müssen jetzt beginnen, denn die Zeit arbeitet gegen uns.«

Und dann fügt er noch einen Satz hinzu, von dem er damals nicht wissen kann, wie schnell er sich bewahrheiten wird: Das nächste Virus übertrage sich womöglich schon, wenn die Kranken noch gesund scheinen.

Fünf Jahre später ist das Video dieses Auftritts millionenfach geklickt, Bill Gates selbst zum Propheten ebenso wie zum Schuldigen erklärt worden. Die ganze Welt kennt genau so einen Krankheitserreger. Sein Name ist SARS-CoV-2.

Man kann diese Geschichte auch im Weißen Haus in Washington beginnen. Dort versuchen hochrangige Beamte der Obama-Administration zur Jahreswende 2016/2017, leitende Mitarbeiter von Wahlsieger Donald Trump auf die Gefahren einer Pandemie hinzuweisen. Briefings zur Amtsübergabe gehören in den USA zu den besseren politischen Traditionen: Die neue, aber zugleich noch unerfahrene Regierung soll möglichst gut vorbereitet sein. Es geht um Hurrikans, Terrorismus und Cyberangriffe. Und um die Gefahr von Pandemien. Das Interesse scheint gering, einige aus Trumps Team scheinen einzuschlafen. Eine unter Barack Obama eingerichtete Abteilung beim Nationalen Sicherheitsrat – als »Rauchmelder für Gesundheitsgefahren« zuständig für Vorhersage und Abwehr biologischer Bedrohungen – wird bald aufgelöst.

Für die Obama-Administration war die Gefahr einer Pandemie zu einer Frage der nationalen Sicherheit geworden. Der Ausbruch des hämorrhagischen Ebolafiebers im scheinbar so fernen Westafrika 2014 mit über 11 000 Toten hatte gezeigt, wie verwundbar die Welt ist. Das Virus hatte sich in mehreren westafrikanischen Staaten ausgebreitet, auch die USA und Europa erreicht. Obama schickte das Militär nach Westafrika, 3000 Soldaten und medizinisches Personal, Teil einer internationalen Bemühung zur Eindämmung in quasi letzter Minute. Die Operation »United Assistance« unter Kommando der traditionsreichen 101. Luftlandedivision war ein Erfolg – belegte aber zugleich, wie schlecht die USA auf den Ausbruch einer Pandemie vorbereitet waren. Im reichsten Land der Erde fehlte es vor allem an Schutzausrüstung, Testmöglichkeiten und überhaupt an der Koordination der Behörden auf allen Ebenen.

Später durchgeführte Krisensimulationen zeigten, dass es sehr schnell sehr schlimm werden könnte. Anfang 2019 wurde der Ausbruch eines aus China stammenden neuartigen Influenzavirus geübt. Das Ergebnis der Übung »Crimson Contagion« war niederschmetternd: Die Supermacht USA wäre bei einem Ausbruch noch nicht einmal in der Lage, ausreichend Spritzen und Nadeln zu produzieren. Von Schutzmasken oder Beatmungsgeräten ganz zu schweigen.

Gleichzeitig gibt die nukleare Supermacht USA jährlich rund 700 Milliarden Dollar – eine Zahl mit zwölf Stellen – für ihre Verteidigung aus; mehr als jedes andere Land der Welt. Dabei kann ein Virus mehr Menschen töten als jeder Schurkenstaat.

Man kann die Geschichte eines internationalen Versagens aber auch in Deutschland beginnen, etwa in der Registratur für Geheimsachen im Bundesinnenministerium in Berlin. Dort liegt in einem Aktenordner mit der Aufschrift »Verschlusssache – Nur für den Dienstgebrauch« ein Bericht, der beschreibt, wie Deutschland im November 2013 das letzte Mal eine »außergewöhnliche biologische Gefahrenlage« übte. Solche Katastrophenübungen sind ein gewaltiger Trockenlauf mit Tausenden Beteiligten aus vielen deutschen Behörden. Damit die Szenarien möglichst real wirken, werden eigens fiktive Fernsehnachrichten produziert, einmal wurde dafür mit Marc Bator sogar ein Tagesschausprecher engagiert. Das Ergebnis der zweitägigen Großaktion 2013 wurde in ordentlichem Behördendeutsch auf 76 Seiten in »wesentlichen Handlungsempfehlungen« zusammengefasst. Gleich die erste dieser Empfehlungen trägt die Bezeichnung »Mangelressourcen«: Die Bevorratung »persönlicher Schutzausstattung bei Bund und Ländern« solle künftig »überprüft und ggf. angepasst« werden. Außerdem müssten die jeweiligen Bestände »zentral erfasst und auf Stand gehalten werden«. Die Verantwortung dafür liege beim Bundesinnenministerium und den Bundesländern.

Aber nichts wurde zentral erfasst. Und schon gar nichts auf Stand gebracht. Nicht einmal im Januar oder Februar 2020.

Dabei ist Deutschland ein Land, das bereits seit 2009 sogar eine gesetzliche Verpflichtung kennt, sowohl Parlament als auch Regierung auf besondere Gefahren hinzuweisen. So steht es in Paragraf 18 des »Gesetzes über den Zivilschutz und die Katastrophenhilfe des Bundes«. Das zuständige Bundesamt für Bevölkerungsschutz und Katastrophenhilfe – wer kennt das schon – übermittelt regelmäßig Berichte an den Bundestag. Einer fasste sogar die Ergebnisse eines simulierten Pandemieverlaufs zusammen. Das Virus hieß »Modi-SARS«, das stand für »modifiziertes SARS«. Dem Szenario zufolge wären knapp ein Jahr nach Einreise eines ersten Infizierten sechs Millionen Deutsche erkrankt. Erst drei Jahre nach dem Ausbruch stünde ein Impfstoff zur Verfügung. Bis dahin wäre das deutsche Gesundheitssystem zusammengebrochen.

Dieser Bericht stammt aus dem Jahr 2012. Aber man tut sich schwer, eine Abgeordnete oder einen Abgeordneten zu finden, die das Papier auch nur gelesen haben. Es findet sich auch niemand, der sich daran störte, dass der damalige Bundesinnenminister Thomas de Maizière 2015 kurzerhand und ohne große öffentliche Diskussion die sogenannte »Schutzkommission« auflöste – ein 1951 eingerichtetes Gremium unabhängiger Wissenschaftler, das die Bundesregierung in »Fragen verheerender Folgen eines Dritten Weltkrieges sowie bei anderen länderübergreifenden Großschadenslagen warnen und beraten« sollte. Die Schutzkommission war auf Anregung des Nobelpreisträgers Werner Heisenberg gegründet worden, des brillanten Physikers, der unter Hitler in der Atomforschung arbeitete und später zu einem vehementen Kritiker der Nuklearrüstung wurde. Zuständig für den Bereich biologische Bedrohungen in dieser zuletzt ziemlich zerstrittenen Schutzkommission war übrigens ein Mann, der es während der Coronakrise zu größerer Bekanntheit brachte: Professor Dr. Alexander Kekulé. Schon 2006 kritisierte er unvollständige Pandemiepläne, fehlende Einlagerung von Medikamenten und Atemschutzmasken; er forderte die Einrichtung einer nationalen Pandemiekommission.

Die Existenz der nicht mehr existierenden Schutzkommission ist übrigens bis heute ausdrücklich gesetzlich vorgeschrieben, so steht es in Paragraf 19 des Zivilschutzgesetzes.

Dabei gibt es in der Bundesregierung sehr wohl solche, die sich für biologische Bedrohungslagen interessieren. Etwa Angela Merkel. Die Ebolaepidemie war ihr Weckruf, damals setzte sie mit dem Spitzendiplomaten Walter Lindner erstmals einen Sonderbeauftragten für eine Infektionskrankheit ein. Der »Ebola-Beauftragte« koordinierte deutsche Hilfe, die Lieferung von Schutzkleidung, mobilen Labors und den Bau eines mobilen Krankenhauses, die Entsendung von medizinischem Personal. Nach jeder Rückkehr aus dem Epidemiegebiet bat ihn Merkel eigens zum Gespräch. Und ihr damaliger Staatsminister, der Mediziner Helge Braun, las, was er in die Hände kriegen konnte über das Thema »vernachlässigte Tropenkrankheiten« wie etwa Denguefieber oder Flussblindheit. Es sind die vom globalen Norden vernachlässigten Krankheiten vor allem in den Ländern des globalen Südens, an denen 1,4 Milliarden Menschen leiden und jährlich Millionen sterben.

Merkels damaliger Gesundheitsminister Hermann Gröhe

wiederum machte »Global Health« zu seinem Thema, gute Gesundheitsfürsorge für alle Menschen. Er warnte vor Antibiotikaresistenzen, reiste nach Afrika, pflegte Kontakte zur WHO, dieser chronisch unterfinanzierten Unterorganisation der Vereinten Nationen. Der 2017 gewählte neue Generaldirektor Tedros begrüßte ihn als »my brother Hermann«. Angela Merkel hielt mahnende Reden, mal an der Nationalen Akademie der Wissenschaften Leopoldina, mal im Robert Koch-Institut. Sie war die erste Regierungschefin, die 2015 die Weltgesundheitsversammlung eröffnete, das höchste Entscheidungsgremium der WHO. Sie forderte grundlegende Reformen der Organisation, die während der Ebolaepidemie kläglich versagt hatte.

Bill Gates war bei ihr zu Gast, er warb um Geld für GAVI, die von seiner Bill-&-Melinda-Gates-Stiftung gegründete Impfallianz für Menschen in armen und ärmeren Ländern. Dann saßen die beiden beim Mittagessen, vertieft in technische Details über Kombiimpfstoffe und die Sicherung von Kühlketten in Afrika, die Auslieferung per Motorrad. GAVI bekam Hunderte Millionen Euro deutscher Unterstützung. Wenn wir es können, müssen wir es auch tun, lautete Merkels deutscher Leitsatz. Es sei ja auch eine Frage der Menschlichkeit.

Es ist eine ebenso schlichte wie komplexe Erkenntnis: dass die Gesundheit des einen immer auch die Gesundheit des anderen ist.

Vielleicht deswegen setzte Merkel das Thema »Global Health« trotz Murrens und Meckerns einiger Beteiligter auf die Agenda des G-7-Gipfels 2015 in Elmau. Im Vorfeld des G-20-Gipfels unter deutschem Vorsitz 2017 ließ sie die eigens eingeflogenen Gesundheitsminister eine Pandemie üben, auch dies eine Premiere. Erneut bedurfte es intensiver Überzeugungsarbeit und der persönlichen Intervention der Kanzlerin, damit sich die Vertreter der mächtigsten Industrienationen und Schwellenländer der Erde des Themas »globale

Gesundheit« annahmen. Russland, Brasilien, Indien, auch China waren da eher skeptisch. Die Simulation fand an zwei Maitagen in einem Konferenzraum nahe des Brandenburger Tores statt. Gröhe, der Vorgänger von Jens Spahn, hatte sie organisiert. Solche Übungen, sagte er, müssten regelmäßig stattfinden, wie bei der Feuerwehr auch. Allerdings blieb es bei dieser Premiere.

Auf dem Stuhl der Teilnehmerinnen und Teilnehmer lag das einer Tageszeitung nachempfundene Fantasieblatt mit der dicken Schlagzeile: »Virus out of control«. Fiktive Nachrichtensendungen wurden eingespielt. Sie sollten, wie sich Gröhe erinnert, »die richtige Stimmung erzeugen«. Das fiktive Virus trug den Namen »Mars« und war – schließlich sollte sich niemand brüskiert fühlen – in einem Staat namens »Anycountry« ausgebrochen. Husten und Ersticken waren die Folgen. »Anycountry« hatte den Ausbruch verheimlicht. Als die Sache herauskam, war es schon zu spät.

Experten des Robert Koch-Instituts hatten sich das Szenario ausgedacht. »Anycountry« – jeder konnte es sich denken – stand für China, das Land, dessen Führung schon seit den 50er-Jahren immer wieder versucht hatte, den Ausbruch hochansteckender Krankheiten zu verheimlichen. In Berlin saß auch die chinesische Gesundheitsministerin mit am Tisch. Sie fiel durch das Ablesen vorbereiteter Sprechzettel auf.

»Panik und Vergessen«

Selten waren die Vorhersagen zutreffender und die Pläne ausgefeilter, wie man einer biologischen Bedrohung früh und entschieden entgegentreten kann. Mahner mahnten, und Warner warnten, beharrlich, jahrelang.

Enquetekommissionen, Untersuchungsausschüsse, Forscher und Journalisten werden noch lange versuchen zu ergründen, warum diese Gefahr dennoch übersehen wurde oder jedenfalls nie die notwendige Aufmerksamkeit erhielt. Warum noch nicht einmal all die ernüchternden und erschreckenden Ergebnisse simulierter Pandemien ausreichten, sich besser auf den Ernstfall vorzubereiten. Warum aus Erkenntnis nie Handeln wurde. Auch nicht in Deutschland – dem Land, in dem seit 15 Jahren eine Kanzlerin regiert, die so viel weiß über Viren, Infektionskrankheiten und auch über die politische Sprengkraft von Pandemien. Warum aus den Reden, auch aus ihren Reden, jedenfalls in Deutschland so wenig folgte.

Die Suche nach einer Antwort ist notwendigerweise verbunden mit der Frage, wie sich Regierende künftig darauf vorbereiten müssen, Menschen und deren Gesundheit zu schützen. Was geschehen muss, damit die Verantwortlichen nach SARS-CoV-2 nicht die nächste tödliche Gefahr übersehen. Was also geschehen muss, um jenen verhängnisvollen Mechanismus zu durchbrechen, den sie bei UNO und WHO »panic and neglect« nennen: Panik während der Krise – nur um danach die Risiken erneut zu verdrängen und zu vergessen. Andere nennen es schlicht: Wunschdenken.

»Preparedness«, das »Vorbereitetsein«, gilt vor allem in Bezug auf militärische oder terroristische Bedrohungen. Noch immer gelten in Deutschland detaillierte Regelungen für die Versorgung der Bevölkerung in einem Kriegsfall. Nach dem »Ernährungssicherstellungs- und vorsorgegesetz« werden in 150 wegen Sabotage- und Plünderungsgefahr geheim gehaltenen Lagerhäusern mehr als 500 000 Tonnen Brotgetreide wie Weizen und Hafer bevorratet, dazu Hülsenfrüchte und Kondensmilch. Die Bestände werden regelmäßig auf Mäusebefall untersucht. Erdöl und Erdgas sind gebunkert, auch Verbandsmaterial. Aber eine strategische Reserve etwa für medizinische Schutzausrüstung existierte im Frühjahr 2020 nicht. Dafür zuständig sind die Landkreise und kreisfreien Städte sowie jedes einzelne Unternehmen der sogenannten

»Kritischen Infrastruktur«. Dazu gehören Supermärkte, Elektrizitätswerke, Fernsehsender und Krankenhäuser. Eine Verpflichtung zur jährlichen Überprüfung der Bestände existiert nicht; die Vorhaltung von Pandemieplänen ist gesetzlich nicht vorgeschrieben.

Es war, als hätte man vergessen, der Feuerwehr einen Schlauch zu kaufen. Nicht jedes Risiko lässt sich ausschließen – aber die potenziellen Folgen lassen sich eigentlich durch kluge Vorbereitung minimieren.

Und so brachen im März 2020 auf deutschen Intensivstationen Ärztinnen und Pfleger ob mangelnder – oder gestohlener – Masken schon einmal in Tränen aus oder mussten die Frage diskutieren, ob man einen gebrauchten Mundschutz auswaschen oder besser im Backofen sterilisieren solle. Die Kanzlerin gab Hausfrauentipps: »Eine gut gehandhabte Maske – das heißt: regelmäßiges Waschen, nicht zu lange tragen, heiß bügeln oder in den Backofen oder in die Mikrowelle stecken.« Das Bonner Bundesinstitut für Arzneimittel und Medizinprodukte allerdings empfahl, Masken sollten »idealerweise bei 95 Grad, mindestens aber bei 60 Grad gewaschen und anschließend vollständig getrocknet werden«.

In einigen Kliniken wurden die Masken in den Schränken weggeschlossen, in denen sonst Narkosemittel lagern. Auf der Jagd nach tauglichem Mundschutz war jedes Krankenhaus zunächst auf sich selbst gestellt. Einige zahlten das 11-Fache des handelsüblichen Preises – andere das bis zu 38-Fache.

Im zentralisierten Frankreich war die Lage allerdings kaum besser. Nach der Schweinegrippe 2009, die sich auch in Frankreich weniger als Epidemie, sondern eher als »grippette« manifestierte, begann die Kritik an den vermeintlich viel zu großen Beständen: Damals gehörte Frankreich zu den Ländern mit den weltweit höchsten Maskenvorräten. Hinzu kamen die Folgen der Finanz- und Wirtschaftskrise 2008 mit dem massiven Spar- und Kostendruck für die öffentlichen Kassen, auch für die des Gesundheitsministeriums. Warum lagere man weit mehr als eine Milliarde Mund-Nasen-Bedeckungen, kritisierten Mitglieder einer parlamentarischen Untersuchungskommission die Regierung, alles viel zu aufwendig und viel zu teuer. »Ich war monatelang einem unglaublichen Bashing ausgesetzt«, sagte die damalige Gesundheitsministerin Roselyne Bachelot dem Sender Radio France, »zeitweise glich es einem Tribunal.« In den folgenden Jahren wurden die Bestände abgebaut, auf die Erneuerung der wichtigen FFP2-Masken-Vorräte ganz verzichtet. Die seien zu teuer und zu unbequem. Als strategische Reserve sollten zukünftig rund 145 Millionen chirurgischer Masken ausreichen. Zugleich wurden Beschaffung und Bevorratung von Masken und Schutzausrüstung den zumeist privatisierten Krankenhäusern übertragen. Der Staat zog sich zurück. Der folgenschwerste Trugschluss aber war: Auch während einer Gesundheitskrise könne man auf dem Weltmarkt rasch einkaufen, jederzeit und »just in time« vom Hauptlieferanten China. Was man wohl nicht bedachte: dass China selbst von der Pandemie betroffen sein könnte. Dass Fabriken nicht produzieren oder exportieren würden. Dass Lieferketten unterbrochen, dass »just in time« stillstehen würde.

Auch die zaghaften Bemühungen der EU zum Aufbau einer staatenübergreifenden Reserve waren gescheitert. Gesundheit, hieß es, sei nun einmal Sache der Mitgliedsstaaten.

So standen Anfang 2020 in Frankreich landesweit gerade noch 150 Millionen Stück Mund-Nasen-Schutz zur Verfügung. Und so musste das Krankenhauspersonal die wenigen noch vorhandenen Masken mit Schnürsenkeln festbinden, weil die teils uralten Gummibänder brüchig geworden waren. Oft war man auf private Maskenspenden angewiesen. Betroffene Ärzte und Pfleger haben die Regierung wegen »unterlassener Hilfeleistung« und »fahrlässiger Tötung« verklagt. Die Regierung hätte rechtzeitig vorsorgen müssen.

Aber vielleicht konnte man es gar nicht besser wissen? Fällt SARS-CoV-2 nicht in die Kategorie des »schwarzen Schwans«, eines extrem unwahrscheinlichen Ereignisses mit äußerst gravierenden Folgen? Formulierung und Definition stammen von dem Finanzmathematiker Nassim Nicholas Taleb, der 2007 – ein Jahr vor Beginn der globalen Finanzkrise – ein Buch gleichen Titels geschrieben hatte. *The Black Swan* wurde ein Bestseller.

Eine Pandemie sei das Gegenteil eines »schwarzen Schwans«, sagt Taleb, ein »weißer Schwan« vielmehr – ein Ereignis nämlich, das mit Sicherheit eintreten wird. In Interviews klang er geradezu wütend: »Regierungen wollten im Januar keinen Penny opfern, jetzt werden sie Billionen zahlen.« Und wandte sich auch gegen all diejenigen, die glaubten, »dass unser Morgen ziemlich genauso sein wird, wie es unser Gestern war«. Regierungschefinnen, Beamte, Ökonomen und auch Journalisten, die er »naive Empiristen« nennt. Die den Alltag verteidigten, Gewohntes nicht infrage stellten. Dabei gelte es, in dieser immer komplexer verflochtenen und optimierten Welt, Extreme zu denken. Und im Angesicht einer möglicherweise irreversiblen Katastrophe endlich »Respekt für den Zustand andauernder Unsicherheit« zu entwickeln.

Katastrophenschützer sagen es so: »Erwarten Sie das Unerwartete.«

Fragt man den langjährigen Vorstandsvorsitzenden der Münchener Rückversicherung, bekommt man eine interessante Antwort. Ein Telefonat mit Nikolaus von Bomhard im Juli, gerade wähnt sich das Land in Ferien von der Pandemie. Kanzleramtsminister Braun behauptet: »Wir haben Corona in Deutschland im Griff.« Ach, der »schwarze Schwan« müsse doch schon viel zu lange als »Ausrede für fehlendes Risikomanagement der Politik herhalten«, meint von Bomhard. Viel zu oft würden sich Verantwortliche um Analysen und konsequente Risikobewertung drücken. Bomhard vertritt diese These schon länger. Dies schrieb er 2016 in der *Frankfurter Allgemeinen Zeitung:* »Auf diese Weise wird aus menschlichem Versagen höhere Gewalt, aus Leichtsinn Pech, aus Verantwortungslosigkeit Schicksal. Da kann man nichts machen, das konnte keiner ahnen – mit solchen Aussagen werden die Hände in Unschuld gewaschen.«

Und weiter heißt es: »Auch müssen wir davon ausgehen, dass es früher oder später nochmals zu einer weltweiten Pandemie kommt. Es ist nur eine Frage der Zeit, bis ein entsprechend gefährliches Virus und die ›richtigen‹ Umstände zusammentreffen.«

Nikolaus von Bomhard fordert einen »Chief Risk Officer« für Deutschland. Jemanden mit lauter und gewichtiger Stimme, bei dem alle Informationen aus allen Behörden und Ministerien zusammenlaufen. Er – oder sie – müsse im Zweifel »Zähne zeigen« können, die Risikoanalysen Teil einer jährlichen Regierungserklärung werden. So könne man wenigstens die Lücken in der Wahrnehmung schließen, die Sensibilität für Wahrscheinlichkeiten erhöhen – für das Mögliche, das unmöglich erscheine. Bomhard verweist auch darauf, dass Menschen Ereignisse, die sie selbst schon einmal erlebt haben, in der Zukunft für wahrscheinlicher halten. Dabei ist es ein Irrglaube, dass die Gefahren von morgen so aussehen wie die von gestern. Ein umfassendes Tsunami-Warnsystem etwa wurde erst nach den verheerenden Flutwellen mit mehr als 230 000 Toten 2004 eingerichtet.

Das Dilemma der Prävention

Mit Risiken umzugehen ist schwierig. Jeder kennt dies aus seinem Leben. Wie schnell soll man bei Eis und Schnee fahren? Steigt man auf eine wackelige Leiter? Oder raucht sogar? Die meisten Menschen verdrängen Risiken, den damit verbundenen Zustand andauernder Unsicherheit. Für Politiker, denen Leben und Gesundheit der Menschen anvertraut sind, ist das Spektrum der täglich zu treffenden Entscheidungen unter Bedingungen ständiger Unsicherheit enorm – und man kann ja jeden Tag neu scheitern. Wie viele und vor allem welche der islamistischen und rechtsextremistischen Gefährder soll man observieren? Welche der vielen Geheimdienstmeldungen über einen bevorstehenden Terroranschlag sind wirklich glaubhaft? Wie hoch ist das Restrisiko beim Betrieb eines Kernkraftwerkes? Als dieses der Kanzlerin und der Mehrheit der Deutschen nach dem Atomunglück in Fukushima 2011 zu groß wurde – eine technische Katastrophe ausgerechnet im Hightechland Japan –, beschloss Deutschland den Ausstieg. Tschernobyl reichte als kollektive Schockerfahrung nicht.

In einem Gespräch mit der *Frankfurter Allgemeinen Zeitung* beschrieb Angela Merkel im September 2019, wie schwierig es geworden sei, all die unterschiedlichen Herausforderungen im Blick zu behalten: »Man muss sehr schnell etwas wissen, aber man muss nach zehn Tagen nicht mehr wissen, was daraus geworden ist. Dann muss man schon wieder beim nächsten Thema sein.« Politiker aber müssten sich bewusst machen, dass es stets »mindestens zehn bis 15 Themen« gebe, die wichtig seien.

Jongleuren gleich halten Politiker ständig viele Bälle in der Luft, bemüht, den einen zu fangen, der ihnen auf die Füße zu fallen droht. Und zu oft verteilt das Publikum tagespolitische Haltungsnoten, während schon der nächste Ball fällt.

Und was ist wichtig, wirklich wichtig? Immer wieder stellten sich schlagzeilenträchtige, vermeintlich bevorstehende Desaster als Fehlalarm heraus. Altgediente Regierungsbeamte erinnern sich noch gut an die Silvesternacht, in der das Jahr 2000 begann. Experten hatten den »Millennium-Bug« vorausgesagt, den weltweiten Zusammenbruch der Computersysteme. In Berlin lagen Notverordnungen bereit, die das Kabinett in aller Eile beschließen sollte, Minister waren mit Faxgeräten im Gepäck in den Weihnachtsurlaub gefahren. Es geschah: nichts.

Nach dem 11. September 2001 orderte die Bundesrepublik Pockenimpfstoff für über 100 Millionen Euro, die Gesundheitsämter bereiteten sich auf Massenimpfungen vor. Es lägen »dokumentierte Erkenntnisse« über illegale Bestände von Pockenviren vor, hieß es in internen Lagebeurteilungen, »z. B. in Russland, dem Irak und Nordkorea«. Bei einem »bioterroristischen Angriff« mit Pockenviren müsse mit bis zu 25 Millionen Toten in der Bundesrepublik gerechnet werden. Es passierte: nichts.

In Krisen laufen Politiker zu Höchstform auf – einige von ihnen zumindest. Prävention hingegen zählt zu den Stiefkindern im politischen Geschäft. Der britische Historiker Niall Ferguson hat es einmal die »Schwierigkeit der Mutmaßung« genannt: Politiker sollen Ressourcen mobilisieren und Geld ausgeben für ein »Eventuell«. Prävention, Vorbeugung, bedeutet Politik in langen Linien – und zahlt sich nur selten in Wählerstimmen für die nächste Legislaturperiode aus.

Es ist das seit dem Pandemiefrühjahr 2020 auch einer breiteren Öffentlichkeit bekannt gewordene »Dilemma der Prävention«. Niemand erntet mit der Verhinderung einer Katastrophe mediale Aufmerksamkeit und politischen Ruhm. Der nordrhein-westfälische Innenminister Herbert Reul, seit 1985 in der Politik, sagt: »Es stimmt schon, dass wir immer erst handeln, wenn die Hütte brennt.« Die grüne Innenpolitikerin Irene Mihalic meint: »Die besten Klimadebatten führen wir immer dann, wenn es draußen gerade extreme Wetterlagen gibt.« In seinem Buch *Regieren* legt der ehemalige Innenminister Thomas de Maizière diesen Mechanismus auf bemerkenswerte Art und Weise offen: »Warum lernen Demokratien oft erst und am wirksamsten durch Krisen? Warum gelingt es nicht, Entwicklungen besser vorzubeugen? Es gibt darauf keine andere Antwort als die, dass Demokratien aus Menschen bestehen. Und der Mensch verhält sich genauso. Der Mensch lernt durch Krisen. Warum sollte es bei Staaten anders sein?« Nachträgliche Kritik komme oft von »politischen Pathologen«. Man könnte dies als politische Kurzsichtigkeit bezeichnen.

Kollektive Risikoverdrängung

Zu den Facetten der Wahrheit gehört aber auch die Erfahrung, wie zögernd, ja nahezu unwillig man sich auch in Deutschland über viele Jahre mit Risiken und Bedrohungen auseinandersetzte. Im auf Frieden, wachsenden Wohlstand und ökonomische Effizienz ausgerichteten Land existierte eine Wahrnehmungslücke, es hatte wohl auch mit einer gewissen Bequemlichkeit zu tun, dieser gefühlten Grundsicherheit. Die Nation, die sich monatelang über die exakte Platzierung von Feinstaubmessstationen in deutschen Großstädten erregen kann, blieb selbst angesichts ausgebrochener Epidemien, gar Pandemien erstaunlich cool. Vielleicht wollte die deutsche Generation Wohlstand mit solchen beunruhigenden Fragen eher in Ruhe gelassen werden.

So war es auch noch vor wenigen Jahren, Russlands damals schon ewiger Präsident Putin hatte gerade die Krim annektiert, als sich die Republik über Empfehlungen des Bundesamtes für Bevölkerungsschutz und Katastrophenhilfe erregte. Es ging um ein neues Zivilschutzkonzept; Vorschläge zur privaten Bevorratung mit Konserven, Trinkwasser (»zwei Liter pro Person und Tag«), Bargeld und natürlich Toilettenpapier. Die Kommentare reichten von »Hamsterkäufen« über »Angstdebatte« bis zu »Panikmache«. »Es ist ein deutsches Tabu, dass die wirklich schweren Katastrophen auch einmal eintreten können«, räsonierte damals ein für Gefahrenabwehr zuständiger Abteilungsleiter im nordrhein-westfälischen Innenministerium.

So gut wie vergessen und kaum erforscht sind zwei Pandemien, die vor gar nicht so langer Zeit auch Deutschland trafen. Die Abwehrmechanismen glichen verblüffend denen des Jahres 2020. Von vielen als unvermeidbar hingenommen, schien die im Herbst 1957 massiv ausgebrochene zweite Welle der »Asiatischen Grippe« das bundesdeutsche Wirtschaftswunder zu bedrohen. Die Grippeepidemie wurde zum politischen Skandal: Die Arbeitgeber kritisierten, das kurz zuvor gegen ihren Widerstand verabschiedete Gesetz zur Lohnfortzahlung im Krankheitsfall werde nun von »fähigen Simulanten« ausgenutzt. Es drohe »eine Epidemie des Krankfeierns«. Manche behaupteten, die Krankheit gebe es gar nicht, sie sei eine »Selbstsuggestion« als Folge von Propaganda in Zeitungen und Rundfunk. Andere machten Eruptionen auf der Sonne verantwortlich. Ärzte wurden beschuldigt, die Grippe aus Profitgier erfunden zu haben. Der damalige Bundeskanzler Konrad Adenauer allerdings regierte zeitweise von zu Hause aus, aus Rhöndorf bei Bonn.

Die »Asiatische Grippe« forderte 30 000 Tote in Deutschland – so viele Opfer wie Corona bis Mitte Dezember.

Das Virus war übrigens Mitte Juli 1957 auch mit dem amerikanischen Truppentransporter »General Patch« über Bremerhaven in die Bundesrepublik gekommen. In der DDR schrieb das *Neue Deutschland* damals über den Klassenfeind: »USA-Besatzer schleppen Seuche ein«.

Die WHO hatte damals eine Impfempfehlung gegen die Grippe ausgesprochen. Das Bundesgesundheitsamt folgte der Empfehlung nicht, in der Bundesrepublik ließ sich kaum jemand impfen.

Der zweiten Welle der »Hongkong-Grippe« im Winter 1969/1970 fielen weltweit mehrere Millionen Menschen zum Opfer. In der Bundesrepublik zählte man bis zu 130 000 Tote. »Es ist eine Katastrophe, uns sterben die jungen Leute weg«, zitierte eine Zeitung damals den Leiter der Infektionsschutzabteilung des Berliner Virchow-Klinikums.

Später machte sich der langjährige Leiter der Influenza-

Abteilung des Robert Koch-Instituts, Professor Werner Lange, auf Spurensuche. In den Archiven fand er Berichte über die Hongkong-Grippe: Schulen waren weitgehend geschlossen, die Industrieproduktion brach dramatisch ein. In Berlin lagen zeitweilig 1500 Särge in den Gewächshäusern der Kliniken sowie in einem Tunnel der Verkehrsbetriebe – die Bestatter kamen mit Beerdigungen nicht mehr hinterher.

Seitdem ist das Risiko nur größer geworden. Viren sind die ultimativen Nutznießer der Globalisierung, Profiteure auch der Klimakrise. Sie verbreiten sich in der Regel schneller als wissenschaftliche Erkenntnis. Ihnen nutzen menschliche Not ebenso wie menschliche Maßlosigkeit. Überall dort, wo Menschen in Ökosysteme vordringen, steigt das Risiko des »Spillover«, des Sprungs eines hochansteckenden Virus von einem Wirtstier auf den Menschen. Überall dort, wo die Menschen brandroden und bulldozern, aus Not oder aus Profitgier, wo sie Felder für die lukrativen Monokulturen internationaler Konzerne abstecken, wo sie Straßen anlegen und Siedlungen bauen. Wo der Mensch Wildtiere fängt, in Käfige steckt und auf Märkten – etwa in China – zu Kauf und Verzehr anbietet, die meisten davon vollkommen legal.

Manchmal verfahren die Viren eher gnädig mit ihren neuen Wirtsorganismen, den Menschen. Das heute SARS-CoV-1 genannte Coronavirus griff die menschlichen Lungen ebenso an wie später SARS-CoV-2. Allerdings wurden Infizierte erst nach Auftreten der ersten Symptome selbst infektiös; dieser glückliche Umstand machte es 2003 leichter, die Pandemie einzudämmen. Das Virus der Vogelgrippe H5N1, vor allem von Hausgeflügel überspringend und tödlich für jeden dritten Infizierten, entwickelte sich 2005 nur deswegen nicht zur Pandemie, weil es sich nur schwer von Mensch zu Mensch überträgt. Bislang.

Der damalige UNO-Generalsekretär Kofi Annan ließ eine Koordinierungsstelle gründen, die »United Nations System Influenza Coordination« (UNSIC), als »Senior System Coordinator« setzte er den britischen Gesundheitsexperten und heutigen WHO-Sonderbotschafter David Nabarro ein. Sie sollte Empfehlungen für präventives Handeln erarbeiten. Zwar lässt sich der Ausbruch einer neuen Infektionskrankheit nicht oder nur schwer verhindern – ihre Ausbreitung aber sehr wohl. Sodass aus einem nicht schnell hundert, tausend oder eine Million Infizierte werden. »Wir erwarten, dass die nächste Influenzapandemie jeden Augenblick beginnen könnte«, sagte Nabarro damals während einer Pressekonferenz. Er warnte vor bis zu 150 Millionen Toten. Dann schwenkte die Kamera in den Zuschauerraum. Man sah vier Journalisten in den ansonsten leeren Sitzreihen.

Und am 29. Januar 2020 saßen EU-Gesundheitskommissarin Stella Kyriakides und Janez Lenarčič, Kommissar für Krisenmanagement, im Pressezentrum des Brüsseler EU-Berlaymont-Gebäudes. Sie teilten mit, dass die EU ihren internen Krisenreaktionsmechanismus aktiviert habe. Der Saal war so gut wie leer. Vielmehr berichteten Journalisten in emotionaler Dauerschleife über die letzten Tage vor dem Brexit. Krisenkommissar Lenarčič sprach später von einem »gewissen Desinteresse«.

Eine Pandemie aber erlaubt weder kollektive Risikoverdrängung noch unterkomplexe Antworten auf diese komplexe Herausforderung. Sie ist anders als die Schockerfahrung eines massiven Erdbebens, einer Flut oder eines verheerenden Terroranschlags. Ob Erdbeben, Flut oder Terroranschlag – das Ereignis ist örtlich und zeitlich begrenzt. Nichtbetroffene können Betroffenen zu Hilfe eilen.

Die Pandemie aber trifft nach und nach alle Menschen, ob als Infizierte oder lebensrettende Ärztinnen oder Kinder, die nicht mehr in die Schule gehen dürfen. Sie frisst sich durch alle Bereiche der Gesellschaft. Sie erfordert globale Antworten und muss doch gleichzeitig nationale Interessen berücksichtigen, Reisebeschränkungen etwa oder die Bevorratung von Schutzausrüstungen. Sie erfordert kluge Kommunikation, die muss deutlich und besonnen zugleich sein. Sie erfordert maximale Transparenz – und maximales Vertrauen der Bürger in den demokratischen Staat und sein politisches Personal, das ihnen Freiheiten und Grundrechte raubt. Eine Pandemie ist der ultimative Stress- und Charaktertest für eine Gesellschaft. Und niemand weiß, wann sie endet.

Aus Schaden etwas klüger werden

Politiker können – und müssen – sich für ihre Entscheidungen auf einen gewaltigen bürokratischen Unterbau und fachliche Beratung verlassen. Jedenfalls in Deutschland. Das System aber ist so unübersichtlich, dass es selbst Fachleute nur noch schwer verstehen. Nach dem Ende des Kalten Krieges wurde das »Bundesamt für den Zivilschutz« aufgelöst. Der Terror des 11. September 2001 sowie die Fluten an Elbe und Donau führten 2004 zur Gründung des »Bundesamtes für Bevölkerungsschutz und Katastrophenhilfe« (BBK). Es wurde in Bonn angesiedelt; von Beginn an bis zu seiner Ablösung im Herbst 2020 geleitet von dem ebenso höflichen wie zurückhaltenden ehemaligen Richter Christoph Unger – ein Diener seines Staates im besten Sinn, ein Mann, der viel kann und wenig darf. Wie sein Amt.

Zu den Aufgaben des BBK gehören regelmäßige strategische »Länder- und ressortübergreifende Krisenmanagementübungen« (LÜKEX). Sie testen die Reaktionsgeschwindigkeit der Institutionen. Als Teil der gesetzlich vorgeschriebenen Risikoanalyse »beüben« sie die obersten Krisenstäbe auf Bundes- und Landesebene; einbezogen dabei auch die Betreiber kritischer Infrastrukturen, »KRITIS« genannt. Gleich eine der ersten dieser »table-top exercises«, LÜKEX 2007, behandelte eine Pandemie: Sieben Bundesländer, elf Ministerien sowie fünfzig Unternehmen – etwa aus der Lebensmittelbranche – und Hilfsorganisationen, 3000 Personen insgesamt, simulierten eine Influenzapandemie mit einer fiktiven Erkrankungsrate von 33 Prozent und rund 100 000 Todesfällen. Das Szenario stammte vom RKI. Das Planspiel habe wichtige Erkenntnisse vor allem hinsichtlich der »psychologischen Reaktion der Bevölkerung in Krisensituationen« gebracht, hieß es im Abschlussbericht. Entscheidungsträger seien auf die psychosozialen Folgen einer Pandemie nicht ausreichend vorbereitet; auch Medienvertreter müssten psychologisch beraten und geschult werden. Der Bericht wies auf strategische Defizite etwa bei der Versorgung mit Schutzausrüstung hin. Dabei blieb es.

Und die Frage nach den Zuständigkeiten im Katastrophenfall blieb – und bleibt – unbeantwortet: Wer darf was in einer Krise?

Das Bundesamt für Bevölkerungsschutz und Katastrophenhilfe ist zuständig für den Zivilschutz im Spannungs- und Verteidigungsfall, also für den Krieg. Für alle anderen Katastrophenfälle sind die 16 Bundesländer verantwortlich, ihre Staatskanzleien, Landkreise, Kommunen; Krisenstäbe aller Art auf allen Ebenen. Das BBK darf nur auf Aufforderung Amtshilfe leisten, etwa mit Hubschraubern.

Eine Pandemie wie SARS-CoV-2 aber gilt formal als »Gesundheitslage« und nicht als Katastrophenfall. An den Sitzungen des Corona-Kabinetts nahm kein ständiger Vertreter des BBK teil.

Dabei gibt es sie ja, präventiv denkende Fachleute, die Manager des Unwahrscheinlichen. Man nennt sie in semantisch nicht ganz korrekter Vereinfachung »Katastrophenschützer«. Sie arbeiten mit Algorithmen und Bedrohungsmatrizes, skizzieren Plausibilitäten, sie berechnen Schadensausmaße. Katastrophenschützer denken zu Ende, vielleicht vom Ende her. Sie erwarten das Schlimmste und hoffen auf das Beste.

Wenige haben so viel Erfahrung mit dem deutschen System der Katastrophenvorsorge wie Dr. Wolfram Geier, seit 35 Jahren beschäftigt er sich mit Risiken und Krisen aller Art.

Im BBK leitet er die Abteilung »Risikomanagement und Bevölkerungsschutz«, hier nennt man ihn »Mr Bevölkerungsschutz«. Trotz allem frohgemut und optimistisch, könnte Geier ganz gut in einem anständigen Katastrophenfilm auftreten. Als einer dieser mahnenden Wissenschaftler, die am Ende recht behalten – aber auf die natürlich niemand hört.

Geier kennt jeden Paragrafen, jede Windung und Wendung der komplizierten deutschen Debatten. Die jahrzehntelange Diskussion über ein »Gesundheitssicherstellungsgesetz« etwa, das dem Bund ermöglicht hätte, auch in Friedenszeiten medizinische Schutzausrüstung anzuschaffen und vorzuhalten. Die ersten Vorschläge dazu stammen aus den 80er-Jahren. Dazu aber hätte es einer Grundgesetzänderung bedurft. Die Bundesländer mauerten.

Gespräche mit Wolfram Geier im Sommer 2020. Ja, das Land sei bislang mit einem »blauen Auge« davongekommen. Doch weiterhin werde »stark in klassischen Zuständigkeiten und damit in Schubladen gedacht«. Ihm ist unverständlich, dass all die von seiner Behörde übersandten Berichte in Berlin so folgenlos blieben, dass der Apparat so beharrlich desinteressiert war. Ungewöhnlich genug für einen Beamten machte Geier seine Kritik in einem Kommentar für die *Blätter für deutsche und internationale Politik* öffentlich: »Wie anders lässt es sich sonst erklären, dass die Risikoanalyse 2012, die den Ausbruch einer Pandemie durch ein modifiziertes SARS-Virus als Ausgangsszenario hatte, in einem Ausschuss des Deutschen Bundestages lediglich zur Kenntnis genommen, aber weder fachlich noch politisch diskutiert wurde? Ähnlich erging es den Risikoberichten in den Jahren danach, obwohl dem Parlament mit dem Bericht 2017 die Erkenntnisse aus allen bis dahin erarbeiteten Analysen in komprimierter Form übersandt worden waren.«

Die erste Expertenanhörung zur Risikoanalyse 2012 fand übrigens im Innenausschuss des Bundestages statt – am 13. Januar 2020. Und acht Monate später führten Bund und

Länder den kläglichen Zustand des Systems vor: Aufgrund mangelnder Abstimmung, Softwareproblemen und sonstigem Chaos wurde der »Nationale Warntag« am 10. September zum Behördendesaster. Mal heulten die Sirenen gar nicht, mal viel zu spät. Ausgerechnet BBK-Präsident Unger musste gehen.

Die Menschen in Deutschland, sagt Geier in seiner freundlichen Art, seien noch immer weit entfernt von einer Erkenntnis: dass sie ja schon seit Langem in einer Weltrisikogesellschaft lebten. Er hofft auf eine interdisziplinäre Einrichtung über Behörden- und Ministeriengrenzen hinweg. Auf einen Bundeskrisenmanager, dessen Aufgabe auch »horizon scanning« wäre. Einen, der das große Bild im Auge behielte: »Es wäre ein Quantensprung.« Vor allem aber plädiert Geier für einen gesamtgesellschaftlichen Lernprozess, aus dem Fortschritt wachsen kann. Aus Schaden etwas klüger werden: Es brauche eine nachhaltige »Risikokultur«, den ebenso illusionslosen wie verantwortungsvollen Umgang mit Gefahren. Erst daraus wachse Resilienz, die solidarische Widerstandsfähigkeit einer demokratischen Gesellschaft auch gegen Verschwörungstheorien und Endzeitapologeten.

Das wünscht sich der Katastrophenschützer Wolfram Geier in diesen Monaten: den risikomündigen Bürger. Trotz allem möchte er diese Pandemie als Chance sehen.

Im Zeitalter der Pandemien

Die großen Plagen

Dort, wo Dresden am schönsten ist, zwischen der wiederaufgebauten Frauenkirche und dem prächtigen Zwinger, steht ein Brunnen. Er ist aus Sandstein, ein Werk der Neugotik aus dem Jahr 1846, seine schlanken Säulen ragen in die Luft. Gebaut wurde er aus Dankbarkeit, aber seine Geschichte geriet in Vergessenheit. Für die meisten der Millionen Touristen, die Dresden in den vergangenen Jahren besuchten, zählt er eher nicht zu den Attraktionen der Stadt.

In den Frühlingstagen, in denen das Land stillstand, hing an der eisernen Umzäunung dieses Brunnens an der Sophienstraße eine lachsfarbene Tulpe, darunter ein kleines Plakat. »Der Brunnen hat schon die Bombardierung 1945 überstanden«, stand darauf. »Möge es uns ein Zeichen sein, dass wir die jetzige Pandemie, so gut es nur geht, überstehen. Möge er uns in unserer Wachsamkeit und Solidarität stärken. Lasst uns ihn nun schmücken und seine Botschaft zu neuem starken Leben erwecken.«

Es war eine Botschaft der Zuversicht. Hinterlassen an diesem Brunnen, der einst gebaut wurde, weil die Elbstadt 1841 von der Cholera verschont geblieben war. Über das gesamte 19. Jahrhundert zog die Seuche durch das heutige Deutschland. 1892 traf es Hamburg. Bekämpft wurde die Cholera dort von einem der großen deutschen Mediziner, dessen

Name in Verbindung mit den Meldungen eines staatlichen Instituts seit 2020 täglich in den Nachrichten zu hören ist: Robert Koch. Auch in Hamburg steht ein Cholerabrunnen. Ursprünglich sollte er dem Wohlstand der Stadt huldigen, dem Seehandel. Mit Merkur, dem Handelsgott als zentrale Figur. Nach der Epidemie mit ihren mehr als 8000 Toten wurde daraus Hygieia, die griechische Göttin der Gesundheit. Mitten im Innenhof des Hamburger Rathauses mahnt der Brunnen bis heute die Regierenden zu Demut.

Seuche. Es bleibt ein Schreckenswort, verbunden mit Elend und Massensterben. Mit Siechtum, Hilflosigkeit und Ausgeliefertsein. Von Bakterien und Viren verursachte Infektionskrankheiten sind Menschheitsbegleiter. Krieg und Armut gehörten schon immer zu ihren treuesten Freunden; heute sind sie Profiteure von Globalisierung und Klimakrise.

Sie haben die Welt geformt und verändert, wie es kaum andere Ereignisse vermochten. Sie überwinden Grenzen und Kontinente. Pandemie, das Wort stammt aus dem Griechischen: »pan« – alle – sowie »demos« – das Volk.

Sie haben Geschichte geschrieben. Sie führten zu Volkserhebungen, festigten aber auch diktatorische Macht, wie etwa 2020 in China. Sie veränderten die Struktur ganzer Gesellschaften, verschoben globale Ordnungen. »Für das Verständnis von Entwicklung«, schreibt der US-Medizinhistoriker Frank Snowden in seiner Vorlesungsreihe »Epidemics and Society«, »sind Infektionskrankheiten ebenso wichtig wie Wirtschaftskrisen, Kriege, Revolutionen und demografischer Wandel.«

Über die Jahrhunderte waren Seuchen, die großen Plagen, immer auch Katalysatoren des Fortschritts. Ihre oft so verheerenden Folgen führten zu bahnbrechenden naturwissenschaftlichen Entdeckungen, sie beschleunigten Forschung, die Entwicklung von Medikamenten und Impfstoffen. Seuchen forcierten die Entwicklung öffentlicher Gesundheitsvorsorge. In ihrer Folge veränderten sich zu Beginn des 20. Jahrhunderts Architektur und Infrastruktur der europäischen Städte. Schriftsteller, Maler und Komponisten gaben ihnen Gestalt, allen voran Giovanni Boccaccios *Decamerone* und sechs Jahrhunderte später Albert Camus mit seinem Roman *Die Pest.* Die hochansteckende, tödliche Krankheit als Symbol für den Faschismus.

Seuchen sind Weltveränderer.

In ihrer unerbittlichen Wucht sind sie nur Kriegen vergleichbar. Schon immer zauberten sie das Beste in den Menschen hervor: Hilfs- und Opferbereitschaft, Großzügigkeit, Erbarmen und Solidarität. Und legten zugleich auch das Schlechteste in den Menschen offen: den Hass, der aus der erdrückenden Angst erwächst, Feindbilder, Verschwörungstheorien und Massenhysterien. Es heißt, Pandemien seien große Gleichmacher. Bakterien und Viren kennten weder arm noch reich, weder jung noch alt, machten keinen Unterschied zwischen Geschlechtern und Hautfarben. Das stimmt nicht: Pandemien waren – und sind – große Ungleichmacher. Sie sind zutiefst ungerecht. Sie machen Arme ärmer und Reiche reicher. Sie spalten Gesellschaften, zementieren ökonomische und soziale Ungleichheit, im 21. Jahrhundert auch die zwischen dem globalen Norden und dem globalen Süden. Im globalen Norden, an der Ostküste der USA, war im Frühjahr 2020 die Nachfrage nach Swimmingpools so groß wie nie. Wohlhabende Großstädter ließen sie als Sozialdistanz-Maßnahme in die Gärten ihrer Landhäuser setzen. Im globalen Süden aber, in Südafrika etwa, beraubten geschlossene Schulen all diejenigen ihrer Chancen, für die Bildung der einzige Weg aus der Armut ist. Im globalen Norden, an der Westküste der USA, wuchs das Vermögen eines der weltweit ohnehin reichsten Menschen, Jeff Bezos, Gründer von Amazon, aufgrund des steigenden Aktienkurses allein in den ersten Monaten der Pandemie um weitere rund 80 Milliarden Dollar. Im globalen Süden aber verloren Millionen Frauen ihre ohnehin meist miserabel bezahlte Arbeit in Textilfabriken und den Sektoren der informellen Wirtschaft; zurückgestoßen in die patriarchalischen Strukturen ihrer Gesellschaften gehören sie zu den größten Opfern der Pandemie. Und bleiben zugleich am meisten vom Virus bedroht: Denn es sind vor allem Frauen, die in Krankenhäusern und Pflegeeinrichtungen arbeiten. Versiegt auch die wichtigste Einkommensquelle vieler armer Familien: die Geldüberweisungen, die sie von Verwandten aus dem Ausland erhalten.

Kaum etwas scheint sich verändert zu haben, seit Heinrich Heine 1832 über die Choleraepidemie in Paris berichtete: »Das Volk murrte bitter, als es sah, wie die Reichen flohen und bepackt mit Ärzten und Apotheken sich nach gesünderen Gegenden retteten. Mit Unmut sah der Arme, dass das Geld auch ein Schutzmittel gegen den Tod geworden war.«

In gewisser Weise zwingen uns Pandemien zu einer Antwort auf die Frage, wer wir sind. Denn die erschreckende Realität ist ja, auch heute noch: Nicht jeder Mensch ist gleich wertvoll.

In der Regel nehmen wir Infektionskrankheiten als Naturkatastrophen wahr. Dabei sind sie mitten unter uns. Wir leben im Zeitalter der Pandemien: Ebola, die Masern und Malaria, allein dieser Killer von Weltrang bedroht mehr als drei Milliarden Menschen. Das hämorrhagische Lassa- und das Rifttalfieber, das Marburgvirus, Zika, Hanta, Chikungunya, Tuberkulose und Denguefieber. Die Beulenpest brach noch im November 2020 in der Demokratischen Republik Kongo aus. Vogel- und Schweinegrippe, aber auch jede »normale« Influenza und SARS-CoV-2. Und vor allem: HIV/Aids, die seit über drei Jahrzehnten andauernde weltgrößte Pandemie mit bislang 35 Millionen Todesopfern. Längst sind vor allem junge Frauen in afrikanischen Ländern von ihr betroffen. Und noch immer gibt es keinen Impfstoff.

Es bleibt ein merkwürdiger Widerspruch. Überall in der Welt investieren Staaten gigantische Ressourcen in die Entwicklung von Waffen und Militärtechnologie und den Kampf gegen den Terrorismus. »Global Health« aber, darunter auch der Kampf gegen Infektionskrankheiten und für Impfstoffe, bleibt ein vernachlässigtes Randthema, mit dem sich wahlweise entweder vermeintliche Panikmacher oder naive Gutmenschen beschäftigen. Dabei tritt im Durchschnitt jedes Jahr eine neue Infektionskrankheit mit Pandemiepotenzial auf.

Infektionskrankheiten sind – und bleiben – die weltweit häufigste Todesursache.

Nach erfolgreichen Impfkampagnen hatte der Sanitätsinspektor der USA, Leiter des öffentlichen Gesundheitsdienstes, 1969 optimistisch das Ende der Ära der Infektionskrankheiten verkündet, den endgültigen Triumph der Wissenschaft über Viren und Bakterien. Daraufhin schlossen Universitäten ihre auf Infektionskrankheiten spezialisierten Forschungsinstitute, Regierungen strichen Präventionsprogramme zusammen, Pharmakonzerne kürzten ihre Budgets für die ohnehin langwierige Impfstoffentwicklung. Die Vernachlässigung grenzte an Hybris. Denn im Jahr 2020 gilt nur eine einzige Infektionskrankheit als weltweit besiegt: die Pocken.

Eine der großen Plagen der Menschheit, forderten die Pocken nach vorsichtigen Schätzungen bis zu eine Milliarde Opfer, »mehr Menschen als alle Kriege in der Geschichte«, wie der US-Epidemiologe Lawrence Brilliant sagt. Die Überlebenden entstellt von Narben an jeder, wirklich jeder Stelle des Körpers. Pockennarbenspuren wurden in ägyptischen Mumien gefunden; die Pocken töteten den römischen Kaiser Marc Aurel und französische Könige, japanische Kaiser und einen russischen Zaren. Mozart infizierte sich mit den Pocken, auch Beethoven überstand sie, Goethe erkrankte als Kind.

Mit den spanischen »Conquistadores« in der Frühen Neuzeit nach Mexiko und Südamerika eingeschleppt, fiel den Pocken und anderen Infektionskrankheiten nahezu die gesamte Bevölkerung des damaligen Azteken- und Inkareiches zum Opfer. Auf der Suche nach Arbeitskräften wurden die

Kolonialherren auf einem anderen Kontinent fündig: 1517 begann der Sklavenhandel aus Afrika in die sogenannte »Neue Welt«.

Die Möglichkeit einer Schutzimpfung gegen das Pockenvirus wurde 1796 vom englischen Landarzt Edward Jenner entdeckt. In der Folge erließ das damalige Königreich Bayern 1807 als weltweit erstes Land eine Pocken-Impfpflicht. Sie galt für alle Kinder über drei Jahren. 1874 wurde sie mit dem Reichsimpfgesetz für alle obligatorisch. Und fand mit ersten Impfgegner-Bewegungen schon damals populäre Opposition.

Die 1966 begonnene globale Kampagne zur Ausrottung der Pocken wurde zur großen, vielleicht zur größten Erfolgsgeschichte der Weltgesundheitsorganisation WHO: Für dieses Ziel legten die USA und die Sowjetunion eine Pause im Kalten Krieg ein. Die Initiative ging von der Sowjetunion aus – als Zeichen für ihr Bemühen um friedliche Koexistenz. Um die Pocken nachhaltig auszurotten, galt es, jeden Infizierten auf der Welt zu finden und möglichst frühzeitig zu behandeln. Und quasi gleichzeitig den Rest der Menschheit zu impfen – bis Ende 1975 auch in der Bundesrepublik für jedes Schulkind verpflichtend. Bei den Geimpften blieb wie eine Erinnerung an die aufgesetzte Impfpistole eine kleine Narbe meist auf dem Oberarm zu sehen.

Allein in Indien absolvierten Freiwillige im Lauf der Jahre Millionen Hausbesuche. Das Foto eines von Pockenpusteln elendig übersäten Kleinkindes wurde zum Symbol der Impfkampagne einer Weltgemeinschaft. Mit zwei Milliarden Abzügen gilt es als eines der am häufigsten publizierten Fotos der Welt. Impftrupps erreichten die kleinsten Dörfer. In Indien wurden ganze Dorfgemeinschaften schlicht zwangsgeimpft, ein heute undenkbarer Vorgang.

Am Ende dauerte es nur 15 Jahre, die Pocken zu besiegen.

In vielen afrikanischen Staaten nennen die Menschen ihre kleinen Impfnarben die »WHO-Narbe«.

Janet Parker war, soweit man weiß, der letzte Mensch, der

an den Pocken starb. Die auf Wissenschaft spezialisierte Fotografin arbeitete am 11. August 1978 in der Dunkelkammer der medizinischen Fakultät der britischen Universität Birmingham, dort wurden auch Experimente an Pockenviren durchgeführt. Vielleicht war es Kontakt mit einem verunreinigten Gerät; vielleicht war das Virus mit den Aerosolen durch einen Luftkanal gewandert. Obwohl Janet Parker Jahre zuvor geimpft worden war, erkrankte sie, der Schutz hatte nicht ausgereicht. Innerhalb weniger Tage wuchsen rote Flecken zu dicken Pusteln. Sie starb am 11. September 1978.

Nach offiziellen Angaben wird das Pockenvirus heute noch in zwei Hochsicherheitslabors in den USA und Russland gelagert, in den »Centers for Disease Control and Prevention« (CDC) in Atlanta sowie im staatlichen russischen Forschungszentrum für Virologie und Biotechnologie »VECTOR« bei Nowosibirsk – einst Zentrum der sowjetischen Biowaffenforschung. Mehrmals wurde die endgültige Vernichtung der letzten Virenbestände beschlossen und dann doch wieder auf unbestimmte Zeit verschoben. Weder die USA noch Russland wollen sich auf eine unabhängig überprüfbare Vernichtung verpflichten.

Cordon sanitaire

Die Pest gilt als die Menschheitsseuche schlechthin, sie löschte ganze Generationen aus. Seit Tausenden Jahren zieht sie vor allem als Beulenpest durch die Welt. Sie verursachte ungezählte Epidemien und mindestens drei Pandemien, die zweite zog sich über mehr als 300 Jahre bis ins 17. Jahrhundert; die letzte wütete Ende des 19. Jahrhunderts vor allem in Indien und Südamerika. Das Stäbchenbakterium »Yersinia pestis« überträgt sich durch Bisse infizierter Flöhe auf Nagetiere und Menschen und dann rasend schnell von Mensch zu Mensch. Die Pest lässt die Erkrankten innerhalb weniger

Tage sterben; die Körper von Pestbeulen entstellt, den eitrig geschwollenen, platzenden Lymphknoten. Lange betrug die Letalitätsrate 50 Prozent: Jeder Zweite starb.

Antike Schriften und Münzprägungen geben Zeugnis der wohl ersten Pestpandemie: Im Jahr 541 begann die nach dem damals über das Byzantinische Reich herrschenden Kaiser Justinian I. benannte »Justinianische Pest«, zu ersten überlieferten Ausbrüchen kam es in Ägypten.

Nachgewiesen in Proben aus 21 archäologischen Fundstellen, die Paläogenetiker des Jenaer Max-Planck-Instituts für Menschheitsgeschichte 2019 untersuchten, wanderte die Pest in den folgenden 200 Jahren in 18 Wellen durch den Mittelmeerraum und Europa, erreichte auch das heutige Großbritannien. Zwischen 20 und 50 Millionen Menschen starben. Die Pest beschleunigte den Niedergang des Oströmischen Reiches. Kaum noch handlungsfähig, war das durch die Seuche dezimierte Militär machtlos gegen die Aufstände der Goten auf dem italienischen Festland. Und 717 lagen Armee und Flotte des islamischen Kalifen Sulaiman vor den Toren des heiligen Byzanz.

Auch die zweite Pestpandemie veränderte Europa nachhaltig. Aus den Steppen Mittelasiens kommend, wurde sie wahrscheinlich 1347 von infizierten Ratten auf einem Handelsschiff vom Schwarzen Meer in den sizilianischen Hafen Messina eingeschleppt. Von den Küsten aus sprang sie auf das Festland, es war ein Leichtes. Und diese Pest traf auf durch Wirtschaftskrisen, Missernten und Hunger geschwächte Bevölkerungen. Nach Forschungen des schwedischen Paläoökologen Per Lagerås starben innerhalb von nur fünf Jahren in Europa bis zu 50 Prozent der Bevölkerung. Sie kam immer wieder, fulminant, Welle um Welle, als »Große Pest« 1665 auch nach London und verebbte 1743 auf Sizilien.

Die Landschaften verwilderten. Es gab niemanden mehr, die Felder zu bestellen.

Der Schwarze Tod: Boccaccio beschrieb die Folgen am

Anfang des *Decamerone,* seiner Ode an die Liebe in Zeiten der Pest. Wie eine Ordnung zusammenbricht, alle Hoffnung. Mütter und Väter, die ihre infizierten Kinder dem Tod überlassen. Nachbarn, die keine Nachbarn mehr kennen. Fliehende Ärzte und Priester. »Magna Mortalis«, das große Sterben: Krähenschwärme, die an Leichen picken. Hunger und Plünderungen. Selbst ernannte Heiler und Propheten der Apokalypse.

Allein die Schutzkleidung der Ärzte war ein Schreckensbild: die Pestmaske mit Fortsatz, einem langen Schnabel gleichend, darin wohlriechende Kräuter gegen den unerträglichen Gestank in den Pesthöfen, in die man die Infizierten zum Sterben schaffte. Ein langer Stock zur Lokalisierung von Pestbeulen – aber auch, um sich verzweifelte Kranke buchstäblich vom Leib zu halten.

Und alles beherrschend die alles überwältigende Angst, die nach Schuldigen suchte, dem anderen, vermeintlich Fremden. Man steinigte Ausländer, verbrannte Frauen als Hexen. Verbannte Juden aus den Städten, ermordete sie in Pogromen auch in Basel, Freiburg und in Straßburg.

Die Pest wurde zum Sinnbild für Terror und Angst, für Sündenschuld und Erlösungswünsche.

In der kleinen oberbayerischen Gemeinde Oberammergau schworen die Überlebenden einer Pestwelle 1633 einen heiligen Eid: Werde das Dorf fortan verschont, wolle man alle zehn Jahre ein Passionsspiel um das Leiden und Sterben Christi unter Beteiligung aller Einwohner aufführen. Es gehört zu den Ironien der Geschichte, dass die für den Sommer 2020 geplanten 42. Passionsspiele verschoben werden mussten – wegen einer Pandemie.

Und doch: Die Pest des ausgehenden Mittelalters war ein Fortschrittsbeschleuniger. Auch in ihrer Folge brach sich die Aufklärung Bahn, die erhoffte Wiedergeburt des Menschen als besseres Selbst. Nachhaltig die sozioökonomischen Folgen: Aufgrund des massiven Bevölkerungsrückgangs wuchs die Nachfrage nach Arbeitskräften in den Städten; nach Handwerkern und Händlern. Auf dem Land wiederum mussten Grundbesitzer Zugeständnisse an ihre bäuerlichen Pächter machen, die zunehmend an rechtlicher Sicherheit gewannen. Als Folge der Pest entstanden die ersten Institutionen öffentlicher Gesundheit in Europa. Es wuchs das Selbstverständnis eines Staates, der sich aus Eigeninteresse um die Gesundheit seiner Bürger kümmert und damit die öffentliche Ordnung und Stabilität garantiert. Vorreiter waren die Stadtrepubliken im Norden Italiens, Knotenpunkte des globalen Handels. Die vom 1490 dauerhaft eingerichteten »Magistrato alla Sanità« überwachten Pestregularien der Republik Venedig gelten als erstes Infektionsschutzgesetz. Jedes Schiff, das aus dem Osten des Mittelmeeres kam, musste vor einer der beiden »Lazzaretto«-Inseln in der Lagune vor der Stadt ankern. Alle Passagiere und Waren wurden für vierzig Tage hinter festungshohen Mauern isoliert, Beamte des Amtes für Volksgesundheit überwachten die Einhaltung der Vorschriften. Die Schiffe wurden skrupulös geputzt, die Waren der Sonne ausgesetzt, mit Rauch oder kochendem Wasser behandelt; Menschen in vermeintlich reinigende Essigbäder gesteckt. »Quaranta«: Die 40 Tage waren willkürlich gewählt, angelehnt an biblische Vorbilder wie die 40 Tage der Versuchung Jesu oder die 40 Tage der alttestamentarischen Flut. Aber der Zeitraum reichte aus, die Pestbakterien in Flöhen und Ratten auszumerzen und die Infizierten von den Gesunden zu trennen.

Venedigs Quarantänepolitik wurde zu einer Art Goldstandard der Seuchenbekämpfung. Im Süden Frankreichs bewachten Soldaten die 25 Kilometer lange und zwei Meter hohe »mur de la peste«, die man errichtet hatte, um einen Pestausbruch in der Provence einzudämmen. Das Habsburger Imperium wandte das Prinzip rund 150 Jahre lang in Form eines gewaltigen Cordon sanitaire auf seine Grenzen im Osten an, knapp 2000 Kilometer Land zwischen Transsilvanien und der Adria. Truppen wurden stationiert, die männlichen Bewohner der Dörfer zwangsrekrutiert. Kleine Forts, befestigte Kontrollposten mit Quarantänestationen, zogen sich entlang dieser Militärgrenze gegen die Pest, an der Menschen und Waren aus dem Osmanischen Reich und dem Balkan kontrolliert wurden. Ein Netz von Diplomaten und Informanten im Osmanischen Reich lieferte »intelligence« über Pestausbrüche; Schmuggler und Flüchtige wurden im Zweifel standrechtlich erschossen. Dieser Cordon sanitaire, so der Medizinhistoriker Frank Snowden, »war die wohl eindrucksvollste Maßnahme öffentlicher Gesundheit in der frühen Moderne«, die von vielen Staaten und Städten übernommen wurde.

Manchmal zwangen Epidemien den politischen Eliten Modernisierung und Fortschritt geradezu auf. Die Cholera etwa, die Seuche der übervölkerten Armenviertel in Indien und den wuchernden europäischen Industriestädten des 19. Jahrhunderts. Vor allem über verunreinigtes Trinkwasser und verschmutzte Lebensmittel kroch der Erreger in den menschlichen Verdauungstrakt, er verbreitete sich rasend schnell; Städte wie Odessa, Liverpool, Paris und Neapel versanken im Chaos. Und eben Hamburg. Dort brach die Cholera im August 1892 in den engen Arbeitervierteln der Stadt aus.

Acht Jahre zuvor war es dem deutschen Arzt und Wegbereiter der Mikrobiologie Robert Koch im indischen Kalkutta gelungen, das Bakterium »Vibrio cholerae« zu isolieren, er wurde zum Superstar der Choleraforschung. Als er Ende August in Hamburg eintraf, wähnte er sich wie auf einem Schlachtfeld. Infizierte starben manchmal innerhalb weniger Stunden. Koch befahl strikte Schutzmaßnahmen, eine Art Lockdown. Er ließ die Schulen schließen, Desinfektionstrupps von Wohnung zu Wohnung ziehen, Flugblätter mit Anweisungen zum Abkochen von Wasser verteilen. In der Folge der letzten deutschen Choleraepidemie wandelte sich Hamburg zu einer modernen Stadt: Endlich ging eine Filtrieranlage für das verdreckte Elbwasser in Betrieb; man entwickelte Konzepte zur Abwasserreinigung; die Arbeiterslums wurden abgerissen. Der auf Bakteriologie spezialisierte Mediziner Bernhard Nocht erhielt die Berufung zum ersten Hafenarzt der Stadt; das heute weltberühmte Institut für Tropenmedizin trägt seinen Namen.

In Paris sanierte Präfekt Georges-Eugène Haussmann unter dem Eindruck der Choleraepidemie Mitte des 19. Jahrhunderts die Stadt. »Les Grands Traveaux«: Er ließ gigantische Schneisen durch die Viertel schlagen, Zehntausende Häuser abreißen, mit ihnen verschwanden die engen Gassen. Die neuen, großzügig breiten Boulevards trugen auch zur besseren Belüftung der Stadt bei. Und Paris wuchs zur glanzvollen Metropole.

Immer wieder waren Mikroben mächtiger als Feldherren. Als sich die in die Karibik verkauften Menschen aus Westafrika, die Sklaven der damals reichsten französischen Kolonie Saint-Domingue, dem späteren Haiti, Ende des 18. Jahrhunderts in einer revolutionären Bewegung gegen ihre Peiniger erhoben, nutzten sie eine Stechmücke als todbringende Waffe: Die Ägyptische Tigermücke, Überträgerin des Gelbfiebervirus, hatte in den tropischen Marschen entlang der Küsten ideale Brutbedingungen gefunden. Von den Rebellen in die Sümpfe gelockt, starb innerhalb des Jahres 1803 jeder Zweite der von Napoleon eigens entsandten Armee von insgesamt 65 000 Mann. Dahingerafft vom »gelben Fieber«, den inneren Blutungen, dem Delirium.

Mit Haitis Unabhängigkeitserklärung von 1804 endete der französische Traum eines nordamerikanischen Imperiums westlich des Mississippi. Die französische Kolonie Louisiana wurde an die USA verkauft. Und die Antillen galten fortan als »Grab des weißen Mannes«.

Wenige Jahre später musste sich Napoleon ein weiteres Mal Mikroben geschlagen geben. Bereits während des Vormarsches seiner Grande Armée 1812 auf Moskau, eine halbe Million Mann, grassierte die durch Tröpfcheninfektion übertragene Diphtherie in Feldlagern und Lazaretten; im späten Sommer zählte man 4000 Tote – an jedem Tag. Als Napoleon im September 1812 Moskau erreichte, die menschenleere und bald brennende Stadt, hatte er bereits ein Drittel seiner Armee verloren. Auf dem Rückzug forderten Typhusinfektionen die meisten Opfer unter den hungernden und erfrierenden Soldaten. Es bedeutete den Anfang vom Ende eines Kaisers mit Weltmachtambitionen. Dann marschierten Kosaken in Gardeuniform durch Berlin und Paris, wurde der russische Zar Alexander I. von den Menschen jubelnd als »Befreier Europas« begrüßt.

Im Schatten der Erinnerung

Offiziell nahm sie am frühen Morgen des 4. März 1918 mit der Krankmeldung eines Küchenunteroffiziers in Camp Funston, einem Militärlager im US-Bundesstaat Kansas, ihren unheilvollen Lauf. Eine bis dahin unbekannte Infektionskrankheit, die in drei Wellen kam und knapp zwei Jahre dauerte. Sie tötete weltweit mindestens 50, vielleicht gar bis zu 100 Millionen Menschen. Tödlich vor allem die zweite, die »Herbstwelle« ab August 1918, als das hochansteckende Virus zurückkehrte. Diese Krankheit forderte mehr Todesopfer als der Erste Weltkrieg. Man nannte sie »Spanische Grippe«.

Eine Menschheitskatastrophe des 20. Jahrhunderts, wurde sie jedoch bald über dem Unheil der beiden Weltkriege und ihrer politischen Folgen vergessen. Erst in Zeiten von SARS-CoV-2 erinnerte man sich. Sah die alten Fotos von Ärzten mit Mund-Nasen-Schutz und maskennähenden Rotkreuzschwestern. Und wunderte sich, wie verblüffend diese Bilder denen des Jahres 2020 glichen.

Diese Pandemie trug viele Namen, je nach Feindbild: Sie

hieß »Deutsche Grippe«, »Polengrippe« oder auch »Bolschewikenkrankheit«, die unter Zensur stehenden französischen Militärärzte nannten sie »maladie onze«, Krankheit elf. Der Name »Spanische Grippe« bleibt ein historischer Irrtum. Sie traf Spanien wie so viele andere Länder auch. Der Name verbreitete sich, weil das im Krieg neutrale Spanien keine Pressezensur verhängt hatte und die Zeitungen ausführlich über die todbringende Plage berichteten, die man in Spanien allerdings nach dem Titel eines damals beliebten Schlagers *Soldat aus Neapel* nannte.

Innerhalb weniger Frühjahrswochen 1918 war die Grippe überall in der Welt. Sie grassierte in den Schützengräben entlang der Fronten des Ersten Weltkrieges. Bald traf »Ispanka« – »die Spanierin« – aber auch im revolutionären Russland ein, in den Metropolen Odessa und Petrograd. Und erreichte noch die entlegensten Dörfer in China und im Westen Afrikas.

Sie infizierte auch den amerikanischen Präsidenten Woodrow Wilson. Während der Verhandlungen über den Versailler Vertrag erkrankte er während der entscheidenden Gespräche im April 1919 so schnell und so schwer, dass seine Ärzte zunächst an eine Vergiftung glaubten, ein politisches Attentat.

Die meisten Menschen erkrankten und starben in Indien, dem damaligen Kronjuwel des British Empire. Hier lief die Spanische Grippe entlang der Bruchlinien von Armut und Ungleichheit, bewies einmal mehr Hybris, Gleichgültigkeit und Rassismus der Kolonialbeamten. In Indien starben bis zu 18 Millionen Menschen, sechs Prozent der Bevölkerung; womöglich erkrankte auch Mahatma Gandhi selbst. Verzweiflung und Hunger, Spätfolgen auch dieser Pandemie, wurden zu Katalysatoren der indischen Unabhängigkeitsbewegung.

Dieser Grippe entkam man nicht. Beim Auftreten erster Symptome waren die Betroffenen hochinfektiös, ein kurzes Husten reichte aus. Viele starben innerhalb weniger Tage an durch Lungenblutungen verursachter Atemnot, am Ende erstickten sie, im hohen Fieber delirierend. Als Folge des Sauerstoffmangels im Blut wurden die Körper oft dunkelrot, manchmal nahezu schwarz; die Farbschattierungen mussten den überforderten Ärzten als Anhaltspunkte für Überlebenschancen dienen.

Über den Ursprung der Spanischen Grippe wurden im Lauf der Jahrzehnte viele Theorien entwickelt: War »Patient Null« wirklich der infizierte Soldat im Ausbildungslager Camp Funston? Dort, in Haskell County, litten bereits im frühen Winter 1918 auffallend viele Farmer unter besonders heftigen Grippesymptomen. Kam sie vielleicht aus China, wo 1917 in der Provinz Shanxi eine merkwürdige Krankheit ausgebrochen war? Wanderte sie von dort mit den Brigaden des »China Labour Corps« (CLC) in eines der hoffnungslos überfüllten Truppenlager im Nordwesten Frankreichs? Oder – was sehr viel wahrscheinlicher war – infizierten sich die chinesischen Arbeiter dort? In Frankreich waren Brigaden des CLC in einer Geheimoperation im Einsatz, um Großbritannien und Frankreich hinter den Frontlinien zu unterstützen. Kam die Krankheit aus Argentinien, durch infizierte Pferde zunächst nach Miami eingeschleppt? Oder zirkulierte sie bereits jahrelang unter Menschen, bis sie 1918 so tödlich wurde?

Im Oktober 1918 bestand der junge französische Mikrobiologe René Dujarric de la Rivière darauf, sich filtriertes Nasensekret Infizierter injizieren zu lassen. Er erkrankte schwer, überlebte. Nach einer zweiten Injektion blieb er symptomfrei. Es war der erste Hinweis darauf, dass es sich bei der Spanischen Grippe um eine Viruserkrankung handelte. 1933 gelang die erste Isolierung eines Grippevirus beim Menschen. In den folgenden Jahren entwickelten Wissenschaftler vor allem in der Sowjetunion und den USA Impfstoffe, die in Hühnereiern kultiviert wurden. Noch heute ist es ein gängiges Verfahren der Impfstoffproduktion gegen die ständig mutierenden Influenzaviren, die jedes Jahr neue Stämme bilden und neue Impfung erfordern.

Heute weiß man, die Spanische Grippe wurde von einem ungewöhnlich virulenten Subtyp des Influenza-A-Virus, A(H1N1), verursacht. Evolutionsbiologen vermuten, das Virus könne über den Kot von in Nordamerika beheimateten Wasservögeln, vielleicht Wildenten, zunächst auf andere Vögel, Schweine oder Pferde und schließlich auf den Menschen übergesprungen sein. Mitte der 90er-Jahre gelang es dem amerikanischen Virologen Jeffery Taubenberger, Fragmente der insgesamt acht Gene des Virus zu sequenzieren. Er untersuchte ein Stück Lungengewebe eines 1918 verstorbenen Soldaten, das im »National Tissue Repository« im Washingtoner Vorort Bethesda aufbewahrt wird – eine der weltgrößten histologischen Sammlungen. Später kamen Proben aus London und winzige Gewebestückchen eines Grippeopfers dazu, das im arktischen Permafrostboden Alaskas begraben worden war. 2005 veröffentlichte Taubenberger die vollständige Sequenzierung der DNA des Virus, später verteidigte er umstrittene »Gain of Function«-Experimente mit dem Virus. Sie seien unerlässlich, um kommende Influenzaepidemien zu verhindern oder wenigstens einzudämmen.

Damals las US-Präsident George W. Bush auf seiner Ranch in Crawford, Texas, ein gerade erschienenes Buch über *The Great Influenza;* es hieß, er konnte es gar nicht mehr aus der Hand legen. Zurück in Washington forderte er eine »nationale Strategie« zur Pandemiebekämpfung. 2006 wurde die Biomedizinische Forschungs- und Entwicklungsbehörde BARDA gegründet. Dem US-Gesundheitsministerium unterstehend, finanzierte BARDA auch 2020 Impfstoffforschung von Universitäten und Pharmakonzernen.

Anders als Opfer und Helden – auch die vermeintlichen – des Ersten Weltkrieges schafften es die Abermillionen Toten der Spanischen Grippe so gut wie nicht ins kollektive Gedächtnis der Menschheit. Dabei traf es in Europa oder Indien im Grunde jede Familie, in den USA auch den Großvater von Donald Trump. Den Opfern wurden weder öffentliche Trauerveranstaltungen zugebilligt noch Denkmäler errichtet. Sie bleiben im Schatten der Erinnerung. An einer Krankheit scheint nichts Heroisches. Ihre anonymen, von der Seuche entstellten Opfer, in Massengräbern bestattet, taugen nicht für Heldengeschichten oder identitätsstiftende nationale Mythen. Was allerdings nicht erklärt, warum man nicht einmal für Krankenschwestern und Ärzte, die unter Lebensgefahr in Hospitälern und Kriegslazaretten arbeiteten, Orte der Erinnerung schuf.

Heute, auch dies ein kollektiver Lernprozess, will man geschichtsbewusster sein. Seit Beginn der Pandemie sammeln Museen Artefakte der »Coronaepoche«. Das Deutsche Historische Museum in Berlin startete eine »Alltagssammlung«; die Universitäten Hamburg, Bochum und Gießen initiierten das digitale »coronarchiv«, eine Chronologie des pandemischen Alltags. So viele Fotos von Masken natürlich, Kinderzeichnungen für die im Altenheim einsam isolierten Großeltern. Als Geschenk verpacktes Toilettenpapier. Videos mit Geschichten aus einem neuen Leben. Textbücher für Theaterstücke. Tagebücher Überlebender. Gesperrte Kinderspielplätze, düster leere Straßen und lauter Protest. Facetten des Lebens, die sich in fernerer Zukunft vielleicht zu einer Erinnerung fügen, die bleibt.

Eine Pandemie, die keine wurde

Influenza-A-Viren vom Subtyp H1N1 existieren seit Hunderten Jahren. Sie zirkulieren in Wasservögeln, auch in Pferden, Hunden, Walen, Menschen – und Schweinen, bei ihnen verursacht H1N1 die Tierseuche Schweineinfluenza. Schweine gelten als virale »Mischgefäße«. Sie können von Influenzaviren verschiedener Subtypen gleichzeitig infiziert sein. Dabei bilden vor allem die Zellen ihrer Atmungstrakte das »Mischgefäß«, in dem die Evolution durch Reassortierung Neues versucht: Ein neues Virus kann entstehen, wenn Influenzaviren verschiedener Subtypen gleichzeitig eine Zelle infizieren.

Influenza-A-Viren vom Subtyp H1N1 infizieren auch Menschen. Im April 2009 brach ein bis dahin unbekannter H1N1-Subtyp aus, der unter dem irreführenden Namen »Schweinegrippe« bekannt wurde. Es begann in Mexiko – einem der Weltzentren industrieller Schweinemast – und fast zeitgleich in den USA, vor allem jüngere Menschen erkrankten schwer. Innerhalb einer Woche waren 17 Länder betroffen. Man nannte sie »Amerikagrippe«, »Mexikanische« und politisch korrekt auch »Neue Grippe«, schließlich etablierte sich die Bezeichnung »Schweinegrippe«. »Die gesamte Welt ist in Gefahr, sich mit dem Virus anzustecken«, warnte die damalige WHO-Generaldirektorin Margaret Chan im Mai 2009 die Vollversammlung der Vereinten Nationen, die eigens zu einer Schweinegrippe-Sondersitzung zusammengekommen war. Zu diesem Zeitpunkt zählte man rund 30 000 Infektionen in 74 Ländern, groß die Sorge um eine Neuauflage der Spanischen Grippe. Einen Monat später rief die WHO Stufe 6 des globalen »Influenza-Vorbereitungsplans« aus, ihre höchste Alarmstufe: die Pandemie. Damit mussten alle WHO-Mitgliedsstaaten mit der Aktivierung ihrer nationalen Pandemiepläne reagieren, umgehend Impfstoffe in großem Umfang ordern. In der Schweiz setzte der Bundesrat einen »Sonderstab Pandemie« ein. In Deutschland tagte der Krisenstab des Bundesgesundheitsministeriums; die Bundesländer beschafften große Mengen Impfstoff, dazu Millionen Dosen Grippemittel. Großkonzerne wie die Telekom hielten Mundschutz, Desinfektionsmittel und Handschuhe vor. Das Land kannte wochenlang nur ein Thema: Schweinegrippe. Drohe eine zweite, gar dritte tödliche Welle? Oder keine? Sollte man sich impfen lassen, allein schon aus sozialmedizinischen Gründen? Oder lieber doch nicht? »Das Land scheint nur noch aus Seuchenexperten zu bestehen«, notierte die *Süddeutsche Zeitung.*

Allerdings zählte man am Ende, im August 2010, offiziell weltweit weniger als eine Million Erkrankter und zunächst rund 18 500 Todesfälle. Die Zahl wurde später auf mehrere hunderttausend vor allem in Afrika und Südostasien Verstorbene korrigiert – und doch war die »Amerikagrippe« zum Glück harmloser als eine »normale« saisonale Influenza. Millionen Impfdosen landeten in den Verbrennungsanlagen. Die WHO und ihre Generaldirektorin gerieten massiv unter Druck. Von »übereiltem« Handeln war die Rede, von »unnötiger Panikmache« und auch vom Einfluss profitgieriger Pharmagiganten.

Auf Initiative des ehemaligen SPD-Bundestagsabgeordneten Wolfgang Wodarg, Mediziner und damals Vorsitzender des Unterausschusses Gesundheit in der Parlamentarischen Versammlung des Europarates, untersuchte dieser 2012 den vermeintlichen Einfluss der Pharmaindustrie auf die WHO und das Robert Koch-Institut. Die Rede war vom »Grippehype« und einer »gefälschten Pandemie«, Wodarg prangerte gar den »Medizinskandal des Jahrhunderts« an.

Auch das EU-Parlament verfasste einen Bericht zur Schweinegrippe. Darin forderte man bessere Koordinierung, kritisierte mangelnde Transparenz bei Ausschreibungen zur Impfstoffbeschaffung, prangerte Korruption in einigen EU-Mitgliedsstaaten an. Und warnte vor schwindendem Vertrauen der Bevölkerung in das politische Führungspersonal.

Die Vorwürfe hinterließen einen bitteren Nachgeschmack. Hatte die WHO zu voreilig reagiert, übervorsichtig? War die vermeintliche Schweinegrippepandemie in Wahrheit eher ein Medienspektakel oder – schlimmer noch – eine politische Inszenierung?

Im Frühjahr 2020 nutzte der mit immer umstritteneren Thesen agierende Wodarg auch YouTube, um die Pandemiepolitik der Bundesregierung zu kritisieren, gar zu bekämpfen. Schon wieder mache man den Menschen etwas vor, verbreite erneut Angst und Panik. Wodarg behauptete, das Virus sei im

Grunde nicht gefährlicher als ein normales Grippevirus, gesunde Menschen seien nicht gefährdet. Der Lockdown unnötig – mit all den Schreckensszenarien und »Diffamierungen von Gegenmeinungen« wolle man »die Bevölkerung folgsam halten«. WHO und Robert Koch-Institut seien korrumpiert durch Wirtschaft und Politik. Die SPD distanzierte sich von ihrem Parteimitglied und dessen Verschwörungskonstrukten. Für Wodarg nur ein weiterer Beweis, dass Zweifler mit »geballter Macht ausgeschaltet« würden.

Jedenfalls verschaffte die Schweinegrippe der Pharmaindustrie sichere Milliardengewinne durch den Verkauf von Impfstoffen und Virostatika, es profitierten vor allem die Konzerne Hoffmann-La Roche, GlaxoSmithKline, Novartis und Sanofi. Regierungen überall in der Welt hatten gewaltige Vorräte mit den Grippemitteln Tamiflu und Relenza angelegt. Die WHO hatte die beiden Arzneimittel 2009 auf die Liste der »unentbehrlichen« Medikamente gesetzt. Deren Arzneistoffe Oseltamivir und Zanamivir milderten schwere Krankheitsverläufe und hemmten die rasche Ausbreitung des Virus, lautete die Begründung. Die Bundesländer bevorrateten antivirale Arzneimittel flächendeckend für mindestens 20 Prozent der deutschen Bevölkerung, »wofür schätzungsweise ein dreistelliger Millionenbetrag ausgegeben wurde«, wie es in einer Anfrage der Bundestagsfraktion der Grünen 2014 hieß.

Infolge der voreilig ausgerufenen Pandemie gelobte WHO-Chefin Margaret Chan Besserung und Reformen und veranlasste eine Überarbeitung der Pandemierichtlinien: Fortan sollten nicht nur geografische Verbreitung, sondern auch Geschwindigkeit und Schwere der Erkrankung als Kriterien dienen. Die Bewohner der europäischen Industriestaaten aber blieben verunsichert zurück; zunehmend skeptisch gegenüber ihren Regierungen und den offenbar übertriebenen Warnungen der Epidemiologen.

»Die einzige Sicherheit im Umgang mit Influenzaviren ist,

dass nichts sicher ist«, heißt es in einem WHO-Bericht über den Verlauf einer Pandemie, die am Ende keine war.

Zwar haben das 20. und das 21. Jahrhundert wissenschaftlichen und medizinischen Fortschritt wie nie zuvor ermöglicht, echte Revolutionen. Infektionskrankheiten wie die Influenza aber haben nichts von ihrer Gefahr verloren. Im Gegenteil. Noch immer gibt es keinen universellen Grippeimpfstoff. So bleibt die Sorge vieler Wissenschaftler: eine Influenzapandemie neuen Typs, weltweit blitzschnell übertragbar; so tödlich vielleicht wie einst die Spanische Grippe. Im Vergleich dazu wäre SARS-CoV-2 wohl: eine Fußnote der Geschichte.

Im Universum der Viren

Dabei würden wir ohne Viren gar nicht existieren. Wie immer sie entstanden sein mögen, sie existierten bereits Hunderte Millionen Jahre vor dem Auftreten des Homo sapiens. Sie entwickeln sich mit ihm. Und werden da sein, wenn das »Anthropozän«, das Zeitalter des Menschen, längst vergangen ist. Als »Supermacht des Lebens« bezeichnet sie die deutsche Virologin Karin Mölling und nutzt ein schönes Bild: »Es gibt mehr Viren als Sterne am Himmel.«

Viren sind weder Organismen noch ein »Ding«. Sie leben und auch wieder nicht, können sich nicht eigenständig reproduzieren. Im Grunde sind sie ein Prozess. Information pur, einem Datenpaket gleich, das nur einen Befehl kennt: sich in einer Wirtszelle zu kopieren. Viren sind die perfekten Parasiten, Alleskönner der Evolution.

Virale Infektionen haben ihre Spuren im menschlichen Genom hinterlassen. Von Generation zu Generation weitergetragen, helfen sie dem Wirtsorganismus Mensch bei der Anpassung an die Umwelt. Mindestens acht, vielleicht auch bis zu 25 Prozent des menschlichen Genoms bestehen aus Virenerbgut – vom Neandertaler stammen bestenfalls drei Prozent eines durchschnittlichen europäischen Genoms. Viren sind weder gut noch böse. Sie treiben die Evolution, prägen die Vielfalt des Lebens, oft – wenn auch nicht immer – in friedlicher Koexistenz mit dem Menschen. Leben ohne Viren ist weder denkbar noch wünschenswert.

Viren sind überall. Bekannt sind rund 250 Viren, die Menschen infizieren können. Doch niemand weiß genau, wie viele unterschiedliche Erreger existieren. Vielleicht 1,6 Millionen allein in Säugetieren und Vögeln? Darunter vielleicht gut 800 000 mit »zoonotischem« Potenzial, zwischen Wirbeltier und Mensch übertragbar?

Zoonosen: Die meisten Erreger, die beim Menschen eine Infektionskrankheit auslösen können, ob Bakterien oder Viren, werden vom Tier auf den Menschen übertragen.

Coronaviren sind alte Bekannte für Virologen und Veterinäre. Sie zirkulieren vor allem in Vögeln und Säugetieren. Bei Hühnern verursachen sie Bronchitis, bei Schweinen lösen sie gefährlichen Durchfall aus. Seit 1968 sind sie unter dem Namen »Corona« klassifiziert. Unter dem Elektronenmikroskop gleichen die kleinen Proteinspitzen auf der Virushülle dem Strahlenkranz der Sonne – der Korona. Andere vergleichen sie eher mit Seeminen.

Sie haben sich erfolgreich an den Menschen angepasst. Vier der bislang sieben bekannten humanpathogenen Coronaviren sind eher harmlos. Zwar wird jede dritte Erkältung von Coronaviren verursacht, aber meist bleibt es bei milden Verläufen. Die drei anderen sind SARS-CoV-1, das von Dromedaren auf den Menschen übertragbare MERS-CoV und: SARS-CoV-2.

Coronaviren gehören zu den zoonotischen Arten. Sie haben in Wirbeltieren ihr Reservoir, ihre natürliche Heimat. Manchmal finden sie in Menschen einen neuen Wirt. Oder sie werden vom Menschen auf Tiere und in mutierter Form wieder zurück auf den Menschen übertragen. So geschah es im Herbst 2020 mit SARS-CoV-2 in dänischen Zuchtfarmen für Nerze, einem der wichtigeren Exportartikel des Landes. 17 Millionen Tiere wurden gekeult.

Spillover: der Sprung von einem Tier auf den Menschen. Es ist der mikrobiologisch faszinierende und eigentlich unwahrscheinliche Fall, der eine Pandemie auslösen kann. Dazu muss ein Virus gleichzeitig mehrere hohe Hürden überwinden. Es muss leicht eindringen, sich an Zellen des neuen Wirts anheften und dort sein Erbgut einspeisen können. Es muss das zumeist ausgeklügelte Immunsystem des Wirts überleben, dessen massive Verteidigung. Und sich dann von Mensch zu Mensch verbreiten können.

Überall dort, wo Menschen tierischen Virenwirten zu nahe kommen, steigt das Risiko des Sprungs. Oft bleiben diese Ereignisse unbemerkt. Das Virus überträgt sich nicht von Mensch zu Mensch. Oder Infizierte leben – und sterben – in abgelegenen Dörfern. Sicher aber ist: Die Zahl der Spillovers steigt mit jedem Jahr. Überall dort, wo Menschen in Ökosysteme vordringen, sie verändern und zerstören. Überall dort, wo der Mensch in Kontakt mit Wildtieren kommt. Wo er Wildtiere fängt, verkauft und verzehrt. Aus Not – oder weil man mit den teuren Delikatessen Eindruck machen kann. Und überall dort auch, wo Tiere in regelrechten Fabriken in Massen gehalten werden.

Ein Virus macht keinen Unterschied. Es ist ein Meister der Anpassung. Für ein Virus ist der Mensch nichts anderes als ein Schwein, eine Ente, ein Dromedar, ein Huhn.

Den Unterschied macht allein: der Mensch.

Spillover: So begann Ende 2002 die Pandemie des SARS-Coronavirus, heute »SARS-CoV-1« genannt. Als erster dokumentierter Fall gilt die Erkrankung eines Bauern aus der südchinesischen Stadt Foshan, 20 Kilometer von der boomenden Millionenstadt Guangzhou entfernt. Er wurde am 16. November 2002 mit einer merkwürdig atypischen Lungenentzündung ins örtliche Krankenhaus eingeliefert. Einen Monat später folgte der Koch eines Restaurants aus Shenzhen, er steckte acht Krankenhausmitarbeiter an.

Im frühen Februar 2003 erkrankten innerhalb kurzer Zeit rund 100 Krankenpfleger und Ärztinnen des Universitätskrankenhauses 2 von Guangzhou. Dort war zuvor ein 44-jähriger Fischhändler wegen einer »atypischen Lungenentzündung« behandelt worden, die man bald »Schweres Akutes Respiratorisches Syndrom« nannte, SARS. In zwei weiteren Krankenhäusern behandelt, infizierte der wohl erste »Superspreader« knapp drei Dutzend Menschen. Dann reiste das Virus rasch weiter in die Welt, per Bus und per Flugzeug; es gelangte nach Hongkong und Peking, nach Vietnam, in die USA, in insgesamt 25 Länder. Erschreckend die hohe Letalitätsrate: Jeder zehnte Infizierte starb.

Im März 2003 kam das noch unbekannte Virus nach Hamburg, es war eher ein Zufall. Ein infizierter Arzt war in einer Passagiermaschine auf dem Weg von New York nach Singapur auf dem Flughafen Frankfurt zwischengelandet, er hatte die Behörden informiert, wurde untersucht. Der junge Arzt Christian Drosten ergatterte eine Probe, packte sie in sein Auto, fuhr damit nach Hamburg. Gemeinsam mit seinem Kollegen Stephan Günther vom Bernhard-Nocht-Institut identifizierte er das Virus als Coronavirus, sie stießen eher zufällig darauf. Mit dem von ihnen entwickelten diagnostischen Testverfahren halfen sie, eine Pandemie einzudämmen.

Im Unterschied etwa zu Grippeviren verbreitete sich das SARS-Virus vergleichsweise langsam durch Tröpfcheninfektion. Es befiel eher die tieferen Schichten der Lunge – die Erkrankten wurden erst infektiös, als sie schon Symptome zeigten. SARS trat gehäuft in Krankenhäusern und einigen »Clustern« auf, konnte dort leichter eingedämmt werden. In der betroffenen Stadt Hongkong blieben die meisten Menschen aus Angst zu Hause. Und nach anfänglichem Vertuschen griff die chinesische Führung zu radikalen Eindämmungsmaßnahmen, die man sonst eigentlich nur aus Zeiten der Pest kannte.

Am Ende zählte man 8096 bestätigte Infektionen und 774 Todesfälle. Ende Juli 2003 erklärte die WHO die Pandemie als beendet. Ein erneuter Ausbruch in China im Winter 2003/2004 wurde rasch eingedämmt.

Flügelhände

Das SARS-Coronavirus wurde zum Objekt vieler wissenschaftlicher Begierden. In den folgenden Jahren explodierte die Zahl der Studien, bald waren es Hunderte. Woher kam das Virus? In welcher Tierart findet sich sein Reservoir, vielleicht schon seit Tausenden Jahren? Wie mutierte es, vielleicht eine Weile wandernd, sich Zwischenwirte suchend? Wo und wann dockten sich seine Proteinstacheln schließlich erfolgreich an Zellen eines ersten menschlichen Atemtraktes an?

Für diese Suche brauchten die Virologen auch: festes Schuhwerk.

Molekulare Untersuchungen hatten auffällige Ähnlichkeiten des SARS-Virus mit SARS-ähnlichen Viren in einigen Wildtieren gezeigt, die man 2003 auf »wet markets« im Süden Chinas konfisziert hatte. Es betraf vor allem die Schleichkatzenart der Larvenroller, die als Delikatesse verzehrt werden. Im Eingang zu einem Restaurant in Guangzhou wurden sie zu Schlachtung und Verzehr in Käfigen angeboten, dort infizierten sich Ende 2003 eine Kellnerin und ein Gast. Umgehend ließen die Behörden 10 000 Larvenroller auf den umliegenden Märkten keulen. Doch in Zuchtfarmen gehaltene Tiere waren virenfrei. Das Reservoir des Virus musste woanders liegen. Die auf den chinesischen Märkten gehandelten Wildtiere waren Zwischenwirte. Die natürliche Heimat des SARS-Virus lag vielleicht in: Fledermäusen.

Die Flattertiere sind unterschätzte Wunderwerke der Natur, die einzigen fliegenden Säugetiere und mit mehr als 1000 Arten zugleich ihre zweitgrößte Ordnung. Jede fünfte Säugetierart ist ein Fledertier. »Chiroptera« ihr wissenschaftlicher Name – griechisch für »Flügelhände«. Seit 100 Millionen Jahren leben die Nachtgleiter in erstaunlich friedlicher Koexistenz mit Viren aller Art. Einige davon sind für andere Organismen wie etwa Menschen lebensgefährlich. Fledermäuse übertragen Ebola-, Marburg- und Nipahviren. Erreger, an denen Wissenschaftler nur in Hochsicherheitslabors der Stufe 4 forschen dürfen.

Auf der Suche nach der natürlichen Heimat des SARS-Virus konzentrierten sich chinesische Virologen nach 2003 auf Höhlensysteme der südchinesischen Provinz Yunnan. Unter ihnen auch Dr. Shi Zheng-Li aus Wuhan, die 2020 als »Fledermausfrau« berühmt werden würde. Über Jahre sammelten sie in mühsamer Kleinarbeit Proben. Marschierten über Stunden, zwängten sich in Schutzkleidung, Mundschutz, Handschuhe, Helme. Krochen in vor Exkrementen unerträglich stinkende dunkle Höhlen, auf dem Boden wimmelnde Teppiche aus Tausendfüßlern. Unter der Decke Abertausende Fledermäuse, in dichten Kolonien hängend, jede einzelne ein viraler Schmelztiegel. Die Forscher sammelten winzige Krümel Kot, zogen Tröpfchen Urin auf Pipetten. Zogen fein gesponnene Netze vor die Eingänge, in denen sich die Tiere fingen. Nahmen Tausende Abstriche in Nasen und an Darmausgängen, froren die Proben ein, schickten sie in Labore, dann sequenzierten und verglichen sie die Viren. Allein in Fledermäusen aus den Yunnaner Höhlen fanden sich Dutzende unterschiedliche Coronaviren. Mehrere verblüffend SARS-ähnliche Viren steckten in Hufeisennasen-Fledermäusen. Aber nicht SARS-CoV.

Deutsche Virologen wie Christian Drosten oder Jan Felix Drexler forschten in Afrika und Europa. Man fand SARS-ähnliche Coronaviren auch bei Fledermäusen in Spanien und

Italien, in Bulgarien und der Ukraine, in Slowenien und Luxemburg.

Im Lauf der Jahre wuchs eine Art Coronaviren-Bibliothek; das Institut für Virologie in Wuhan etablierte sich als Weltzentrum der Coronaforschung. Und immer wieder warnten die Wissenschaftler: Die in Fledermäusen beheimateten Coronaviren haben zoonotisches Potenzial, sie stellen potenziell eine globale Gefahr dar. Bereits 2005 forderten sie eine bessere Kontrolle der Wildtiermärkte, die auch in China längst wieder geöffnet waren.

Am 24. Juli 2013 registrierten sie im Wuhaner Institut für Virologie den Fäkalabstrich einer Hufeisennasen-Fledermaus aus einer Höhle in einer stillgelegten Kupfermine in der Provinz Yunnan. Darin ein Coronavirus, dessen Genom unter der Nummer »RaTG13« katalogisiert und abgelegt wurde. Im Januar 2020 stellte sich heraus: RaTG13 ist zu 96,1 Prozent identisch mit SARS-CoV-2. Aber kein direkter Vorfahr von SARS-CoV-2.

Doch wie sollte ein SARS-CoV-2-ähnliches Virus von einer Fledermaus aus einer abgelegenen Höhle etwa nach Wuhan gelangt sein, mehr als 1500 Kilometer entfernt? Hatte sich ein Dorfbewohner in der Nähe der Höhle über den zufälligen Kontakt mit Kotkrümeln, Urin oder Fledermausspeichel infiziert und das Virus weitergetragen? Oder war es in die Nahrungskette anderer Wildtiere geraten? Wo gelangte es in mögliche Zwischenwirte, sich in deren Zellen mit Fragmenten anderer Coronaviren rekombinierend? Wo und unter welchen Bedingungen sprang es dann auf den Menschen über, auf »Patient Null«? Geschah es wirklich auf dem Meeresfrüchtemarkt in Wuhan oder an einem ganz anderen Ort zu anderer Zeit? Zirkulierte es, zunächst unbemerkt, vielleicht schon länger unter den Menschen, immer weiter mutierend? Die in Hongkong erscheinende *South China Morning Post* berichtete von einem möglichen ersten Infizierten bereits am 17. November 2019, einem 55-jährigen Mann aus der Provinz Hubei; sie berief sich auf Einsicht in geheime Regierungsunterlagen. Und in einer epidemiologischen Untersuchung chinesischer Wissenschaftler fanden sich Hinweise darauf, dass mehrere zu einem frühen Zeitpunkt Infizierte keine eindeutigen Verbindungen zum Markt in Wuhan hatten.

Eine Weile gerieten Pangoline unter Generalverdacht, die streng geschützten und nahezu ausgerotteten Tannenzapfentiere, hochprofitable Schmuggelware in asiatischen Ländern. Ihre Krallen und Schuppen sollen – es ist Quacksalberei – Arthritis und Impotenz heilen, ihr Fleisch wird gebraten oder in Suppe verkocht. Ein Zufall nur, dass 2019 drei erkrankte Pangoline vom chinesischen Zoll konfisziert worden waren. Sie waren mit SARS-CoV-2-ähnlichen Viren infiziert, deren genetische Struktur an der sogenannten »rezeptorbindenden Stelle« RBD eine 99-prozentige Ähnlichkeit mit SARS-CoV-2 aufweist. Aber die nicht SARS-CoV-2 sind.

Hunderte Studien und Tausende Vermutungen später hatte man Ende 2020 weder einen Nachweis des natürlichen Reservoirs von SARS-CoV-2 noch einen möglichen Zwischenwirt noch Patient Null gefunden. Analysen von Forschern aus den USA und China weisen darauf hin, dass SARS-CoV-2 schon seit Jahrzehnten in Hufeisennasen-Fledermäusen beheimatet gewesen sein könnte, bevor es auf den Menschen sprang. Aber auch das sind nur Vermutungen.

Eindringlich fordern auch chinesische Virologen erneut, wenigstens den Verkauf von Wildtieren auf den »wet markets« zu verbieten. So könne man zumindest eine kleine Barriere zwischen Tier und Mensch errichten. Denn SARS-CoV-2 ist ein »perfekter epidemiologischer Sturm«, wie der Virologe Zhang Yong-Zhen schreibt.

Was heute unmöglich scheint: Über zehn Jahre arbeiteten amerikanische und chinesische Wissenschaftler auch auf der Suche nach Coronaviren eng zusammen. Unter Präsident

Obama hatten die USA 2009 große Teile der Finanzierung des PREDICT-Programms übernommen. Einige Jahre zuvor von amerikanischen Organisationen wie dem »Smithsonian Conservation Biology Institute« und der rührigen New Yorker NGO »EcoHealth Alliance« gegründet, war PREDICT eine internationale Anstrengung auf der Suche nach den Ursachen neu auftretender Infektionskrankheiten. Das Ziel: Viren, ihre Wirte und ihre Übertragungswege zu identifizieren, bevor sie Epidemien, gar Pandemien auslösen könnten. Unterstützt von Hochleistungscomputern sollte PREDICT Daten für ein globales Frühwarnsystem sammeln und Grundlagenforschung auch für die Entwicklung von Medikamenten und Impfstoffen ermöglichen. Im 21. Jahrhundert könne man schlicht nicht mehr warten, bis die Menschen an einem Virus stürben, hieß es. Oder wie es die Wuhaner Virologin Shi Zheng-Li ausdrückt: »Wir müssen die Viren finden, bevor sie uns finden.«

In 31 Ländern rückten Virologen, Biologen, Epidemiologen, Ärzte, Veterinäre und Bioinformatiker zu Hotspots der Biodiversität aus, dorthin, wo Menschen auf Artenvielfalt – und Viren – treffen. Sie entdeckten 949 neue Viren. Sie wiesen Coronaviren in Fledermauskot nach, mit dem vietnamesische Bauern im Mekongdelta ihre Felder düngen. Sie isolierten ein MERS-ähnliches Coronavirus in einer Fledermaus aus Uganda. Das über Dromedare übertragene und für Menschen oft tödliche MERS-Coronavirus verursachte 2012 eine Epidemie in Ländern des Nahen Ostens. In Sierra Leone entdeckten sie 2018 einen der bislang sechs identifizierten Ebolaerreger in Fledermäusen, die in Dächern der Dorfhütten ihren Schlafplatz gefunden hatten. Sie forschten in Bangladesch, Brasilien, Indien, Thailand und Indonesien, richteten Labors ein. Sie entwickelten preiswerte Testverfahren, trainierten Wissenschaftlerinnen und Labortechniker. Und in den Dörfern verteilten sie Broschüren, in denen sie über ein »sicheres Leben« mit Fledermäusen aufklärten: Fledermäuse sind nützlich. Sie fressen Insekten, sie verbreiten Fruchtsamen. Tötet sie nicht!

Im Süden Chinas sammelten die PREDICT-Teams Tausende Fledermausproben, entdeckten dabei 52 SARS-ähnliche Coronaviren in Fledermäusen der Gattung »Rhinolophus«, Hufeisennasen. Darunter auch solche, die eine wesentliche Barriere zwischen Tier und Mensch überwinden können: Sie können an ACE2-Rezeptoren etwa in menschlichen Lungenzellen andocken. Wie SARS-CoV-2.

Das PREDICT-Programm kostete die USA insgesamt 207 Millionen Dollar, ein Bruchteil der Kosten, die 2020 der Kauf von Schutzkleidung allein in Deutschland verursachen würde. Es lief im September 2019 aus, die Trump-Administration zeigte kein Interesse an einer Fortsetzung. Erst unter dem Eindruck der Pandemie und auf Druck des US-Kongresses wurde es unter dem Titel »Stop Spillover« verlängert. Es traf auch die »EcoHealth Alliance«. Sie hatte einen Teil ihrer Forschungsarbeit durch die staatlichen »National Institutes of Health« (NIH) finanziert bekommen. 76 000 Dollar davon waren an das Institut für Virologie in Wuhan für Forschung an Coronaviren in Fledermäusen geflossen. Im April 2020 zogen die NIH ihre Unterstützung ohne Angabe von Gründen zurück.

Spillover: ein einziger Moment, vielleicht während der Begutachtung, Fütterung oder Schlachtung eines elend vegetierenden Wildtieres auf einem chinesischen Markt, in einem Restaurant. Ein einziger Moment, vielleicht eine winzige Spur Fledermauskot am Schuh eines Bauern in der Provinz Yunnan, vielleicht aber auch unter ganz anderen Umständen an einem anderen Ort. Und dann: Schmutz unter den Fingernägeln, ein Kratzen an der Nase oder vielleicht auch ein tiefer Atemzug – ein einziges Mal nur, irgendwann und irgendwo.

Spillover. Und eine Pandemie beginnt.

Schadensvermessung

»Highway to Hell«

Im Januar 2020 ist die »Wuhan-Grippe« in Deutschland angekommen – und bleibt in der Vorstellung der meisten Menschen doch etwas Abstraktes. Die Fernsehbilder aus dem weit entfernten Wuhan und der Provinz Hubei, insgesamt weit über 50 Millionen Menschen unter Lockdown, Tausende Tote, wer bezieht das schon auf sich, die Familie, den Arbeitsplatz? Wer fürchtet, dass er sich infizieren, schwer erkranken, gar sterben könnte? Die Patienten des »Webasto-Clusters« in München hatten milde Krankheitsverläufe gezeigt, manche blieben so gut wie symptomfrei, die Lage rasch unter Kontrolle.

Beunruhigend allerdings sind die Beobachtungen der Infektiologin Camilla Rothe vom Münchener Universitätsklinikum, im dortigen Tropeninstitut eigentlich zuständig für erkrankte Reiserückkehrer. Sie hatte Christoph N., den späteren »Patienten 1« aus dem Webasto-Cluster, untersucht. Den Mann, der während eines Workshops neben seiner unwissentlich infizierten Kollegin aus Shanghai gesessen hatte. Rothe hatte einen Abstrich bei Christoph N. genommen, seine Symptome eher unauffällig. »Sie glichen einem kurzlebigen grippalen Infekt«, sagt sie im Telefonat. »Zum Glück trug ich Maske, Kittel und eine Laborbrille.« Dann kommt das Testergebnis vom Institut der Bundeswehr für Mikrobiologie: positiv. »Wir gingen davon aus, dass sich dieses neue Coronavirus wie das alte SARS-Virus verhält: Man wird erst infektiös, wenn man Symptome zeigt.« Dann aber, am Dienstag, den 28. Januar, kommen weitere Infizierte aus der Webasto-Zentrale, zwei zeigen keine Symptome, zwei hatten keinen Kontakt zur Kollegin aus China. Noch am Abend schreibt Camilla Rothe eine E-Mail an Kolleginnen und Kollegen, berichtet von ihrer Beobachtung: Möglicherweise könne das Virus auch während der Inkubationszeit übertragen werden. Auch Christian Drosten meldet sich bei ihr; er fragt, wie sicher sich Rothe sei.

In München wird eine kleine Taskforce aktiviert. Zu ihr gehören Vertreter der Klinik sowie des Städtischen und des Landesgesundheitsdienstes, auch das Robert Koch-Institut kommt dazu. In den folgenden Tagen telefonieren sie zweimal mit der chinesischen Webasto-Mitarbeiterin. Sie war ja bereits infiziert, als sie zu dem Workshop nach Deutschland flog. Aber nach eigener Einschätzung hatte sie sich nicht krank gefühlt. Sie hatte ihre unspezifischen Symptome, die Brust- und Rückenschmerzen und ihre Abgeschlagenheit, auf den Jetlag zurückgeführt – und nicht auf eine Infektion.

Das RKI meldet die Ergebnisse der Befragung am 30. und 31. Januar 2020 an die WHO, die Europäische Seuchenschutzbehörde ECDC und die Europäische Kommission. Mögliche präsymptomatische oder gar symptomlose – asymptomatische – Übertragungen hätten enorme Konsequenzen: Dann müssten möglicherweise umgehend harte Eindämmungsmaßnahmen verordnet werden, auch das Tragen von Atemschutzmasken. Doch man bleibt zurückhaltend. »Zu Beginn der Pandemie«, erläutert das Robert Koch-Institut später in einer Stellungnahme, »war jedoch nicht klar, in welchem Ausmaß solche Übertragungen stattfinden.«

Ebenfalls Ende Januar veröffentlicht das *New England Journal of Medicine* auf seiner Website eine kurze »Korrespondenz« von Camilla Rothe und ihren Münchener Kollegen, sie wollen auf ihre Beobachtung und die damit verbundene Gefahr einer unbemerkten und somit sehr schnellen Verbreitung des Virus aufmerksam machen: Möglicherweise könne es bereits übertragen werden, noch bevor Infizierte Symptome zeigten. Sie schreiben von »asymptomatischen« Personen. Nach wissenschaftlichen Kriterien benutzen sie damit ein falsches Wort: um eine asymptomatische Infektion handelt es sich, wenn ein Infizierter während der gesamten Zeit seiner Erkrankung keine Symptome zeigt.

In der Folge werden Camilla Rothe und ihren Kollegen öffentlich Fehler vorgeworfen; über die Heftigkeit der Kritik wundert sie sich noch Monate später. Man streitet über die Bedeutung von Buchstaben, Silben und Wörtern, wie »a-«, »prä-« und »oligosymptomatisch«; die chinesische Patientin habe sehr wohl Krankheitssymptome gezeigt, sie aber falsch gedeutet. Rothe versucht, es nicht persönlich zu nehmen.

Ein Artikel im Magazin *Science* berichtet über die vermeintlich fehlerhafte Veröffentlichung Rothes. Rasch wird er in den sozialen Medien als Beweis und Begründung dafür verbreitet, dass man weder Masken tragen noch Abstand halten müsse.

Auch Camilla Rothe hatte die Gelegenheit, mit der chinesischen Webasto-Mitarbeiterin zu telefonieren, es war Anfang Februar, da lag die Patientin noch im Krankenhaus. »Wir hatten ihr vorab eine kleine Liste mit unseren Fragen geschickt. Sie war schon etwas genervt, weil wir die dritten Anrufer aus Deutschland waren. Wir haben sie faktisch über jede Sekunde ihrer Reise und ihres Aufenthaltes ausgefragt, jede Unpässlichkeit notiert. Für mich war es eine frappierende Erkenntnis: dass man ansteckend sein kann, ohne Symptome wahrzunehmen oder sie als Zeichen der Infektion zu erkennen. Dass man mit SARS-CoV-2 infiziert ist, erst einen neunstündigen Langstreckenflug absolviert, dann einen mehrtägigen Workshop und sich immer noch gesund fühlt.«

Christian Drosten geht an die Öffentlichkeit. Am 30. Januar spricht er in der RBB-Sendung *Talk aus Berlin.* Inoffizielle, noch nicht veröffentlichte Daten legten nahe: Das Virus könne vielleicht schon vor Beginn des ersten Fiebers ausgeschieden werden. »Ich hätte das nie für möglich gehalten.«

Wieler sagt, anfangs sei man davon ausgegangen, dass dieser SARS-Wiedergänger seinem engen Verwandten von 2003 ähnlich sei. SARS-CoV-1 war ein Einschnitt, aber keine Katastrophe. Man hatte den Ausbruch nach wenigen Monaten in den Griff bekommen – auch, weil Infizierte ja erst dann ansteckend wurden, als sie Symptome zeigten.

Dieses Virus aber, das von der WHO am 11. Februar den politisch korrekten und »stigmavermeidenden« offiziellen Namen »SARS-CoV-2« erhält, es tarnt sich. Das macht es so tückisch.

Noch Ende Februar heißt es bei der WHO, eine asymptomatische Übertragung des Virus sei zwar möglich, aber »sehr selten«; man solle keinen »Mythos« daraus machen. Das Virus werde leichter durch Niesen und Husten verbreitet. In Schweden erklärt die Gesundheitsbehörde, es gebe keinen Beweis dafür, dass man während der Inkubationszeit ansteckend sei. In Frankreich heißt es in einem Flyer der Behörden: »Keine Symptome = kein Übertragungsrisiko«. Und in den USA werden die Menschen angesichts der Lieferschwierigkeiten offiziell dazu aufgefordert, bitte keine Masken zu kaufen.

Es war eine der wohl größeren Fehleinschätzungen zu Beginn der Pandemie: Denn bald bestätigen Untersuchungen, dass viele Infizierte eine besonders hohe Viruslast tragen, ausscheiden und damit übertragen können, noch bevor sie Symptome zeigen. In den Tagen, in denen man sich noch gesund und munter fühlt.

So geht wohl kostbare Zeit verloren; ein guter Monat, in dem man sich relativ sicher glaubt und gut gewappnet. Restaurants, Museen und Theater sind geöffnet; die Bewohner von Senioren- und Pflegeheimen empfangen Besuch. Die

Menschen feiern den Karneval, sitzen auch in den *Zoiglstuben* im bald stark betroffenen bayerischen Mitterteich. *Zoigl* folgt der alten Tradition, selbst gebrautes Bier in Privathäusern auszuschenken, man sitzt eng beieinander. Die Menschen feiern krachend Après-Ski, auch im *Kitzloch* im österreichischen Ischgl. Es kommt zu mindestens einem »Superspreading-Ereignis«. Superspreader sind Infizierte mit besonders hoher Viruslast, die in geschlossenen Räumen mit vielen Menschen sehr viele andere anstecken können. Ischgl wird »Ground Zero« für die Verbreitung des Virus in Europa. Mindestens 11 000 Urlauber allein aus der EU werden sich infizieren. Und obwohl im Norden Italiens am 6. März bereits 4636 Infizierte und 197 Todesfälle gemeldet werden, obwohl der Inselstaat Island nach Rückkehr von Reisenden aus Österreich und Italien mehr als 400 Menschen unter Quarantäne gestellt hat, darf im oberbayerischen Rosenheim das jährliche Starkbierfest stattfinden. Zwar hatte das Landratsamt zur vorsorglichen Absage gedrängt; die nach dem Infektionsschutzgesetz zuständige Verwaltung der kreisfreien Stadt aber entscheidet sich dagegen. Und so fährt an diesem Freitag, dem 6. März 2020, der in ganz Bayern bekannte Kabarettist Peter Kirmair auf einem Motorrad in der Inntalhalle ein. Seine Rede steht unter dem Motto: »Highway to Hell«.

An diesem Abend hat Dr. Jens Deerberg-Wittram, Geschäftsführer des aus vier Krankenhäusern bestehenden kommunalen Klinikverbundes »RoMed«, gerade einen Wildschweinbraten in den Ofen geschoben, als das Telefon klingelt. Der leitende Notarzt ist dran, er solle bitte umgehend in die Klinik kommen. Man müsse einen Krisenstab einberufen. Noch am Abend treffen sich der Ärztliche Direktor, die Chefärzte für Anästhesie und Chirurgie, die leitende Ärztin für Hygiene. Keiner trägt einen Mundschutz; kurz überlegen sie, ob man sich noch mit Handschlag begrüßen dürfe. An diesem Abend beginnt für Deerberg-Wittram das Leben im pandemischen Ausnahmezustand.

Auf einmal ist sie da, die COVID-19-Welle, und in Rosenheim gleicht sie eher einem Tsunami. Am 2. März haben sie den ersten Infizierten in der Rosenheimer Klinik registriert, einen 55-jährigen Reiserückkehrer aus Tirol. Eine Woche später wird eine Chirurgin des Krankenhauses positiv getestet, auch sie war zuvor im Skiurlaub. Und hatte – ohne es zu wissen, bereits infiziert – noch während einer achtstündigen hoch komplizierten Bauch-OP assistiert. Mit ihr muss Deerberg-Wittram 13 weitere Chirurgen und das gesamte Anästhesieteam des OP-Saals für zwei Wochen in Quarantäne schicken. Am 15. März zählt die Klinik 20 bestätigte Infizierte; am 29. März sind es im Klinikverbund 180 bestätigte und dringende Verdachtsfälle, viele der Erkrankten auf der Intensivstation; Deerberg-Wittram scheint die Entwicklung »wie bei Ebola«.

Der Landkreis Rosenheim wird in diesem Frühjahr zu einem der drei deutschen COVID-19-Hotspots, einem der statistisch am stärksten betroffenen Landkreise Deutschlands.

Im Ausnahmezustand

In diesen Tagen richten Ärzte des Papst-Giovanni-XXIII.-Krankenhauses in Bergamo einen dramatischen Hilferuf an die Welt; in der Stadt sind bereits mehr als 4000 Infizierte registriert: »Unser eigenes Krankenhaus ist hochinfiziert«, schreiben sie. »300 unserer 900 Betten sind mit COVID-19-Patienten belegt. Ältere Patienten werden nicht mehr reanimiert und sterben allein, ohne palliative Behandlung, während die Familienangehörigen per Telefon benachrichtigt werden; oft geschieht dies durch einen hoffnungslos überarbeiteten, emotional erschöpften Arzt. In anderen Krankenhäusern ist die Lage viel schlimmer. Die Kliniken sind überfüllt, weder Medikamente noch Sauerstoff oder Schutzkleidung sind vorhanden. Die Patienten liegen auf Matratzen im Flur.

Aber die Welt scheint nicht wahrnehmen zu wollen, dass der Ausbruch in Bergamo außer Kontrolle geraten ist.«

Bergamo ist nur fünf Stunden Autofahrt von Rosenheim entfernt. Bergamo – das schlimmste denkbare Szenario. Bergamo – in Rosenheim darf sich dies nicht wiederholen. Und auf keinen Fall darf es zu dem kommen, was die Ärzte für Katastrophenmedizin in ihrem Bericht aus Straßburg geschrieben haben: Triage, die Entscheidung über Leben und Tod.

Am 19. März wird mit massiven Atemproblemen der Volksmusiker Josef Mangstl ins Rosenheimer Krankenhaus eingeliefert; der 54-jährige Leiter der örtlichen Führerscheinstelle ist eine lokale Berühmtheit: Flügelhornist, Sänger im Kirchenchor, Schriftführer des Trachtenvereins und stellvertretender Dirigent der Herbstfestkapelle Dreder Musi. Wahrscheinlich hatte er sich während eines Madridaufenthaltes kurz zuvor infiziert. Ein gesunder Mann ohne Vorerkrankungen – und doch stirbt Mangstl innerhalb nur eines Tages den Ärzten unter den Händen weg, verzweifelt kämpfen sie um sein Leben und können doch nicht helfen. Es passiert innerhalb weniger Stunden, so schnell, vollkommen unerwartet. Für die ratlosen Ärzte ein Schock. »Jetzt ist es da«, sagen sie. »Das Monster.«

Mit dem Tod von Josef Mangstl bekommt das Virus ein Gesicht. »Bleibt bitte daheim«, schreibt eine lokale Schlossbrauerei in einem Trauer-Post. »Sepp, Ruhe in Frieden.« Eine Woche später stirbt Mangstls Vater, auch er an COVID-19, der von dem Coronavirus verursachten Krankheit.

In Rosenheim und den angeschlossenen RoMed-Kliniken managen sie jetzt jeden Tag den Ausnahmezustand – manchmal scheint es ihnen wirklich, als hätte ein Krieg begonnen. Sie richten Isolierstationen ein; die rasant steigenden Patientenzahlen aber erfordern ständige Umbauten, einmal räumen sie ein Bettenlager. Sie müssen die Zahl der Intensivbetten ausweiten, Beatmungsgeräte organisieren. Müssen Personal finden und schulen. »Heldinnen und Helden gesucht!«, posten sie auf Facebook. Deerberg-Wittram stellt 125 Leute ein, Solidarität und Engagement rühren ihn. Pensionierte Mediziner melden sich, angehende Ärzte, Krankenpflegerinnen in Rente, Studenten; ein Freiwilliger organisiert eine mobile Teststation in der Stadt. 179 Mitarbeiterinnen und Mitarbeiter durchlaufen Crashkurse in Intensiv- und Beatmungsmedizin. Er liest, was er kriegen kann, über diese so gefährlich unbekannte Krankheit, erste Studien aus China und den USA. Er braucht einen Plan, ein Szenario, zumindest eine Vorstellung von der pandemischen Zukunft. Über einen Freund findet Deerberg-Wittram einen Medizininformatiker, der rechnet ihm zwei Modelle hoch: Falls die mittlerweile verordneten Lockdown-Maßnahmen nicht greifen, so »Szenario eins«, benötigt Deerberg-Wittram zum errechneten Höhepunkt der Welle Ende April 200 Beatmungsbetten. In seinen vier Kliniken stehen insgesamt: 39. »Szenario zwei« geht von einem Erfolg der Eindämmungsstrategie aus. Dann würden etwa 85 Intensivbetten ausreichen. 85 – diese Zahl wird für das nun jeden Vormittag tagende Krisenteam in Rosenheim zum selbst erklärten »Evangelium«.

Sie brauchen Betten und Beatmungsgeräte, vor allem aber Verbrauchsmaterial, all das, um das man sich nie Gedanken machen musste: Schutzausrüstung und Masken, Katheter, Kanülen und Filter. Das Desinfektionsmittel mischen sie in ihrer Klinikapotheke. Den Isopropylalkohol hat ihnen ein lokaler Chemikalienhändler verkauft. Schwieriger ist es schon mit Schutzausrüstung, am schwierigsten mit Masken. Windige Angebote zweifelhafter Anbieter, Lieferprobleme, überlastete Hersteller: An manchen Tagen betragen die sogenannten »Lagerreichweiten« ganze eineinhalb Tage. Sich selbst überlassen organisieren und beschaffen sie alles selbst; niemand kann ihnen helfen, keine Behörde, kein Ministerium, weder in München noch in Berlin. Sie telefonieren Firmen ab, nutzen ihre privaten Beziehungen. Und zahlen jeden Preis:

Auf dem Höhepunkt der Krise ist es für einen einfachen Mund-Nasen-Schutz »MNS mit Gummiband« das 38-Fache des Normalpreises. Insgesamt werden sie bis zum Juni zusätzlich 3,4 Millionen Euro allein für Schutzausrüstung und Materialien zur Isolierung von Patienten ausgeben.

Die Ärztinnen auf den Intensivstationen behelfen sich am Anfang mal mit Taucher- und Schweißerbrillen; später nutzen sie Schutzkleidung und Masken mehrfach. Dann stecken sie unter mehreren Schichten Kunststoff, eingezwängt von Kopf bis Fuß; es juckt und klebt, das gerötete Gesicht unter Kopfschutz und Maske, zwei Schichten Handschuhe, schwitzend, so arbeiten sie Tag um Tag in Achtstundenschichten, führen aufgrund des Infektionsrisikos auch für sie selbst hochriskante Eingriffe durch. Patienten müssen intubiert, an Herz-Lungen-Maschinen angeschlossen werden. Sie benötigen Gefäßkatheter oder Organersatzverfahren wie Dialyse. Einmal fällt die leitende Intensivmedizinerin Katharina Lenherr beinahe in Ohnmacht ob all der Plastikschichten und der Hitze darunter. Patienten können das Gesicht der Pflegenden hinter den Masken nicht sehen. Eine tröstende Berührung? Eigentlich ausgeschlossen. Nur wenn ein Leben zu Ende geht, meist liegen die Patienten im künstlichen Koma, machen sie eine Ausnahme, denn Angehörige dürfen nicht kommen. Dann setzen sie sich ans Bett und halten die Hand.

Am 5. März war in Rosenheim die erste COVID-19-Patientin gestorben, eine junge Frau. Sie war vorerkrankt. Aber noch keine 30 Jahre alt.

Am 9. Juli sind in Stadt und Landkreis Rosenheim 222 Menschen an COVID-19 gestorben. Damit zählt allein der Kreis Rosenheim mehr Todesopfer als die Bundesländer Mecklenburg-Vorpommern und Thüringen zusammen.

Bis zum frühen Sommer werden in den kommunalen Kliniken des Landkreises Rosenheim mehr als 1500 Patienten mit dringendem COVID-19-Verdacht behandelt, 526 werden positiv getestet. 126 Erkrankte benötigen intensivmedizinische Betreuung, fast alle über Wochen, jeder zweite muss künstlich beatmet werden. 143 Patienten sterben. Mehr Verdichtung geht kaum. Und doch: Die Rosenheimer Ärzte lernen das Management einer Pandemie.

Anfangs suchen sie noch händeringend nach Beatmungsgeräten. Doch je mehr streng isolierte Patienten sie auf ihren COVID-19-Stationen behandeln, desto größer die Fragen, es ist wie eine Reise ins Unbekannte: Man hat sich bei den Patienten zunächst auf das akute Lungenversagen ARDS eingestellt, wie man es bei schweren Grippefällen oder Pneumokokkeninfektionen kennt. Aber bald zeigt sich, wie tückisch das Virus ist: Etwa die Hälfte der Patienten auf ihren Intensivstationen entwickelt nach wenigen Tagen akute Komplikationen, ein Multiorganversagen. Betroffen Herz, Gefäße, Nieren, Augen, Magen, Darm, das Nervensystem. Die meisten unter ihnen alte Menschen mit Komorbidität, Vorerkrankungen wie Bluthochdruck oder Diabetes, mehr Männer als Frauen, viele sind übergewichtig. Aber es trifft auch jüngere, eigentlich gesunde Patienten, manchmal geht es rasend schnell. Als ob das Virus auf eine Rennstrecke durch den gesamten Körper ginge. Bei manchen ist der Sauerstoffgehalt im Blut bereits bei der Einlieferung ins Krankenhaus lebensgefährlich niedrig – doch die Erkrankten haben gar keine Atemnot empfunden. Bei vielen verstärkt sich die Blutgerinnung dramatisch, das Blut verklumpt regelrecht. Blutgerinnsel bilden sich, Embolien, wie man sie sonst nur bei schweren Herzinfarkten oder Schlaganfällen kennt. Bei anderen versagen nicht die Lungen, sondern das oft schon vorerkrankte Herz – fast ein Drittel der Todesfälle durch COVID-19 ist auf kardiovaskuläre Komplikationen zurückzuführen, weitere auf Nierenversagen. In diesen Wochen der ersten Welle ist es eine der sehr traurigen Erkenntnisse in den Kliniken überall im Land, auch in Rosenheim: Jeder zweite Patient unter künstlicher Beatmung stirbt. Und niemand will es laut aussprechen: Auch aufgrund der hohen Todeszahlen verzeichnen die Kliniken in Deutschland zu keinem Zeitpunkt einen echten Mangel an Intensivbetten.

Leerstandsprämien

Da rufen sie Deerberg-Wittram an aus Ministerien und Gesundheitsämtern und bieten ihm ihre unter Mühen und für viel Geld beschafften Beatmungsgeräte an. Viele davon eher simple Heimbeatmungsgeräte, wie man sie in Altenheimen benutzt, im Grunde kaum brauchbar für die Hochleistungsmedizin auf den Intensivstationen. Es scheint ihm selbst manchmal bizarr: Da drängt man ihm die Geräte regelrecht auf, und er lehnt sie ab. Er braucht ja eher Dialysegeräte – und vor allem Zugang zu Organersatzverfahren, all den hochkomplexen Maschinen, wie sie etwa in Krankenhäusern der Kategorie »Maximalversorgung« stehen. Einmal kann Deerberg-Wittram mit Ministerpräsident Markus Söder telefonieren. Er brauche keine Beatmungsgeräte, sagt er ihm. Nötig seien vielmehr Helikopter und vielleicht auch die Intensivbusse der Bundeswehr mit ihren jeweils sechs beatmeten Betten, um Schwerstkranke möglichst rasch in Kliniken mit maximaler Versorgung verlegen zu können. »So werden wir auch in Zukunft am meisten Leben retten können«, glaubt Deerberg-Wittram.

Intensivbetten mit Beatmungsgeräten gleich welcher Qualität – dies wird auch ein Geschäftsmodell, vor allem für private Klinikketten. Denn Beschlusslage in Berlin ist ja, die Zahl der Intensivbetten drastisch zu erhöhen. Angestrebt ist eine Verdopplung der Kapazitäten auf bis zu 40 000. Nach dem »COVID-19-Krankenhausentlastungsgesetz« erhält ein Krankenhaus in diesen ersten Monaten für jeden Tag, an dem ein Bett – ob auf Intensiv- oder Normalstation – für einen möglichen COVID-19-Patienten frei gehalten wird, pauschal 560 Euro Freihalte-Pauschale als Kompensation für entgangene Erlöse, man nennt sie auch »Leerstandsprämie«. Für jedes zusätzlich aufgestellte oder frei gehaltene Intensivbett »mit maschineller Beatmungsmöglichkeit« wiederum gibt es 50 000 Euro. Eine Klinik least vier Dutzend simple Beatmungsgeräte, die eigentlich für Rettungswagen gedacht sind, stattet damit Betten aus. Sollten Kliniken Betten doppelt als »vakant« und »belegt« zugleich abrechnen, warnt Gesundheitsminister Spahn vor Missbrauch, handle es sich um »Betrug« und »fragwürdiges medizinisch-ethisches Verhalten«.

An leeren Betten verdienen auch psychiatrische und psychosomatische Kliniken. Während der ersten Welle verzeichnen sie weniger Patienten, aber »im Durchschnitt Erlöszuwächse von 8 bis 9 Prozent«, wie es im Abschlussbericht des zur Überprüfung der Maßnahmen eingesetzten Expertenbeirates des Bundesgesundheitsministeriums heißt: »Durch die pauschalen Ausgleichszahlungen konnten zwei Drittel der psychiatrischen und psychosomatischen Einrichtungen ihre Erlössituation verbessern.«

Freihalte-Pauschalen und Intensivbetten-Prämien werden das Bundesgesundheitsministerium bis zum späten Herbst 9,5 Milliarden Euro kosten. Bis zum Ende des Jahres 2020 steigen sie nach Schätzungen auf mehr als 11 Milliarden Euro.

In vielen Krankenhäusern sind geplante Operationen und Behandlungen abgesagt. Die regionale Verteilung Erkrankter aber ist sehr unterschiedlich. Und so stehen die Ärzte auf manchen Intensivstationen und haben so gut wie nichts zu tun.

Während SARS-CoV-2 für einige Kliniken zu einer nachhaltig profitablen Angelegenheit wird, bleiben die Krankenhäuser in den viralen Hotspots wie etwa in Rosenheim oder München auf hohen zusätzlichen Kosten und entgangenen Erlösen sitzen. Auf »Ergebnisbelastungen« in Millionenhöhe.

Langsam nur gibt das Virus seine Geheimnisse preis, die von ihm verursachte Infektionskrankheit COVID-19, von der Anthony Fauci, HIV-Forscher und renommiertester Epidemiologe der USA, sagt: »Ich dachte, HIV sei eine komplizierte Erkrankung. Aber im Vergleich zu COVID-19 ist HIV ein einfacher Fall.«

COVID-19 ist voller Widersprüche, unberechenbar: Viele Infizierte haben keine oder nur milde Symptome. Husten, Kratzen im Hals, ein wenig Fieber vielleicht. Andere aber sterben innerhalb weniger Tage, manchmal innerhalb weniger Stunden. In Hamburg setzt sich Klaus Püschel, Rechtsmediziner am Universitätsklinikum Eppendorf, über den Rat des Robert Koch-Instituts hinweg. Die Behörde hatte aufgrund des Infektionsrisikos von Obduktionen an COVID-19 Verstorbener abgeraten. Später wird die Behörde einräumen, dass dies ein falscher Ratschlag war. Denn Pathologen und Rechtsmediziner wie Püschel wissen sehr gut, wie man sich bei einer Sektion schützt. Püschel obduziert mehr als 60 Verstorbene. Ähnlich wie in Rosenheim sind es zumeist ältere und alte Menschen, viel mehr Männer als Frauen, alle litten unter zum Teil schweren Vorerkrankungen. Püschel sieht, wie das Virus neben Lunge und Rachen auch Herz, Niere, Leber und Gehirn schädigt. Ungewöhnlich die Häufung von Thrombosen. Jeder dritte COVID-19-Patient entwickelt diese lebensgefährlichen Blutgerinnsel, die sich lokal in kleinen und kleinsten Gefäßen in Lungen und Nieren, im Herz und im Gehirn bilden. Mittlerweile gehört die frühzeitige erhöhte Gabe von Gerinnungshemmern zu den Behandlungsempfehlungen der zuständigen medizinischen Fachgesellschaften für die Kliniken.

Im Baseler Universitätsspital stellt der Leiter der Autopsie Alexandar Tzankov weniger Lungenentzündungen als vielmehr »schwere Störungen der Mikrozirkulation der Lunge«

fest – in diesen Fällen funktioniert der Sauerstoffaustausch auch bei künstlicher Beatmung nicht mehr. Pathologen der Universität Zürich wiederum entdecken, dass das Virus nicht nur die Lungen angreift, sondern zu schweren Gefäßentzündungen anderer Organe führen kann, etwa von Herz und Nieren.

Das Virus ist wie ein Großangriff auf den gesamten Körper, brutal und gnadenlos. Vor allem über die Rachen- und Nasenschleimhäute dringt SARS-CoV-2 in den Körper ein. Dockt mit seinen zackengleichen Spitzen leicht an die Rezeptoren der ACE2-Proteine an. In der Zellmembran verankert, tragen die ACE2-Proteine zur Regulierung des Volumenhaushalts und damit zur Blutdruckregulierung bei. Sie finden sich in den Zellen des Lungen- und Darmgewebes, in Nieren- und Herzmuskelgewebe, auch im Gehirn. Von den oberen Atemwegen wandert das Virus, sich milliardenfach replizierend, in die tieferen Schichten der Lunge. Dort setzt es sich an den Zellstrukturen der Alveolen fest, der winzigen Lungenbläschen, über die normalerweise Sauerstoff aus der Lunge in feine Blutgefäße gelangt, die Kapillaren – und von dort aus weiter in den Körper transportiert wird. In den vom Virus befallenen Kapillaren entwickeln sich Mikrothromben. Damit sinkt der Sauerstoffgehalt im Blut. Erkrankte aber merken es über Tage nicht, sie atmen scheinbar normal. Auch wenn noch immer nicht alle Prozesse im Körper geklärt sind: Möglicherweise kann das Virus jenen Bereich im Gehirn beeinflussen, der für die Atemregulierung zuständig ist. Man atmet scheinbar normal. Und hat doch keine Luft mehr. Und dann geht es manchmal rasend schnell.

Der Körper reagiert auf das Virus, er aktiviert Immunzellen. Gegen SARS-COV-2 richtet er auch eine spezielle Form weißer Blutkörperchen. Die aber werden im Übermaß aktiviert, ballen sich zusammen und verkleben zu Zellnetzen in den Blutgefäßen der Lunge. Und die verstopfen zu dem, was die Ärzte auf ihren Computerbildschirmen als milchglasartige Infiltrate sehen, einer weißen Masse gleich. »Whiteout« nennen sie den lebensbedrohlichen Zustand manchmal, in Anlehnung an jene extrem gefährlichen Wetterlagen in Polargebieten, so diffus hell durch Schnee, Nebel und Sonnenlicht, dass alle Konturen in einem weißen Nichts verschwimmen. Dann verliert man rasch die Orientierung und auch das Leben.

Das Virus befällt nicht nur die Lungen, es kann viele Organe schädigen – überall dort, wo es an ACE2-Proteine andocken kann. Es schädigt die innere Zellschicht der Blutgefäße, das Endothel. Bei der Aktivierung des körpereigenen Abwehrsystems fungieren bestimmte Proteine, »Zytokine« genannt, wie Boten zur Aktivierung der Abwehrzellen. Je mehr Organe befallen sind, desto heftiger die entzündliche Reaktion, die zu einer Überreaktion des Immunsystems führen kann. Im ausbrechenden Zytokinsturm führt der Körper nun Krieg gegen sich selbst. Und die Organe versagen.

SARS-CoV-2 greift offenbar auch das zentrale Nervensystem an. Jeder dritte Erkrankte entwickelt neurologische Symptome, manche verlieren über Wochen, manchmal Monate Geruchs- und Geschmackssinn. Andere erleiden Schlaganfälle oder entwickeln eine Gehirnentzündung. Anhand Gewebsproben Verstorbener haben Neuropathologen der Berliner Charité den Weg des Virus ins Gehirn nachvollzogen: Es dringt über die Riechschleimhaut in den oberen Nasenhöhlen ein, dann nutzt es offenbar die Nervenverbindungen, Zelle für Zelle, um vorzudringen. Die Wissenschaftler stießen auf das Virus auch in Bereichen des Gehirns, die für Vitalfunktionen wie die Atemregulierung zuständig sind.

Wieder und wieder zeigt sich: COVID-19 ist weit mehr als eine reine Atemwegserkrankung.

Bereits im Sommer 2020 experimentieren Internisten und Intensivärzte mit Medikamenten, die sie normalerweise bei Autoimmunerkrankungen anwenden. Sie verabreichen Immunsupressiva wie entzündungshemmende Steroide. Zwar schwächen die das Immunsystem, können aber zugleich eine

Überreaktion verhindern. Die Ergebnisse der »Recovery-Studie« der britischen Universität Oxford mit 6500 Teilnehmern zeigen, dass Steroide bei schwer kranken COVID-19-Patienten die Todesrate um bis zu ein Drittel senken. Bei Patienten mit milden Symptomen aber führen die Medikamente oft zu einer Verschlechterung. Wahrscheinlich, weil das dann zu früh künstlich geschwächte Immunsystem der Invasion des Virus nicht mehr Herr werden kann. Es gilt, das Gleichgewicht zwischen aggressiver und zurückhaltender Immunreaktion zu erhalten, zwischen Abwehr eines Virus und Selbstzerstörung. Jene delikate Balance des Immunsystems wiederherzustellen, die so vielen anderen Infizierten offenbar hilft, COVID-19 ohne Probleme zu überstehen.

Kaum absehbar die Spätfolgen. Schäden an Lunge, Herz, Nieren, vielleicht ein Leben lang. Der Innsbrucker Intensiv- und Tauchmediziner Frank Hartig etwa untersuchte sechs an COVID-19 erkrankte Taucher, die sich nach ihrer Genesung beschwerdefrei fühlten, klinisch gesund schienen. Bei vier von ihnen aber stellte er fünf bis sechs Wochen nach der Genesung noch immer schwerwiegende Schädigungen der Lunge fest, zum Teil verbunden mit einer Sauerstoffunterversorgung des Blutes. »Da ist ein junger Mensch, um die 40 Jahre alt, der sich wegen der Infektion etwa eine Woche krank gefühlt hat«, beschreibt der Arzt seine Beobachtungen, »er kommt über einen Monat später, vermeintlich gesund, zur Kontrolle. Dann kommt der Befund vom Röntgen, und ich traue meinen Augen nicht. Denn der Patient, der da vor mir sitzt, müsste eigentlich beatmet werden.«

Man nennt es »Long-COVID-Syndrom«: Offiziell Genesene berichten von monatelanger extremer Schwäche und Atemnot. Jede kleine Treppe gleicht der Besteigung eines Alpengipfels. Manche entwickeln Orientierungsschwierigkeiten, fühlen sich wie auf einer Achterbahn. Andere leiden monatelang an Erinnerungsverlust, Konzentrationsproblemen, es scheint ihnen wie eine beginnende Demenz. Selbst einfachste Abläufe sind unüberwindbar schwer, an die Rückkehr in einen Arbeitsalltag ist lange nicht zu denken. Als »COVID brain fog« beschreiben sie diesen Zustand in den USA, den Nebel im Gehirn. Dazu kommen oft Depressionen, Angstattacken oder lähmende Passivität.

In Rosenheim haben sie mit dem Virus gelernt, das auch sie anfangs so unterschätzt hatten. Sie wissen, es ist viel gefährlicher und auch statistisch um ein Vielfaches tödlicher als eine Grippe. Sie bitten um besonderen Schutz vor allem für die hochgefährdete Risikogruppe der alten Menschen. Sie beginnen, die Krankheit zu verstehen. Medikamente wie Gerinnungshemmer und das Steroid Dexamethason können helfen, wenn auch nicht in allen Fällen. Sie hoffen auf neue Medikamente, die auf das Virus direkt zielen – und natürlich auf einen Impfstoff. Sie fühlen sich besser gerüstet für Herbst und Winter, die mögliche zweite Welle. Das Virus, sagen sie, hat sie jeden Tag neu Demut gelehrt.

Zu einer ersten Bilanz gehört auch in Rosenheim ein unerwartet großer Kollateralschaden: die durch den Risikofaktor Angst verursachte Risikovermeidung. In den Rosenheimer Kliniken ging die Zahl der Patienten mit akuten Herzbeschwerden fast um die Hälfte zurück. Auch viele andere deutsche Krankenhäuser verzeichneten in den ersten Wochen des Lockdowns zum Teil dramatisch weniger Notfallpatienten mit Herzinfarkten oder Schlaganfällen, und akute Blinddarmentzündungen schien es eigentlich gar nicht mehr zu geben. Offenbar blieben selbst Schwerst- und Akutkranke aus Angst vor dem Virus zu Hause. Es bleibt die Frage dieser möglichen Spätfolgen der Pandemie, die sich auch Jens Deerberg-Wittram stellt: ob am Ende nicht mehr Schwerkranke und Notfallpatienten sterben, als COVID-19-Patienten gerettet werden können.

Es ist eine dieser Fragen, auf die es keine eindeutige Antwort geben kann.

Im späten Sommer 2020 sind die kommunalen Kliniken des Landkreises Rosenheim fast wieder im Normalbetrieb angekommen. Obwohl die Infektionszahlen offenbar vor allem aufgrund infizierter Reiserückkehrer aus den Balkanstaaten wieder steigen, versucht man sich hier in, ja, »wachsamer Gelassenheit«. Denn zu diesem Zeitpunkt zeigen rund 80 Prozent der positiv Getesteten, mehr und mehr jüngere Menschen darunter, lediglich einen asymptomatischen Verlauf. Die Zahl der COVID-19-Patienten bleibt extrem niedrig – ein, vielleicht zwei Erkrankte. Seit Wochen haben die Ärztinnen und Ärzte keinen COVID-19-Fall mehr auf der Intensivstation gehabt. Sie vermuten, es könne auch mit Abstandsregeln und dem Mund-Nasen-Schutz zu tun haben, den die Menschen jetzt häufiger tragen müssen. Möglicherweise verringere sich damit bei einer Infektion die initiale Viruslast.

Für alle Fälle haben sie ein »Pandemielager« für Schutzausrüstung angelegt. Auf den Kauf weiterer Beatmungsgeräte allerdings will man in den Kliniken Rosenheim erst einmal verzichten.

Risiken und Nebenwirkungen eines Lockdowns

Ostern 2020 wird eines der ruhigsten und zugleich eines der beunruhigendsten Feste in der Geschichte des Landes.

Karfreitag ist der erste Tag, an dem Jens Deerberg-Wittram einmal nicht in den Krisenstab seiner Klinik muss. Er macht eine Fahrradtour. Holt tief Luft.

Lothar Wieler vom RKI ist am Rande der Erschöpfung. Über die Feiertage telefoniert er mit Downing Street 10 und mit Vitali Klitschko, dem Bürgermeister von Kiew. Der berichtet ihm stolz, er habe schon im Januar Masken für die Stadt gekauft.

Sehr beschäftigt in diesen Tagen ist auch Professor Thomas Mertens. Der Virologe ist Vorsitzender eines Gremiums, von dem viele Deutsche erst später im Jahr zum ersten Mal hören: Die Ständige Impfkommission, kurz STIKO. Noch ist völlig unklar, ob und wann es einen Impfstoff geben wird. In einer Runde mit den Chefs der Staatskanzleien hat Helge Braun gesagt, erst mit einem Impfstoff ende die Pandemie. Wie lange dessen Entwicklung dauere, sei »unklar«, es handle sich vermutlich um neun Monate bis zu zwei Jahren. Das für Impfstoffe zuständige Paul-Ehrlich-Institut berät bereits sieben Universitäten und Unternehmen, bei der Europäischen Arzneimittelagentur EMA tagt eine »Emergency Task Force«. Und das Bundeskabinett wird von Jens Spahn über die Strategie »Impfen als Lösung« informiert. »Zielvorgabe«, heißt es darin, sei die »schnellstmögliche Bereitstellung« von Impfstoffen »in einer ausreichenden Anzahl Dosen.«

In einer Pandemie gilt ein Impfstoff als das rettende Ufer. Aber niemand kann sagen, wie lange man schwimmen muss, um es zu erreichen. Tatsächlich denkt man in der Bundesregierung schon jetzt über mögliche Vereinbarungen mit Biotechunternehmen zur Forschung und Produktion von Impfstoffen nach. Staatliche Investitionen etwa in die Firmen CureVac oder BioNTech, Hunderte Millionen Euro, sollen den schnellen Durchbruch bringen.

Klar aber ist: Nicht alle werden gleichzeitig beimpft werden können. In Spahns Strategiepapier findet sich der Satz: Es sei »nicht damit zu rechnen«, dass »unmittelbar ausreichend Impfstoff für die Gesamtbevölkerung zur Verfügung steht«. Wie soll darüber entschieden werden? 2006 hatten sich die Bundesländer für eine mögliche Grippe-Notlage darauf verständigt, dass zuerst das medizinische sowie das »zur Aufrechterhaltung der öffentlichen Ordnung« benötigte Personal geimpft werden sollte. Als drei Jahre später die Schweinegrippe nach Deutschland kam, entschied das Gesundheitsministerium kurzerhand per Verordnung, die Reihenfolge zu ändern. Chronisch Kranke und Schwangere wurden nach oben gesetzt.

In der STIKO haben die Gespräche über die Frage, wer die rettende Vakzine zuerst erhalten dürfte – und wer warten müsste – bereits begonnen. So kompliziert und komplex sind die mit der Priorisierung verbundenen medizinischen, rechtlichen und ethischen Fragen, dass die STIKO diese gemeinsam mit der Nationalen Akademie der Wissenschaften Leopoldina und dem Deutschen Ethikrat beraten und entscheiden wird. Schon in den ersten Gesprächen wird aber auch klar, wie wichtig überzeugende und transparente Kommunikation werden wird: Die Zahl der Impfskeptiker und -gegner ist in den westlichen Gesellschaften gestiegen. In den 60er-Jahren ließ sich Elvis Presley öffentlich gegen Polio impfen; damit sollte die Impfbereitschaft unter zögernden Jugendlichen erhöht werden. Doch noch im Januar 2019 bezeichnete die WHO »Impfskepsis« als eine der zehn größten Bedrohungen für die Weltgesundheit.

Restaurants und Biergärten sind geschlossen. Auf die Frage, ob man noch guten Gewissens in die Berge oder an die Seen fahren könne, antwortet der bayerische Polizeipräsident Wilhelm Schmidbauer: »Man kann, aber nicht guten Gewissens.« Viele Familien sitzen in kleinen Wohnungen mit ihren Kindern fest, sie haben keine Balkone und schon gar keinen Garten. Der verlogenste Satz der vergangenen Wochen war ohnehin, dass während einer Pandemie alle gleich seien.

An diesem Ostern finden Ausflüge ans Meer oder Reisen nach Mallorca nicht statt. Der Flugplan der Lufthansa ist wieder auf dem Niveau aus dem Jahr ihrer Neugründung – das war 1955. Auch Familienbesuche fallen aus. Der saarländische Ministerpräsident Tobias Hans beschreibt es in einem Interview: »Ich habe über Ostern gesehen, wie kleine Kinder mit fünf Metern Abstand ihren Großeltern gegenüberstanden und Tränen in den Augen hatten. Das tut wirklich weh.« Der nordrhein-westfälische Gesundheitsminister Karl-Josef Laumann, 63, der alle Erlasse zum Lockdown unterschreiben musste, sagt, am schwersten sei ihm jener gefallen, mit dem die Besuche in Pflege- und Seniorenheimen untersagt wurden: »Man weiß ja, dass dort manche nur noch wenige Monate zu leben haben. Ich habe mir immer vorgestellt, wie es ist, wenn jemand fünfzig Jahre verheiratet ist und dann nicht zu seinem Ehepartner darf.« Die isolierten, oft in ihren Zimmern eingesperrten Menschen sterben, einsam. Schon in den ersten Wochen zeichnet sich ab, dass der konsequente Schutz älterer Menschen zu den wichtigsten Aufgaben der Pandemiebekämpfung gehört. »Mit dem Erlass haben wir im Grunde gegen fast alles verstoßen, was dem Grundgesetz heilig ist«, sagt Laumann. Sein Kollege, Innenminister Herbert Reul, fragt sich auch, ob die Angst um das Leben nicht bald schon von der Angst um den Wohlstand ersetzt werde: »Unsere Gesellschaft hat sich sehr lange nicht fragen müssen, was sie aushält.«

Die rheinland-pfälzische Ministerpräsidentin Malu Dreyer war am Osterwochenende in ihrer Heimatstadt Trier einkaufen und beeindruckt davon, dass die Menschen freundlich auf die Einhaltung der vorgeschriebenen Abstandsregeln hinwiesen. Viele trugen Mund-Nasen-Schutz. Nicht weit weg liegt Luxemburg. Was, so schießt es ihr durch den Kopf, wird dort aus der schönen Gewohnheit, sich zur Begrüßung gleich drei Mal auf die Wange zu küssen? Wird dies verschwinden, ebenso wie der Händedruck? Werden sich die Menschen dauerhaft auf Abstand zueinander begeben müssen?

Das Händeschütteln ist ein altes Ritual. Im Römischen Reich galt es als Zeichen der Eintracht. Im Mittelalter streckten die Ritter die Hand aus – damit zeigten sie ihre friedliche Absicht. Im SED-Staat DDR schafften es die zwischen Kommunisten und Sozialisten zwangsverschränkten Hände ins Parteiemblem. Und im wiedervereinigten Deutschland erklärte der damalige Innenminister Thomas de Maizière das Händeschütteln zu einem jener zehn Punkte der vermeintlichen »deutschen Leitkultur«, der sich auch alle Zuwanderer anpassen sollten.

Thüringens Bodo Ramelow berichtet von einem der ersten Lockdown-Gespräche, das er, es entbehrt nicht einer gewissen Ironie, mit Thomas Kemmerich führen musste – dem Mann, der ihm wenige Wochen zuvor das Amt des Ministerpräsidenten streitig gemacht hatte. Kemmerich gehört die größte Friseursalonkette in Thüringen. »Und dann musste ich ihm sagen, dass er seine Läden jetzt erst einmal schließen muss.« Ramelow erzählt auch die Geschichte eines Posaunenchores der Kirchengemeinde in Möschlitz, dessen Mitglieder am Ostersonntag unter freiem Himmel und in sicherem Abstand zu den Menschen bliesen. Dennoch kommt es zu einem Verfahren wegen des Verstoßes gegen das Infektionsschutzgesetz. Ramelow wird später nach Möschlitz fahren und sich bei dem Posaunenchor bedanken. Und zugeben, dass er selbst gegen die Verordnungen verstoßen haben könnte, um an der Beerdigung einer Nachbarin teilzunehmen. Und in diesen Tagen zunehmend an den Entscheidungen gezweifelt habe, auch an seinen eigenen. Ramelows Frau ist Italienerin und litt sehr darunter, ihre Mutter nicht besuchen zu dürfen.

Wer, etwa als Journalist, reisen darf und muss, hat es schwer, eine Unterkunft zu finden. In einem der wenigen geöffneten Münchener Hotels arbeiten nur die Azubis, alle anderen sind in Kurzarbeit. Ein angehender Koch bittet um Verständnis, er habe noch nie ein Bett bezogen. Die Bahnhöfe so gut wie leer, kein Auto in den Parkhäusern. Die wenigen Reisenden beschweren sich jetzt über jeden leeren Desinfektionsspender so, wie sie früher über kaputte Kaffeeautomaten im Speisewagen meckerten. Die Schaffnerinnen und Schaffner bitten die Gäste, sich nur auf die Fensterplätze zu setzen und die Tickets auf einer Armlänge Abstand zu zeigen.

In Berlin-Mitte fällt die Rushhour aus, keine Touristenbusse, keine Fahrradkolonnen, kein Gedränge. Und kein Lachen und keine Fröhlichkeit.

Im Studio Hamburg werden noch Filme gedreht. Aber

physische Nähe ist untersagt. »Wir würgen nicht mehr, sondern erschießen nur noch«, erklärt der Geschäftsführer. Auch bei *ARD-aktuell* in Hamburg, wo die *Tagesschau* produziert wird, steht man vor größeren Herausforderungen. Was, wenn ausgerechnet in diesen Zeiten die Hauptnachrichtensendung ausfallen würde, die Abend für Abend Rekordquoten verzeichnet? Gerade ist die Redaktion in ein neues Gebäude umgezogen, alles wurde auf Nähe und direkten Kontakt ausgelegt. All das also, was jetzt nicht sein darf. Ein besonderes Schichtsystem wird aufgelegt, zwei Teams, die sich nicht begegnen dürfen. In der Redaktion kleben jetzt Kreuze auf dem Boden: Nur so nah dürfen sie einander noch kommen.

In diesen Ostertagen wird der Schaden vermessen für das Land. Der wirtschaftliche und der medizinische, der für die deutsche Demokratie und der für die europäische Idee.

Auf Halbmast

Europa hat eine beklagenswerte Rolle gespielt, im Kleinen wie im Großen. Die Europäische Behörde für die Bekämpfung von Seuchen ECDC spielt so gut wie keine Rolle. Das schon 2001 gegründete EU-»Health Security Committee« wiederum hatte bereits am 17. Januar Vertreter aller EU-Gesundheitsminister zu einer Telefonkonferenz geladen, um die Reaktion auf grenzübergreifende Gesundheitsbedrohungen zu koordinieren. Aber nur 12 von 27 Mitgliedsstaaten nahmen überhaupt daran teil. In Gesundheitsfragen geht es der EU wie einem Arzt ohne Rezeptblock.

Als die ersten Mitgliedsstaaten entschieden, Schutzausrüstung nicht einmal mehr innerhalb der EU zu teilen, musste EU-Kommissionspräsidentin Ursula von der Leyen mit einem Vertragsverletzungsverfahren drohen, um dies zu beenden. Russland und China haben diesen Moment der Schwäche dankbar genutzt. Putin schickte gleich mehrere Militärflugzeuge, aus denen auf dem Militärflughafen Pratica di Mare bei Rom Beatmungsgeräte und Gesichtsmasken entladen wurden. »From Russia with Love« – »Liebesgrüße aus Russland« – nannte man die propagandistisch gut zu verwertende Hilfsoperation. Moskaus Chefpropagandist Dmitrij Kisseljow erklärte im Staatsfernsehen, die EU sei ohnehin tot. Der chinesische Staatspräsident Xi Jinping schickte Schutzkleidung und Mundschutz in die Welt, versprach den Bau von »Seidenstraßen der Gesundheit«. Im EU-Beitrittskandidatenland Serbien konnte man beobachten, wie Staatspräsident Aleksandar Vučić mit Tränen in den Augen die »stählerne Freundschaft« mit China beschwor – denn eine Solidarität Europas in Zeiten der Not existiere nicht. »Nur China kann uns helfen!« Später küsste er die chinesische Flagge. Und Stephan Pusch, Landrat von Heinsberg, schickte noch vor Ostern einen offenen Brief an den chinesischen Staatspräsidenten und bat um Hilfe für seinen vom Virus früh und hart getroffenen Kreis. Aus China kamen 15 000 Mund-Nasen-Schutz-Bedeckungen und Versprechungen. Er habe in der Not doch nach »jedem Strohhalm« greifen müssen, rechtfertigte sich der CDU-Landrat.

»Maskendiplomatie« nennen sie das im Auswärtigen Amt in Berlin. Mit jeder Lage Maskenvlies, jedem Foto, jedem Tweet versuchen autoritäre Regierungen jetzt, die Überlegenheit ihres Systems zu beweisen, Europa als schwach, zerstritten und nutzlos darzustellen, die USA sowieso. Und Europa macht es ihnen leicht.

Die europäischen Staats- und Regierungschefs hatten vereinbart, bei der Frage von Grenzkontrollen koordiniert vorzugehen. Aber kaum jemand hielt sich daran. In der zweiten Märzwoche begann Österreich plötzlich mit Grenzkontrollen am Brenner. Aus Italien kommende Deutsche durften noch durch, mit vollem Tank. Andere Länder zogen sofort nach, die Bestimmungen wurden immer willkürlicher. Polen machte dicht, außer für Lkw-Fahrer und Diplomaten. Dänemark ebenso. Luxemburg ließ deutsche Handwerker nur noch für Notfalleinsätze rein. Schließlich wurde – von Deutschland – für fast drei lange Monate auch einer der symbolträchtigsten europäischen Übergänge geschlossen: das »Viaduc vu Schengen«, die Moselbrücke vom deutschen Perl hinüber ins luxemburgische Schengen. Hier wurde 1985 das Schengener Abkommen zum Abbau der Personenkontrollen an den gemeinsamen Grenzen unterzeichnet.

In Schengen weht die Europafahne jetzt auf Halbmast.

Der 94 Jahre alte frühere EU-Kommissionspräsident Jacques Delors, der sich nur noch selten zu Wort meldet, findet deutliche Worte für nationale Egoismen dieser Art. Diese Krise könne die EU zerstören: »Die Stimmung, die zwischen den Staats- und Regierungschefs zu herrschen scheint, und die fehlende europäische Solidarität stellen eine tödliche Gefahr für die EU dar.«

Außenminister Heiko Maas wird diese, auch die deutsche politische Kurzsichtigkeit in einem Interview mit dem *Spiegel* verteidigen. Was die nationalen Reflexe über den Zustand der EU aussagen, wollen die Journalisten wissen. »Gar nichts«, antwortet Maas. »Ich halte es für richtig, dass jedes Land zuerst nationale Maßnahmen ergriffen hat. Das ist wie im Flugzeug: Jeder sollte sich im Notfall erst seine Maske aufsetzen, bevor er anderen hilft.«

Kommissionspräsidentin Ursula von der Leyen dagegen räumt das Scheitern in einer Rede ganz offen ein: »Als Europa wirklich füreinander da sein musste, haben zu viele zunächst nur an sich selbst gedacht. Als Europa echten Gemeinschaftsgeist brauchte, wählten zu viele zunächst den Alleingang. Und als Europa wirklich beweisen musste, dass wir keine ›Schönwetterunion‹ sind, weigerten sich zu viele zunächst, ihren Schirm zu teilen«, sagt sie vor dem Europäischen Parlament in Brüssel.

Es scheint, als drohe Europa zu zerbrechen, wieder einmal.

Was Ursula von der Leyen nicht sagt: In der Kommission entstehen die ersten Skizzen für einen Plan. Die EU soll bei der globalen Bewältigung der Pandemie eine Führungsrolle übernehmen – mit Hilfsgeldern sowie bei Entwicklung, Ankauf und Verteilung möglicher Impfstoffe. Die WHO soll unterstützt, aber auch ein Verteilungskampf der EU-Mitgliedsstaaten um Vakzine verhindert werden. Wie hart der globale Wettbewerb werden kann, zeigt sich gerade: Die Kommission und die Bundesregierung sind aufgeschreckt durch einen Vorstoß Trumps. Er hatte Pharmaunternehmer ins Weiße Haus eingeladen, am Tisch saß auch ein Vertreter der Tübinger Firma CureVac. Das Unternehmen gilt als einer der aussichtsreichsten Kandidaten für einen frühen Impfstofferfolg. Jetzt machen Meldungen die Runde, die US-Regierung wolle sich mit viel Geld privilegierten Zugang oder gleich die ganze Firma sichern. Europa droht, ins Hintertreffen zu geraten.

Von der Leyen handelt auch, weil sie kurz zuvor einen Anruf eines alten Bekannten erhalten hat. Victor Dzau, Präsident der Nationalen Akademie für Medizin der USA, hatte sich gemeldet. Die beiden kennen sich aus dem kalifornischen Stanford, an der Universität hatte von der Leyens Ehemann mit Dzau früher an gemeinsamen Forschungsprojekten gearbeitet. Jetzt bittet Dzau die EU-Kommissionspräsidentin um Solidarität und finanzielle Unterstützung zur Bewältigung der Pandemie.

»Wir müssen beginnen, das Undenkbare zu denken«

Für die EU-Mitgliedsstaaten geht es aber auch um Geld, Hunderte Milliarden Euro für Hilfs- und Wiederaufbauprogramme. Ein europäischer Rettungsfonds soll vor allem den pandemisch wie ökonomisch schwer betroffenen Staaten wie Italien, Spanien oder Frankreich zugutekommen. Diesen Ländern steht die tiefste Rezession seit 1945 bevor, die Finanzkrise ein Klacks dagegen. Die möglichen Auswirkungen der Pandemie könne man mit denen der Wirtschaftskrise von 1929 vergleichen, heißt es in Paris. Doch über dem alten Streit über die mögliche Vergemeinschaftung von Schulden, den »Eurobonds«, droht Europa der Stillstand. Dabei braucht es dringend ein Zeichen der Solidarität – und Instrumente der Souveränität. Nur ein souveränes Europa wird sich in einer postpandemischen Weltordnung gegen die aufsteigende Großmacht China behaupten und den möglichen Niedergang der USA abfedern können. Solidarität ist in diesen unsicheren Zeiten auch eine Frage der Selbstbehauptung.

Neun Regierungschefs, darunter auch Emmanuel Macron, fordern in einem Brief an EU-Ratspräsident Charles Michel ein »gemeinsames Schuldeninstrument« der Euroländer zur Bekämpfung der Pandemie: EU-Anleihen, auch »Corona-Bonds« genannt. Doch Deutschland und seine Kanzlerin beharren zunächst auf der alten, harten Linie, die sie während der Finanz- und Eurokrise noch durchsetzten und am traurigen Beispiel Griechenlands exekutierten: Gemeinsame Anleihen werde es nicht geben; die Bundesregierung werde sich nicht über das EU-Verschuldungsverbot hinwegsetzen. Damals hatte Merkel noch versichert, es werde keine gemeinsame Haftung für Schulden geben, »solange ich lebe«.

Die anfängliche deutsche Linie wird vor allem von Schweden, Dänemark, den Niederlanden und Österreich unterstützt, den »Sparsamen Vier«: Warum solle eine österreichische Friseurin über ihre Steuern anderen europäischen Ländern helfen, deren Schulden zu bezahlen, fragt Österreichs Bundeskanzler Sebastian Kurz eher rhetorisch. In Frankreich, in Spanien, vor allem in Italien aber fordert man ein entschlossenes Zeichen der Solidarität.

Als »kaltherzig« und »arrogant« geißelt der Komiker und Schauspieler Tullio Solenghi die Deutschen. »Liebe deutsche Freunde«, beginnt ein offener Brief der Bürgermeister aus den besonders betroffenen norditalienischen Städten, »die

Erinnerung hilft, die richtigen Entscheidungen zu treffen.« Denn ohne internationalen Schuldenerlass hätte Deutschland seine nach 1945 angehäuften Schulden nie bezahlen können. »Italien ist noch heute stolz und überzeugt von der Richtigkeit der damaligen Entscheidung. Ihr gehört als Deutsche zu den großen europäischen Nationen. Euer Platz ist an der Seite der europäischen Institutionen, mit den Werten von Freiheit und Solidarität. Nicht in der Gefolgschaft von kleinlichem nationalen Egoismus.«

In der Nacht vom 7. auf den 8. April droht die Sitzung der Finanzminister der Euro-Gruppe zu scheitern. Per Video einander zugeschaltet beharren sie über Stunden und Stunden auf ihren vorab auf Sprechzetteln formulierten Standpunkten, immer wieder fallen die gleichen Argumente. »Irgendwann um fünf Uhr morgens habe ich gesagt, es sei eine Schande, dass in einem Moment, in dem dieser Kontinent seine Toten zählt, jeder auf sein eigenes Budget, seine Euros schaut«, berichtete der damalige französische Finanzminister Bruno Le Maire später dem *Spiegel.* »Ich hatte große Angst, dass alles in einem Desaster enden könnte.« Eine schlaflose Nacht und stundenlange Telefonate später einigen sich die Finanzminister der Euro-Gruppe am 9. April in dritter Videorunde auf rund 500 Milliarden Euro meist kreditfinanzierter Hilfszusagen, das »Sicherheitsnetz«. Dazu gehören auch 100 Milliarden für das europäische Kurzarbeitsprogramm »SURE«.

Aber es reicht nicht.

»Wir müssen beginnen, das Undenkbare zu denken«, fordert mit dramatischen Worten Emmanuel Macron in diesen Tagen im Salon doré des Élysée-Palastes, seine Botschaft gilt vor allem Deutschland und dessen Kanzlerin, die er seit seinem Amtsantritt 2017 auf mehr europäische Solidarität verpflichten will, auch finanziell. Jetzt komme der »Moment der Wahrheit. Wir müssen entscheiden, ob die Europäische Union ein politisches Projekt oder nur ein Marktprojekt ist.«

Am Ende bewegt sich die Kanzlerin, in der heraufziehenden Dämmerung ihrer politischen Karriere und kurz vor Beginn ihrer letzten EU-Ratspräsidentschaft vollzieht sie ihre europäische Wende. Über Wochen werden diskrete Telefonate zwischen Berlin und Paris geführt. Aus Brüssel ruft Ursula von der Leyen so gut wie alle EU-Regierungschefs persönlich an, um sie auf Umrisse eines möglichen Finanzrahmens für ein Hilfspaket zu verpflichten, eine »Landezone«. Und am Ende, am Morgen des 18. Mai und nur wenige Stunden vor der geplanten Videokonferenz mit Macron, dann Merkels Einverständnis: Sie überrascht mit dem Merkel-Macron-Plan. »Es ist geboten, dass Deutschland nicht nur an sich selbst denkt, sondern zu einem außergewöhnlichen Akt der Solidarität bereit ist«, erklärt sie dann in einem Interview. Für Macron ist diese Entscheidung »eine der wichtigsten seit der Gründung der Eurozone«.

Der historische Merkel-Macron-Plan also: Ein 500-Milliarden-Euro-Wiederaufbaufonds, von der EU-Kommission über Anleihen mit jahrzehntelangen Laufzeiten am Kapitalmarkt aufgenommen, soll über Zuschüsse an betroffene Länder verteilt werden. Diese europäischen Schulden müssten nicht vom Empfängerstaat, sondern gemeinsam zurückgezahlt werden. Doch letztlich wird auch das Exportland Deutschland mit seinem wichtigen europäischen Binnenmarkt profitieren. Deutschland kann sich einen europäischen Kollaps nicht leisten. Oder wie es Merkel pragmatisch zusammenfasst: »Was gut für Europa ist, war und ist gut für uns.«

Ende Juli dann, wieder einmal nach Geziehe und Gezerre und öffentlich inszeniertem Widerstand der »Sparsamen Vier«, werden sich die EU-Regierungschefs auf einen konkreten Wiederaufbau-Kompromiss einigen; in Brüssel hat sich dafür jemand den twittertauglichen Titel »Next Generation EU« ausgedacht: 750 Milliarden Euro im Rahmen des neuen EU-Haushaltes, davon 360 Milliarden als Kredite sowie 390 Milliarden als nicht rückzahlbare Zuschüsse für besonders betroffene Staaten. Das Wort »Euro-« oder »Corona-

Bonds« wird tunlichst vermieden. »Was für mich zählt«, so Merkel, »ist, dass wir uns zum Schluss zusammengerauft haben.«

Und Deutschland rafft sich in diesem Frühjahr auf. Nimmt, wenn zunächst auch nur zögerlich und aus Sorge vor nationalistischen Aufwallungen möglichst diskret, Dutzende Patienten aus besonders hart betroffenen Ländern auf. Sie kommen aus Frankreich, den Niederlanden und Italien; in den Unikliniken Leipzig und Bonn etwa werden über Wochen sechs schwerstkranke COVID-19-Patienten aus Bergamo behandelt. Niemand hat diesen späten Akt der Solidarität lauter angemahnt als Viktor Elbling, der deutsche Botschafter in Rom. Nichts in seinem Namen deutet auf seine besondere Vita hin. Elbling hat neben der deutschen auch die italienische Staatsbürgerschaft. In Dutzenden E-Mails an die Staatskanzleien der Bundesländer wirbt der Diplomat um deutsche Hilfe für Italien. Viele altgediente Diplomaten betrachten den anfänglichen deutschen Egoismus als diplomatische Katastrophe.

Bundespräsident Steinmeier unterstützt die Bitten des deutschen Botschafters; er ruft Ministerpräsidenten an. Aber noch vor den ersten Verlegungen der schwer kranken Patienten fragt man sich in Staatskanzleien, ob man die Aktion nicht besser geheim halten sollte. Man ist unsicher, wie die deutsche Bevölkerung reagieren würde, falls eventuell benötigte Intensivbetten mit ausländischen Patienten belegt wären.

Der Egoismus treibt auch innerdeutsche Blüten. In Hamburg sind sie richtig wütend, weil Schleswig-Holstein regelrechte Einreisesperren für die Hanseaten verhängt hat. Im neuen innerdeutschen Grenzgebiet bei Wedel an der Elbe weist die schleswig-holsteinische Polizei sogar Spaziergänger und Radfahrer ab. »Kleinstaaterei«, empört sich Hamburgs Erster Bürgermeister Peter Tschentscher. In Mecklenburg-Vorpommern werden Ferienhausbesitzer von der Polizei nach Hause geschickt, ganze Familien – auch, weil sie von

Nachbarn denunziert wurden. Einige der strengsten Regeln haben Landkreise verabschiedet, die sich von ihren Landesregierungen nichts sagen lassen wollen. So, wie sich manche Landesregierungen bald nur noch wenig von der Bundesregierung sagen lassen wollen. Und auch nicht von der Kanzlerin.

Von der Bazooka und anderen Waffen

Deutschland steht ebenso still wie weite Teile der globalisierten Welt. Industrieproduktion und Exporte brechen ein, das Land wird unweigerlich in eine Rezession fallen. Die Frage nach den wirtschaftlichen Konsequenzen der Pandemie war zum ersten Mal beim Gipfel der G-20-Finanzminister Ende Februar in Riad diskutiert und zu optimistisch beantwortet worden. Am Sonntagmorgen direkt vor der Abreise traf sich ein kleinerer Zirkel, die G-7-Finanzminister, in der Club Lounge des Ritz-Carlton-Hotels. IWF-Chefin Kristalina Georgiewa erklärte, dass vor allem China hart getroffen sei, aber prognostizierte ein sogenanntes »V-Szenario«. Dem steilen ökonomischen Absturz könnte rasch ein steiler Aufstieg folgen. Es klang eher beruhigend.

Dass es anders kommen wird, realisiert man im Berliner Finanz- und im Wirtschaftsministerium kurz nach jenem schicksalhaften Rosenmontag, als das Gesundheitsministerium endgültig Alarm geschlagen hat. Unabsehbar, aber in jedem Fall dramatisch sind die Folgen eines möglichen Lockdowns der Volkswirtschaft. So nimmt im Finanzministerium eine »Task Force Corona« ihre Arbeit auf, die Leitung übernimmt Holger Fabig, im Ministerium zuständig für große Fragen: G7, G20, Weltwirtschaft, Wirtschafts- und Währungspolitik.

Schnell werden erste Vorschläge entworfen. Das Kurzarbeitergeld soll wieder gezahlt werden, damit es nicht zu Massenentlassungen kommt. In der Kombination mit zwei Konjunkturpaketen hatte sich das Instrument in der Finanzkrise 2008 bewährt, von einem »deutschen Beschäftigungswunder« war die Rede. Olaf Scholz war damals Arbeitsminister, er kennt die machtvolle Wirkung dieser Regelung im Detail. Bundesbankpräsident Jens Weidmann unterbreitet der Regierung Vorschläge. Er hält eine vorübergehende Senkung der Mehrwertsteuer für möglich. Dazu könne man die angekündigte Kindergelderhöhung oder die ebenfalls verabredete weitgehende Streichung des Solidaritätszuschlages vorziehen. Ein Hilfsprogramm der Kreditanstalt für Wiederaufbau KfW sei ebenso sinnvoll wie Steuerstundungen für Unternehmen.

Vor allem aber gilt es jetzt, eine gewisse Zuversicht zu verbreiten. Vertrauen in staatliches Handeln ist dabei entscheidend. Zweimal hatten in den vergangenen Jahren wenige Worte ausgereicht, um die Erosion des Vertrauens zu stoppen. Während der Finanzkrise 2008 war es Merkel, die mit dem damaligen Finanzminister Peer Steinbrück die Sparguthaben der Deutschen für sicher erklärte. Und mit den Worten »Whatever it takes« nahm der damalige Präsident der Europäischen Zentralbank, Mario Draghi, im Jahr 2012 den Spekulationen gegen den Euro die Spitze. Weidmann empfiehlt, auch jetzt mögliche Maßnahmen schon einmal »ins Schaufenster« zu stellen. Zu zeigen, wozu die Regierung bereit sei, um die Lage zu beruhigen. Unruhe und Panik müssen verhindert werden.

Jetzt sucht die Bundesregierung ihren »Whatever it takes«-Moment.

Am 13. März treten Olaf Scholz und Bundeswirtschaftsminister Peter Altmaier vor die Bundespressekonferenz. Der sonst so nüchtern auftretende Scholz wirkt regelrecht aufgekratzt. »Es ist die Bazooka, mit der wir jetzt das Notwendige tun«, sagt der Finanzminister über das deutsche Hilfspaket. Die KfW soll mit großzügiger Kreditvergabe einspringen. Das Wort »Bazooka« ist ihm kurz vorher eingefallen, aber die militärischen Metaphern scheinen ihm zu gefallen. So fügt er hinzu, notfalls werde man nachbessern: »Und was wir dann noch an Kleinwaffen brauchen, das gucken wir später.«

Überall in den Ministerien spricht man jetzt von »The Hammer and the Dance«, der tastenden Öffnung nach der Schließung. Der Hammer und der Tanz: Diese Metapher hatte sich der Ingenieur und Unternehmer Tomás Pueyo überlegt, Puyeo ist weder Arzt noch Wissenschaftler. Aber Anfang März hatte er einige fundiert recherchierte Artikel über die Politik der Pandemie auf der Onlineplattform *medium.com* veröffentlicht, darunter auch »The Hammer and the Dance«: Auf die anfänglich aggressive, hammerharte Eindämmung des Virus könne vielleicht vorsichtige, tanzende Öffnung erfolgen – damit durch den Hammer nicht alles zu Bruch gehe. Der Artikel wurde mehr als zehn Millionen Mal abgerufen. Minister und Parlamentarier aus aller Welt meldeten sich bei ihm; auch das deutsche Innenministerium und das Robert Koch-Institut.

Hammer und Tanz.

Es ist auch eine Frage der Disziplin, sagt Pueyo.

Bis zu den Ostertagen hat die Regierung gigantische finanzielle Hilfsprogramme auf den Weg gebracht – aber der sich abzeichnende Schaden ist ebenso gigantisch. Auf dem Höhepunkt der Finanzkrise 2009 waren knapp 1,5 Millionen Menschen in Kurzarbeit. Jetzt nähert sich die Zahl der Anträge zehn Millionen. Aus allen Ecken des Landes gehen Hilferufe nach Schutzschirmen ein. Künstlerinnen, Ich-Unternehmer, Masseure, Gastwirte, Eventmanager stehen vor dem Nichts. Die Große Koalition ist entschlossen, mit immer größeren Summen dagegenzuhalten. Es sei genug Geld da, heißt es, die Zinsen niedrig, wer eine deutsche Staatsanleihe kaufe, müsse für die damit verbundene Sicherheit ja sogar Minuszinsen zahlen. Die Ausgaben steigen auf immer neue historische Höchststände. Aber historisch sind auch die zu erwartenden Einbrüche der Steuereinnahmen.

Am Papier der Seehofer-Arbeitsgruppe »Schwarzer Schwan«, das so viel Ärger ausgelöst hat, hatten Ökonomen mitgeschrieben. Darin stand, die deutsche Volkswirtschaft sei ein »Hochleistungsmotor«. Genau dies aber mache sie auch so »anfällig wie einen Hochleistungsmotor, denn nur das gleichzeitige Funktionieren all seiner Bestandteile wahrt die Funktionsfähigkeit des gesamten Systems«. Kleine Schwankungen könne man ausgleichen, aber diese »normale Welt« sei jetzt außer Kraft gesetzt: »Wir sind auf unbekanntem Terrain.«

Es findet sich auch das Wort »Kernschmelze«.

So ziemlich jeder Wirtschaftsexperte meldet sich zu Wort, gefragt oder ungefragt. In der Bundesregierung kursiert eine Übersicht ihrer wichtigsten Thesen. Kluge Analysen, die im Grunde aber alle auf ein und dasselbe hinauslaufen: Die Lage hoch kompliziert, die Situation beispiellos, auf auch nur annähernd ähnliche Erfahrungen könne man nicht zurückgreifen. Die Beamten im Wirtschafts- und im Finanzministerium entscheiden, dem Land jetzt jeden Tag mit einem eigenen Lagebild ökonomisch und finanziell den Puls zu fühlen. Das »Dashboard Wirtschaft« trägt quasi live Tausende Daten aus allen Bereichen zusammen: Wie hoch ist der aktuelle Stand der Kurzarbeit in den Bundesländern? Welche Branchen sind besonders betroffen? Wie hoch sind die bewilligten Bürgschaften und Liquiditätshilfen? In welchem Umfang werden Steuern gestundet oder die Vollstreckung von Steuerforderungen ausgesetzt? Der Zoll meldet den Einbruch der Exporte, aufgeschlüsselt nach Seeverkehr, Straße, Luftfracht und Eisenbahn. Herangezogen werden die Charterraten der Containerschiffe, Daten der Lkw-Maut sowie der Stromverbrauch. Dazu der für den Einzelhandel wichtige Indikator der »Passantenfrequenz«: Mithilfe von Hightech wird die Mobilität in deutschen Fußgängerzonen gemessen: Ende März sind auf der Frankfurter Zeil 44 Prozent weniger Passanten unterwegs; in der Hamburger Spitaler Straße beträgt der Rückgang 52 Prozent.

Nur wenige der vielen Kurven zeigen nach oben: Reißenden Absatz finden Seife, Reis, passierte Tomaten. Und natürlich Toilettenpapier. Worüber sich sogar die Franzosen amüsierten, wie es in einigen Medienberichten heißt: Warum nicht lieber einen guten Rotwein? In Wahrheit decken sich die Menschen auch in Frankreich vor allem mit Konserven ein – und Toilettenpapier.

Nur über eine der nach unten zeigenden Kurven kann man sich freuen: Die Luftverschmutzung geht zurück. Und nur deswegen wird Deutschland seine Klimaziele für 2020 erreichen.

Zu denen, die den Lockdown anfangs unterstützen, gehört Dieter Kempf, zu diesem Zeitpunkt Präsident des Bundesverbandes der Deutschen Industrie. Aber bald wachsen seine Zweifel. Immer wieder wird er von Politikern gefragt, warum eigentlich so viel stillstehe. Man habe doch gar nicht so viele Betriebe geschlossen. Geduldig erklärt Kempf dann die Spirale des Lockdowns: Geschlossene Zulassungsstellen drücken auf den Absatz von Gebraucht- und Neuwagen. Die Auslieferung einer Maschine nach Belgien funktioniert nicht, wenn die Mechaniker erst einmal zwei Wochen in Quarantäne müssen. Und man findet für sie weder Hotel noch Restaurant.

Virologen als Medienstars

Kommunikation gehört zu den wichtigsten und schwierigsten Fragen, die es in einer Pandemie zu beantworten gilt. Bürgerinnen und Bürger müssen offen und natürlich wahrheitsgemäß informiert, Panik jedoch vermieden werden. Die Menschen müssen Entscheidungen nachvollziehen, den Verantwortlichen in besonderem Maße vertrauen können, jeden Pandemietag neu. Die Verantwortlichen aber müssen sich auf die Expertise der Wissenschaft verlassen können. Im Grunde können nur wenige, Virologen und Infektiologen, Epidemiologen und Komplexitätsforscher versuchen zu beurteilen, was während einer Pandemie passiert. Sie sollen hochdynamische Entwicklungen prognostizieren, die Fulminanz eines Virus, möglichst eindeutige Antworten auf komplexe Fragen finden. Schon in der Vergangenheit – etwa bei der Vogelgrippe 2005 und der Schweinegrippe 2009 – waren ihre Einschätzungen mal mehr, mal weniger zutreffend.

Und doch sind sie die entscheidenden Ratgeber – bald hat jede Landesregierung ihre eigenen Virologen und Epidemiologen. Journalisten fragen nach Interviews, Talkshowmoderatorinnen reißen sich um die Experten. Und sie gehen selbst in die Öffentlichkeit, nutzen die neuen Ausspielkanäle wie Twitter und Podcasts. Darunter sind etwa die Professorinnen Melanie Brinkmann und Sandra Ciesek – aber zumindest in den ersten Monaten avancieren vor allem Männer zu Medienstars, jeder seine eigene Stimme. Sie wollen Wissenschaft vermitteln, die auf Argument und Gegenargument basiert, der abwägenden Suche nach Fakten. Vielleicht genießen manche die plötzliche Popularität auch. Unweigerlich aber geraten sie in den Mahlstrom von Politik und Medien.

Da ist der Veterinär und RKI-Präsident Lothar Wieler, qua Funktion der wichtigste Pandemieberater der Bundesregierung. Da ist Christian Drosten, Typ sympathischer Wuschelkopf, einer der weltweit führenden Experten für Coronaviren. Wieler und Drosten kennen sich gut, Wieler war einer der Mitbegründer der deutschen Zoonosen-Plattform, die über den Sprung der Viren vom Tier auf den Menschen aufklärt. Auch Drosten ist in ihr aktiv. Wieler tritt in den bald täglichen Pressekonferenzen des RKI auf; Drosten ist seit dem 26. Februar im NDR-Podcast »Corona Virus Update« zu hören, den gefühlt die halbe Republik verfolgt. Immer mal wieder auch die Kanzlerin.

Da ist sein Kollege und Berater von NRW-Ministerpräsident Armin Laschet, Hendrik Streeck aus Bonn, auch er telegen. »Ich bin Virologe geworden, weil ich den Film *Outbreak* mit Dustin Hoffman so toll fand«, sagte er einmal. In dem Hollywoodklassiker von 1995 bricht eine Ebolavariante aus. Streeck wird vor allem den Ausbruch im Landkreis Heinsberg in einer wissenschaftlichen Studie untersuchen. Und für die damit verbundene mediale Begleitung durch die Firma Storymachine des ehemaligen *Bild*-Chefredakteurs Kai Diekmann in die Kritik geraten.

Da ist der höflich-zurückhaltende Zikavirus-Experte Jonas Schmidt-Chanasit vom Hamburger Bernhard-Nocht-Institut. Er ist einer der begehrtesten Gesprächspartner – beklagt aber zugleich die mediale Vereinfachung wissenschaftlicher Debatten. »Man wird in Politik und Öffentlichkeit zermahlen«, sagt er. »Wir wussten das. Ich wusste das.« Virologen seien gar nicht unbedingt die besten Experten für Pandemiebekämpfung: »Normalerweise hört die Virologie an der Labortür auf.« Und er wundert sich auch, wer von Politik und Medien alles nicht gefragt wird.

In Italien, so stand es in einer Zeitung, würden Bürgerinnen und Bürger erbitterter darüber streiten, welchem Virologen sie vertrauen, als darüber, welchem Fußballverein sie anhängen. So weit kam es in Deutschland nie. Und doch werden einige der Virologen eher gegen- als miteinander antreten. Vor allem einer, der von der Bundesregierung jedenfalls nicht offiziell angefragt wird – dabei gehört er zu den dienstältesten Pandemiebekämpfern: Alexander Kekulé, Publizist und Lehrstuhlinhaber für Medizinische Mikrobiologie und Virologie der Universität Halle-Wittenberg. Kekulé war über ein Jahrzehnt Mitglied der Schutzkommission des Bundes. Die 2015 aufgelöste Kommission beriet die Bundesregierung über Jahrzehnte in wissenschaftlichen Fragen.

Kekulé verschafft sich früh in dieser Krise Gehör; er ist redegewandt, klar und zugespitzt seine Botschaften; auch er hat bald seinen Podcast beim MDR: »Kekulés Corona-Kompass«. Und warnt und mahnt: »Risikogruppen sollen Vorräte anlegen.« »OP-Masken müssen zum Standard für alle werden.« Und: »Bitte keine Ausgangssperren verhängen.«

Am 12. Februar schreibt Kekulé einen persönlichen Brief an Wieler: »Gerne erinnere ich mich an Ihre Zeit als Mitglied der Schutzkommission zurück, in der wir das eine oder andere Konzept zur Prävention und Kontrolle von Epidemien zusammen erarbeitet haben.« Angesichts der »aktuellen Bedrohungslage« übermittele er jetzt einen Vorschlag für eine »Hinterland-Surveillance«. So sollten alle Fälle schwerer Atemwegserkrankungen mit ungewöhnlichen Symptomen sofort getestet werden. Kekulé muss geahnt haben, dass es schwierig werden würde. Der letzte Absatz des Briefes lautet: »Wie Sie wissen, deckten sich meine Risikobewertungen und Empfehlungen in der Vergangenheit nicht immer ganz mit denen Ihrer Behörde. Ich hoffe trotzdem auf eine strikt sachliche Prüfung meines Vorschlags.«

Wieler wird Kekulé den Empfang des Briefes lediglich bestätigen. Eine Reaktion auf seine Vorschläge erfolgt nicht. Erfolglos bleibt zwei Wochen später auch ein Vorstoß bei Seehofer, den Kekulé drängt, die Schutzkommission zu reaktivieren: »Eine unabhängige Beratung aus der Wissenschaft kann in Zeiten wie diesen nur von Vorteil sein.«

Bald brechen die Konflikte zwischen Kekulé und dem RKI auf. Kekulé spricht von Fehlinformationen des RKI, die schon »fast an Fake Science« erinnern, schließlich wird er Spahn dafür kritisieren, den Karneval nicht abgesagt zu haben.

Auch Drosten und Kekulé werden einander öffentlich angehen. »In unserer Community spielt er keine Rolle«, twittert Drosten. Und auch: »Kekulé selbst könnte man nicht kritisieren, dazu müsste er erst mal etwas publizieren.«

Nicht nur von der Politik wünscht man sich während einer Pandemie größtmögliche Geschlossenheit.

Die Deutsche Gesellschaft für Virologie wäre eine Institution, in der die erfahrensten Virologen der Republik gemeinsame Empfehlungen erarbeiten und Einigkeit demonstrieren könnten. Ihre Stellungnahmen aber behandeln anfangs Themen wie Desinfektionsmittel und Antikörper-Diagnostik. Im Juni übt sie deutliche Medienkritik: »Die Gesellschaft für Virologie findet es sehr bedauerlich, dass Teile der deutschen Presse sowie einige wenige Diskutanten auf öffentlichen Internetforen die sachliche Auseinandersetzung zwischen Wissenschaftlerinnen und Wissenschaftlern nutzen konnten, um persönlich erscheinende Konflikte hervorzurufen und diese für eigene Zwecke, wie etwa die Steigerung von Zugriffszahlen, zu instrumentalisieren. Dadurch wird der Eindruck einer zerstrittenen Wissenschaftsgemeinschaft erweckt und das Vertrauen in die Seriosität wissenschaftlichen Arbeitens geschmälert.«

Eine Ad-hoc-Kommission SARS-CoV-2 wird erst im Juni gegründet. Eine gewichtige Stimme in der öffentlichen Debatte wird sie nicht.

Zumindest für den wohl bekanntesten deutschen Virologen, Christian Drosten, stellt es sich so dar, dass einige Medien »irgendwann den Schalter umgelegt« hätten und auf seine Person losgegangen seien: »Es gibt Zeitungen, die malen inzwischen nicht nur in den Wörtern, sondern in Bildern Karikaturen von Virologen. Ich sehe mich selber als Comicfigur gezeichnet, und mir wird schlecht dabei. Ich bin wirklich wütend darüber, wie hier Personen für ein Bild missbraucht werden, das Medien zeichnen wollen, um zu kontrastieren. Das muss wirklich aufhören.« Wissenschaft sei nicht personalisiert: »Wissenschaftler haben Befunde«, meint Drosten. »Wir berichten nur Datenstände.«

Zurück bleiben eine zunehmend verunsicherte Öffentlichkeit im Zustand dauernder Erregtheit und Angst, wachsendem Unmut und Misstrauen ob der Kakofonie der Vermutungen, Einschätzungen, Widersprüche, Prognosen, Warnungen und vermeintlich gesicherter Fakten. Für einige werden die Worte »der Drosten sagt« oder »der Kekulé sagt« zur jeweiligen Glaubensfrage; andere finden Argumente für ihre kruden

Verschwörungserzählungen, die vermeintliche »Diktatur der Virologen«. Zurück bleiben aber auch zunehmend verunsicherte Politiker. Auf wen sollen sie sich verlassen? Vor allem, weil sich nun abzeichnet, dass die allermeisten Experten in einer entscheidenden Frage jedenfalls zu Beginn nicht richtiglagen. Man könnte auch sagen: falsch. Es geht um »MNS«, den Mund-Nasen-Schutz. Die bald hochpolitische Frage der Maske.

Die Maske als Symbol

Bereits im späten März 2020 formiert sich ein erstes deutsches Aufbegehren gegen, ja, gegen was eigentlich genau? Auf dem Rosa-Luxemburg-Platz vor der Berliner Volksbühne trifft sich eine kleine Gruppe Empörter, um ihrer Entschlossenheit zum »demokratischen Widerstand« Ausdruck zu geben – so zumindest formulieren es die Initiatoren der Zusammenkunft unter dem Motto »Nicht ohne uns!«. Die wöchentlichen Zusammentreffen werden bald unter der eher irreführenden Bezeichnung »Hygienedemo« bekannt. Denn eigentlich möchten die Teilnehmer ja vor einer »Hygienediktatur« warnen, einer Machtübernahme durch den Staat unter dem Vorwand des Gesundheitsschutzes – eine Dystopie, wie sie die bekannte Schriftstellerin und ehrenamtliche Richterin am Landesverfassungsgericht Brandenburg Julie Zeh in ihrem Roman *Corpus Delicti* beschrieb. Organisiert von der »Kommunikationsstelle Demokratischer Widerstand« bleibt die erste Berliner Hygienedemo – aus Hygienegründen – offiziell auf 20 Teilnehmer begrenzt. Es geht um Widerstand gegen den Lockdown, die vermeintlich überzogenen und grundgesetzwidrigen Maßnahmen der Bundesregierung. Mithilfe gleichgeschalteter Medien entstehe ein Notstandsregime überalterter Eliten, die ein im Grunde eher ungefährliches Virus zum Vorwand einer »Machtergreifung« nähmen.

In den kommenden Wochen und Monaten schließen sich Menschen in anderen deutschen Städten dem selbst erklärten Widerstand gegen die Staatsgewalt an; vor allem in München und Stuttgart, dort demonstrieren Tausende. Es sind Frauen und Männer jeden Alters, viele um ihre demokratischen Grundrechte Besorgte; sie wollen sich das Recht der Versammlungs- und Reisefreiheit, ihre persönliche Freiheit nicht von Allgemeinverordnungen und einem Infektionsschutzgesetz einschränken lassen. Sie gehören einer Partei an oder auch nicht; unter ihnen Punks und Rentner, Gastwirte mit Existenzsorgen, Impfgegner und generell Verängstigte. Unter ihnen auch Altgrüne, Esoteriker, Linksidentitäre und Antifa. Mehr und mehr Rechtsextreme stoßen dazu, Identitäre Bewegung, Reichsbürger, Neonazis und AfDler, auch die vom besonders radikalen Flügel. Björn Höcke wird auftauchen, auch der frühere NPD-Vorsitzende Udo Voigt, der sein »Nein zur Zwangsimpfung« auf dem T-Shirt trägt. »Querdenker« sind dabei – aber vor allem formiert sich eine Querfront. Nicht einmal manche, die von links auf die Welt schauen, scheinen sich ernsthaft daran zu stören, jetzt neben Rechten zu stehen. Mindestabstand halten gilt nicht mehr.

Einige tragen selbst gebastelte Kopfbedeckungen aus Alufolie, manche mit kleinen Antennen. Angeblich kann das Stanniolpapier Radiowellen abwehren. Einige tragen Aluhüte und rufen: »Wir sind das Volk!« Andere tragen T-Shirts mit dem Buchstaben »Q«, der steht für die QAnon-Bewegung, eine weltweit wuchernde Verschwörungserzählung, nach der Politiker und Hollywoodschauspieler in unterirdischen Anlagen und geheimen Militärlagern Kinder missbrauchen und ermorden.

Viele der Protestierenden sind überzeugt, es handle sich um eine Verschwörung: ein Virus, vom Microsoft-Milliardär Bill Gates in die Welt gesetzt, damit er von Impfkampagnen profitieren könne. Ein Virus als »Fake News«, um einer Hightech-Diktatur finanzkapitalistischer Eliten Vorschub zu leisten. Es drohten Zwangsimpfungen. Schuld könnte auch der neue Mobilfunkstandard 5G sein: In Großbritannien wurden bereits Anschläge auf Masten verübt, Bauarbeiter und Ingenieure attackiert. Die Pandemie als absichtlich verursachte Krise, Komplott und Weltverschwörung – all das hunderttausendfach im Netz geteilt und in die Welt geschickt. Der R-Wert der Verschwörungsmythen liegt konstant über 1.

Viele haben Angst vor der Zukunft, suchen einfache Gewissheit in Zeiten dieser großen Verunsicherung. Andere machen Verschwörungsmythen zum Geschäftsmodell. Sie alle aber eint ihr Misstrauen gegen »die da oben«, die politischen, wirtschaftlichen und medialen Eliten. Gegen den vermeintlichen Mainstream und angeblich regierungsgehorsame, manipulierte Medien.

Viele, auch Journalistinnen, kommentieren diese Entwicklung anfangs eher abschätzig, von »Verrückten« ist die Rede, von »Unsinn« und »Irrsinn«. Alle Umfragen zeigen, dass die Mehrheit der Deutschen die Maßnahmen der Regierung befürwortet oder mindestens akzeptiert. Doch die »Hygienedemos« weisen auf eine beunruhigende Entwicklung hin: Offenbar kann sich eine zunehmend radikal fragmentierte Gesellschaft immer weniger auf Fakten verständigen, auf ein paar Grundwahrheiten zumindest. Damit aber wird einer Gesellschaft der Boden für sachliche Debatten und die Suche nach Gemeinsamkeiten entzogen.

Der Berliner S-Bahn-Nutzer Lothar Wieler hat seine eigene private Erhebung der Stimmungslage. Die meisten Menschen begegnen ihm freundlich oder bedanken sich sogar. Andere gehen ihn kritisch an, empört. »Werden Sie von Bill Gates bezahlt?«, will einer wissen. »Nein, vom deutschen Staat«, antwortet Wieler. Er erkennt, dass man auch in seinem Institut dem Thema »Fake News« viel zu wenig Bedeutung beigemessen hat. »In meiner Welt hat das nie eine Rolle gespielt.« Drosten wird gemeinsam mit Ärzten die Tech-Konzerne in einem offenen Brief auffordern, gegen die Verbreitung von

Verschwörungsmythen und gefährlichen Gerüchten vorzugehen. Auch diese Kurve muss zumindest abgeflacht werden.

Von Anfang an in dieser Pandemie war die Sorge groß, was die massive Einschränkung von Freiheits- und Bürgerrechten mit der wichtigsten kritischen Infrastruktur macht: der Demokratie selbst. Bereits an dem Tag, an dem die Entscheidung für den Krisenstab getroffen wurde, fiel der Begriff »polizeiliche Lagen«. Er stand für die Sorge, ob die Pandemie die Stabilität des Landes untergraben könne. Polizei und Verfassungsschutz verabredeten, jede noch so kleine Veränderung zu beobachten – um so hoffentlich rechtzeitig zu bemerken, ob Großes ins Rutschen gerät. Das Bundeskriminalamt verfasst ein eigenes Lagebild, in der täglichen Lageübersicht für alle Polizeibehörden ist Corona jetzt ein eigener Punkt – Nr. 7. Zunächst bleibt es überraschend ruhig, die Zahl der Wohnungseinbrüche sinkt, die Menschen bleiben jetzt ja zu Hause. Reul berichtet in einem Telefonat davon, wie diszipliniert die Menschen seien. Aber er erzählt auch, was er gerade im Polizeibericht gelesen hat: In Köln hat eine ältere Dame in einem Supermarkt jemanden wegen eines Streits um Toilettenpapier geohrfeigt. In Berlin kontrolliert die Polizei im berüchtigten Görlitzer Park jetzt, ob die Dealer den Mindestabstand auch zueinander einhalten. Ein Fachkommissariat für illegale Autorennen meldet allein im April rund hundert Ermittlungsverfahren, Tendenz steigend. Offenbar hat die einschlägige Klientel sonst nicht viel zu tun. Bei der Beerdigung eines Berliner Clan-Mitglieds rückt die Polizei mit einem Großaufgebot an – dieses Mal auch, um die Abstandsregeln zu kontrollieren. Auf die Frage, ob der Aufwand wirklich notwendig gewesen sei, sagt ein Polizeisprecher: »Das sollen Virologen beurteilen.«

Auch die Staatsschützer verzeichnen einen verblüffenden Trend: Sie haben weniger zu tun. Der Lockdown lässt auch die Gefährder zu Hause bleiben, Observationen werden ausgesetzt. Der britische Geheimdienst MI5 meldet, Beschattungen auf leeren Straßen seien ohnehin kaum möglich, die Observanten würden entdeckt. Der europäische Anti-Terrorismus-Koordinator urteilt, dass Grenzschließungen, verstärkte Polizeipräsenz und Ausgangsbeschränkungen Terroristen das Leben schwerer machten.

Und doch weicht die anfängliche Ruhe einer nervösen Anspannung. Ausgerechnet in Deutschland, dem Land, das vom Ausland für die bisherige erfolgreiche Bewältigung der Pandemie so sehr gelobt wird, wächst der Widerspruch. Das Land mit dem mildesten Lockdown hat die lauteste Protestbewegung. In der Bundes- und den Landesregierungen macht das Wort von einer »Corona-Pegida« die Runde. NRW-Ministerpräsident Armin Laschet fürchtet, dass die »Vielschichtigkeit der Krise zu einer ganz anderen Polarisierung als in der Flüchtlingskrise« führen könne. Das Bundeskriminalamt warnt, dass sich die Lage jederzeit verschärfen könne, wenn die »wirtschaftlichen Konsequenzen« für »größere Teile der Arbeitnehmerschaft« bemerkbar würden. Dann könne ein »erneutes Anwachsen von Stressbelastung und Unzufriedenheit« die Folge sein. Beunruhigend auch die Meldungen des Verfassungsschutzes: Latent vorhandener Antisemitismus breche sich aktuell auf den Demonstrationen massiv Bahn. »Demonstranten tragen Nachbildungen von Judensternen mit der Aufschrift ›Ungeimpft‹.«

An einer Ampel in der Münchener Innenstadt ist ein Aufkleber aufgetaucht. Darauf die Porträts zweier Männer, dazu der Satz: »Trust me, I'm a doctor.« Die Porträts zeigen Christian Drosten und: den Massenmörder Josef Mengele, den KZ-Arzt von Auschwitz.

Wie sehr solche widerwärtigen Vergleiche Drosten verhöhnen – vor allem aber auch die Opfer des Nationalsozialismus.

Kaum jemand in diesen Aufmärschen hält noch Abstand oder trägt Maske. Teil des Protestes ist es jetzt, die staatlichen Maßnahmen zu ignorieren und zu verhöhnen. Erstaunlich viele unter den Teilnehmern zeigen Atteste vor, Befreiungen von der Maskenpflicht, angeblich aus gesundheitlichen Gründen.

In abgehörten Nachrichten von Rechtsextremisten und Reichsbürgern ist häufiger vom »Tag X« die Rede. Man müsse die Schwäche des Staates jetzt nutzen, um zuzuschlagen.

Ende August werden sich die Protestler vor dem Brandenburger Tor versammeln und die Parolen der friedlichen Revolution von 1989 missbrauchen: »Tor auf, Tor auf.« Und: »Wir sind das Volk.« Dann schaffen sie es mit ihren Flaggen bis auf die Stufen des Reichstages. Mehr Symbol geht nicht.

Etliche Vertreter der neuen Rechten sind an diesem Tag dabei. Der Thüringer AfD-Fraktionsvorsitzende Björn Höcke, Martin Sellner von der Identitären Bewegung und der Publizist Jürgen Elsässer, dessen *Compact-Magazin* vom Verfassungsschutz als »Verdachtsfall« eingestuft worden ist.

Und natürlich auch der zu gefährlicher Prominenz gekommene Vegankoch Attila Hildmann, gebürtig aus, ja, Berlin-Kreuzberg. Er behauptet, das Pergamonmuseum beherberge den »Thron des Satans«. Und gleich gegenüber wohne sie, die »Stasi-Satanistin« Angela Merkel. Gesundheitsminister Jens Spahn wird zu öffentlichen Terminen in einem gepanzerten Wagen vorfahren müssen, begleitet von Personenschützern des Bundeskriminalamtes.

Im November wird eine Arbeitsgruppe des Verfassungsschutzes die Frage aufwerfen, ob die Bewegung der Querdenker beobachtet werden muss – sie warnt vor einer neuen Bedrohung, einem »Extremismus sui generis«. Ein »ausgeprägter Glaube an Verschwörungstheorien« könne »die Bereitschaft zu kriminellen Handlungen fördern«, heißt es in einer vertraulichen Analyse. Ihren Anhängern lieferten sie »Rechtfertigungsansätze«, so würden dann etwa »Angriffe auf Regierungseinrichtungen« als Akte der »Selbstverteidigung« begriffen.

Ausgerechnet ein paar dünne Schichten Filtervlies oder

einfacher Stoff werden für die Protestierenden zum Symbol vermeintlich perfider politischer Unterdrückung: der Mund-Nasen-Schutz, kurz Maske. Der »Merkel-Maulkorb« mache uns zu »Sklaven«, heißt es. Vielleicht bündeln sich in den Masken all die Hilflosigkeit und Sorge, das Gefühl der Ohnmacht. Man sieht kein Gesicht mehr, es scheint, als ob niemand mehr lachte, als ob sich Individualität in einer freudlosen Masse auflöste. Als ob die Welt erstickte. Mundtot eben.

Wohl keiner der deutschen Demonstranten ist sich der historischen Parallelen bewusst. Während der zweiten Welle der verheerenden Spanischen Grippe im Herbst 1918 tobte in den USA eine heftige Debatte über den Nutzen selbst genähter sogenannter »community masks«, Alltagsmasken, die in vielen Städten verpflichtend getragen werden mussten. In San Francisco etwa galt Maskenpflicht für jeden Einwohner, der sich in der Öffentlichkeit oder in einer Gruppe von zwei oder mehr Personen aufhielt. Abnahme war nur für die Mahlzeiten gestattet. Verstöße gegen die Maskenpflicht wurden meist mit einer Geldstrafe von fünf Dollar geahndet, die dem Roten Kreuz zugutekam. Schließlich kam es zur Gründung des »Anti-Masken-Bundes«, Ärzte und Bürgerrechtler schlossen sich ihm an – die einen wegen undichter Masken, die anderen wegen vermeintlicher Unterdrückung. Weltweit berichteten Zeitungen über die Maskenrebellen.

Zwar gehört die Bedeckung von Mund und Nase seit Jahrhunderten zu den wirksameren Methoden, eine Infektionskrankheit einzudämmen. Schon ein einfacher, auch selbst genähter Mund-Nasen-Schutz reduziert die Verbreitung möglicherweise infektiöser Tröpfchen, die beim Husten, Niesen, Sprechen oder Singen austreten. Entscheidend ist der passive Schutz: Die Maske hilft, andere zu schützen. Und damit auch den Träger.

In asiatischen Ländern gehört sie vor allem im Winter seit Langem zum Straßenbild, in China auch gegen den Smog.

Schon seit Beginn der Pandemie gelten strenge Maskenempfehlungen in Japan, Südkorea und auf Taiwan. Im südamerikanischen Uruguay gilt seit Anfang März eine Maskenempfehlung für öffentliche Verkehrsmittel. Vietnam verhängt als weltweit erstes Land am 16. März eine landesweite Mundschutzpflicht, als erstes europäisches Land folgt Tschechien zwei Tage später. Künstler hängen selbst genähte Masken an Bäume – jeder kann sich eine von den bunt bestückten Ästen nehmen. Eine Videokampagne fordert Maskensolidarität der anderen EU-Staaten. Mitte März haben rund zehn Staaten eine Maskenempfehlung ausgesprochen. Aber obwohl man mittlerweile weiß, dass auch Infizierte ohne Symptome das Virus übertragen können, zögern Deutschland, Frankreich, Großbritannien, die USA und die Weltgesundheitsorganisation WHO. In den USA ist die Maske ohnehin längst Waffe im erbittert geführten politischen Kampf – wer sie trägt, gilt Trump und seinen Anhängern als demokratisches Weichei oder gleich als gefährlicher Sozialist. Aber auch Virologen debattieren über Sinn oder Unsinn der Maske. Als ob SARS-CoV-2 nach Nationen unterscheiden würde.

George Gao, Leiter der chinesischen Seuchenschutzbehörde, mahnt früh – und öffentlich: »Es ist ein großer Fehler, dass die Menschen in den USA und in Europa keine Masken tragen.« Die Münchener Infektiologin Camilla Rothe meint: »Im Krankenhaus tragen wir Masken, nicht nur im OP. Warum soll das im Alltag schlechter sein?«

Dass das zumindest provisorische Bedecken von Mund und Nase zunächst als unnötig oder gar schädlich erachtet wird – um dann innerhalb weniger Wochen zu einer der wichtigsten Maßnahmen erklärt zu werden –, gehört zu den wohl größten Fehlentscheidungen in dieser Pandemie. In Deutschland werden sich die Menschen anfangs noch nach den wenigen umdrehen, die freiwillig eine Maske tragen. Nur kurz darauf gelten die Blicke denjenigen, die es nicht tun.

Früh, schon Mitte Februar, wird die Frage gestellt. Etwa

während eines Pressebriefings der Nationalen Akademie der Wissenschaften Leopoldina. Am Tisch sitzen Drosten und Wieler, aus München zugeschaltet Chefarzt Wendtner, der die Webasto-Patienten behandelte. Das Maskentragen solle man dem medizinischen Personal überlassen, erläutert Wendtner, es müsse sich schützen. Im öffentlichen Raum aber sei es »Unsinn«. Und »wenn Chinesen Masken in Wuhan tragen, dann sollten wir das akzeptieren«.

Über Monate rät auch die WHO ab: Könnten sich die Menschen dann doch in falscher Sicherheit wiegen; der nötige Sicherheitsabstand werde nicht mehr ernst genommen. Außerdem entstünden durch falsches An- und Ablegen sowie unsachgemäßes Tragen zusätzliche Infektionsrisiken. Und überhaupt: Es fehle an Evidenz, an Studien zur Wirksamkeit sogenannter »Alltagsmasken« gegen SARS-CoV-2. Vielmehr helfe Abstand und regelmäßiges Händewaschen. In Berlin vertreten Braun und die Kanzlerin ganz entschieden dieselbe Meinung. Mundschutz gehöre an Fachpersonal. Immer wieder erzählt Braun davon, dass sich Maskenträger ständig im Gesicht herumfummelten. Manchmal muss er sich beim Einkaufen beherrschen, um diejenigen, die eine Maske nicht korrekt tragen, nicht an Ort und Stelle zu belehren.

Als die Maskenfrage in einer Schaltkonferenz der Chefs der Staatskanzleien Anfang April diskutiert wird, vertritt auch Wieler die geltende WHO-Position. Nur professionelle und partikelfiltrierende Masken des Schutzstandards FFP2 oder -3 könnten effektiv schützen. Selbst Genähtes würde »ein bisschen helfen«, damit erhöhe sich die »Ansteckungsbarriere« um zehn bis 15 Prozent. Dies gaukele falsche Sicherheit vor. Bei einfachem Mund-Nasen-Schutz gebe es »keine Hinweise auf einen Eigenschutz«, so wird es noch lange auf der Website des RKI stehen.

Der Chef der Kassenärztlichen Bundesvereinigung (KBV), Andreas Gassen, betrachtet Maskenpflicht als »reine Symbolpolitik«. Und noch Ende März erklärt Gesundheitsminister

Spahn: »In der jetzigen Lage sehe ich keinerlei Notwendigkeit zu einer Verpflichtung.«

Als die WHO schließlich zögernd die Wende vollzieht, ist die Maske in vielen Ländern Standard – eine offene Rebellion gegen die WHO-Empfehlungen. Erst unter diesem Druck entscheidet sich die WHO, Forscher der kanadischen McMaster-Universität mit einer Überprüfung zu beauftragen.

Für die Metaanalyse werden insgesamt 172 Studien aus 16 Ländern herangezogen, 44 Vergleichsstudien untersucht. Das Ergebnis ist eindeutig: »Nach unserer Analyse reduzieren Masken das Risiko, sich zu infizieren, um überraschende 80 Prozent«, sagt Holger Schünemann, der die Untersuchung leitete. Möglicherweise hätte es durch früheren Gebrauch »zu einer großen Verminderung der Todesfälle« kommen können.

Erst im Juni ändert die WHO ihre Empfehlungen. Nach dieser Wende wird WHO-Generaldirektor Tedros zu einem der lautesten Maskenfans. Er habe immer eine bei sich, das sei »ein Akt der Solidarität«. Angela Merkel wird später eine kleine Plastiktüte bei sich tragen, in der sie ihre Maske verstaut. Aus hygienischen Gründen.

Ein Problem bleibt: die Straßenverkehrsordnung. Die schreibt ja vor, dass ein Autofahrer zu erkennen sein muss; er darf das Gesicht nicht bedecken. Ein Arbeitskreis leitender Polizeibeamter entscheidet, Verstöße in Pandemiezeiten nach dem »Opportunitätsprinzip« nicht zu verfolgen.

Drei Dutzend Wissenschaftler wenden sich im April mit einer weiteren Warnung an die Wissenschaftler der WHO. »Wachsende Evidenz« zeige, das Virus werde nicht nur durch Tröpfchen, sondern auch durch viel kleinere, sich viel weiter durch die Luft verbreitende Aerosole übertragen. Im Juli bestätigt ein offener Brief von 239 Wissenschaftlern aus 32 Ländern die Erkenntnisse, darunter sind Chemiker, Lüftungsexperten, Umweltingenieure. Fünf von ihnen kommen aus Deutschland, auch vom Max-Planck-Institut für Chemie in

Mainz. Schon jetzt, im Sommer, fordern sie neue Lüftungskonzepte, sie drängen auf moderne Filtersysteme für Innenräume. Es ist eine der Mahnungen, die erst viel zu spät gehört werden.

Die Frauen aus Jena

Dass sich in Deutschland Ende April schließlich eine allgemeine Maskenpflicht in Geschäften und im öffentlichen Nahverkehr durchsetzt, sozusagen ein »Vermummungsgebot«, ist durchaus auch drei Frauen aus Jena zu verdanken, die sich über die damaligen Empfehlungen des RKI entschlossen hinwegsetzen. In der 111 000 Einwohner zählenden Stadt steigen die Infektionszahlen seit dem 12. März rasch; anfangs wohl verursacht durch Reiserückkehrer aus den österreichischen Skigebieten. Innerhalb von zwei Wochen sind mehr als 150 Fälle registriert. Am Anfang denken sie im Gesundheitsamt noch, dieses Virus mache keinen großen Unterschied zur Grippe. Doch dann sehen sie die Zahlen, lesen die E-Mails, die ihnen eine befreundete Ärztin aus Norditalien schickt, Nachrichten wie aus der Hölle.

Ende Februar wird in Jena der »Stab für außergewöhnliche Ereignisse« SAE einberufen, de facto ein Krisenstab mit Weisungsbefugnis, der nun über Monate regelmäßig zusammenkommt. SAE regiert – etwas zu autoritär, wie manche auch in Erinnerung an noch nicht gar so lange vergangene Zeiten kritisieren, als Jena noch in der DDR lag. SAE beschließt umfassende Eindämmungsmaßnahmen: Es gelten Betretungsverbote. Der Rest der Welt wird zu einer Art Gesamtrisikogebiet erklärt; dazu zählen für Jena auch sechs westdeutsche Bundesländer. Damit müssen Besucher etwa aus Bayern oder Nordrhein-Westfalen für zwei Wochen in Quarantäne, wenn sie nach Jena kommen. Zu klären aber bleibt die Maskenfrage. Die damalige Leiterin des Fachdienstes Gesundheit Enikö

Bán sowie ihre Kolleginnen vom Amtsärztlichen Dienst Sabine Trommer und Heike Beyermann recherchieren Berichte aus Hongkong und Südkorea; sie sichten wissenschaftliche Artikel. Eine schlichte Fotosuche über Google zeigt ihnen maskentragende Menschen auf den Straßen asiatischer Länder; Schulklassen auch, die Kinder tragen Masken im Unterricht.

Überhaupt, die ostasiatischen Länder. 2003 von der SARS-Pandemie getroffen, hatten sie in der Folge ihre Meldesysteme verbessert, Infektionsschutzbehörden und öffentliche Gesundheitssysteme modernisiert, auch die umstrittene digitale Infrastruktur für Kontaktnachverfolgung per App geschaffen.

Auch diese kollektive Pandemieerinnerung hält die Menschen etwa auf Taiwan, in Vietnam, Thailand, Südkorea oder Japan jetzt Masken tragend auf Abstand zueinander. Diese Staaten werden das erste Jahr der Pandemie besser – und oft ohne harten Lockdown – bewältigen als viele europäische Industriestaaten, von den USA oder Brasilien ganz zu schweigen. Warum man sich dort, im globalen Norden, nicht ein Beispiel an den Ländern Asiens genommen hat? Für Soumya Swaminathan, Chefwissenschaftlerin der WHO, gehört es zu den Rätseln in dieser Pandemie. »Vielleicht war es auch eine gewisse Nachlässigkeit und Selbstzufriedenheit«, sagt sie im Telefonat, »das Gefühl in einigen westlichen Ländern, man sei bei der Bewältigung der Pandemie natürlich führend.«

Masken: Was Menschen in anderen betroffenen Ländern offenbar selbstverständlich als wirksame Schutzmaßnahme nutzen – warum soll dies nicht für die Einwohner von Jena gelten? »Es ist ja eine Frage der Einstellung«, sagt Enikö Bán im Telefonat, mittlerweile zur Leiterin des Gesundheitsamtes aufgestiegen. »Wir betreiben Prävention, wir können nicht auf die Ergebnisse von allerlei aktuellen Studien warten. Und dann haben wir uns eben getraut.«

Zum 6. April wird in Jena als erster Stadt in Deutschland die »Pflicht zur Mund-Nasen-Bedeckung« verordnet, ausdrücklich vermeidet man das Wort »Maskenpflicht«. Stoffläden werden eigens geöffnet, damit die Menschen ihre Masken selbst nähen können. Der Innenstadtverein fertigt 10 000 Stück, ein Herrenschneider steuert Kittel und Mundschutz für die Angestellten der Stadtverwaltung bei. Eine Informationskampagne erklärt die Regeln, jeden Tag neu und so intensiv, dass sich einige an den SED-Staat erinnert fühlen – und später dagegen demonstrieren gehen. Abstand halten! Hände waschen! Mund und Nase bedecken! Der Aufenthalt in Innenräumen wird zeitlich begrenzt: Besprechungen in der Stadtverwaltung dürfen maximal zwei Stunden dauern, alle 30 Minuten ist eine »Belüftungspause« einzulegen. Masken-und Belüftungspflicht gilt zunächst auch während des Schulunterrichts – bis das zuständige Verwaltungsgericht nach Klage der Freien Waldorfschule aufgrund der niedrigen Infektionszahlen den Schulsonderweg Jena kippt.

Schon knapp drei Wochen nach Einführung der Maskenpflicht ist die Zahl der registrierten Infizierten in Jena von rund 120 auf unter 20 gesunken, im späten Frühjahr geht sie gegen null. »Die Sache hatte einen zusätzlichen Effekt, zunächst hatten wir gar nicht daran gedacht«, sagt Bán. »Die jährliche Grippewelle war schlagartig zu Ende.« Man muss sich eben manchmal was trauen, meint sie munter.

Bis heute fällt eine Erklärung für das deutsche Maskendebakel schwer. Früh und laut hatte sich der Hygienefacharzt und langjährige Abteilungsleiter für Krankenhaushygiene im RKI, Klaus-Dieter Zastrow, zu Wort gemeldet. Es sei »völliger Unsinn, dass der Mund-Nasen-Schutz nichts bringe«, sagt er. »Er ist der einzige Schutz, den wir haben. Ziehen Sie sich irgendetwas über Mund und Nase! Alles ist besser als nichts!« Im April schickt er empörte Briefe an Söder, Merkel und Laschet. »Eine 2. Welle kann und wird nicht kommen«, schreibt er – als sei dies Fakt und unumstößliche Wahrheit: »Denn sie ist ein Hirngespinst der Virologen!«

Fragt man wiederum Karl Lauterbach, den einzigen deutschen Bundestagsabgeordneten mit großer epidemiologischer Erfahrung, sagt der: »Ich würde vermuten, dass wir in Deutschland Tote hätten verhindern können.«

Haarrisse

Abstand halten, Hygiene beachten, Alltagsmaske tragen – ein Land sucht seine Regeln. Als »AHA-Regeln« werden sie bald auf Werbetafeln an den Bushaltestellen plakatiert. Besucht man in diesen Frühlingstagen die dafür Verantwortlichen in Berlin, fällt allerdings auf, dass selbst innerhalb der Bundesregierung das Reglement noch geübt wird.

Im Innenministerium muss ein Fragebogen ausgefüllt werden: Fühlen Sie sich krank, haben Sie Fieber, waren Sie in den vergangenen 14 Tagen im Ausland? Adresse und Telefonnummer werden für eventuelle Kontaktnachverfolgung verlangt. Im Auswärtigen Amt trägt das Sicherheitspersonal zwei Pistolen, mit einer wird Fieber gemessen. Erst danach geht es zur Sicherheitskontrolle. In der Tiefgarage am Werderschen Markt ist eine Drive-in-Teststation für die Angestellten eingerichtet. Man kann natürlich auch mit dem Fahrrad vorfahren. Im Kanzleramt wiederum erklären Verantwortliche, ein Besuch sei leider gar nicht möglich. Im gleichen Gebäude aber bitten andere umstandslos zum Kaffee. Ohne jeden Fragebogen oder Fiebermessen.

Auch im Schloss Bellevue, dem Sitz des Bundespräsidenten, reicht der Ausweis. Ausgerechnet in diesen aufgewühlten Zeiten kann Frank-Walter Steinmeier nicht ungehindert walten, was seines Amtes ist: mit Menschen sprechen, ihnen zuhören, nachvollziehen, was sie bewegt. Alle Reisen sind abgesagt, ins Schloss kommt kaum jemand. So hängt Steinmeier den ganzen Tag über am Telefon, spricht mit Amtskolleginnen, Politikern, Virologen, Verkäufern oder Medizinstudentinnen, die sich freiwillig zur Coronahilfe gemeldet haben.

Die Stühle stehen sicherheitsabstandsgemäß weit auseinander, Kaffee wird von einem Mitarbeiter mit Maske gereicht. Steinmeier ist einer der erfahrensten deutschen Politiker, seit Jahrzehnten im Geschäft. Er war Kanzleramtsminister unter Gerhard Schröder, SPD-Kanzlerkandidat, zweimal Außenminister. Womit er diese Krise vergleichen kann? Steinmeiers Antwort überrascht. Er nennt den 11. September 2001. Weil auch damals die Situation ähnlich unübersichtlich gewesen sei. Man habe nicht gewusst, was passiere. Habe die Konsequenzen nicht abschätzen können. Große Unsicherheit präge auch diese Pandemiemonate. Einen Vergleich mit der Finanzkrise 2008 will er nicht gelten lassen. Damals sei doch ziemlich klar gewesen, was zu tun sei.

Gemeinsam mit vier anderen Staatsoberhäuptern hat Steinmeier einen Artikel für die *Financial Times* geschrieben. Darin fordern sie eine »globale Allianz gegen die Pandemie«. Ein Impfstoff soll schnell entwickelt und allen zur Verfügung gestellt werden, natürlich auch den Menschen in den ärmeren Ländern. Gerade jetzt gehe es darum, »Zusammenarbeit und Solidarität zu stärken. Jedes Zögern kostet Leben.« Im Schloss waren sie irritiert über das maue Echo in den deutschen Medien.

Noch ist keine Vakzine in Sicht, aber in Berlin kursieren bereits erste streng vertrauliche Papiere, in denen es auch um Steinmeiers Anliegen geht: faire Verteilung. In einem von ihnen steht: »Eine Normalisierung auch des europäischen Alltags kann nur gelingen, wenn die Pandemie weltweit eingedämmt wird.« Dies sei »auch in unserem Interesse, denn das Virus kennt keine Grenzen. Der Zeitpunkt, sich Gedanken über einen Verteilungsmechanismus zu machen, ist jetzt – parallel zu Forschung, Entwicklung und Planung der Produktion.« Der bemerkenswerteste Satz in einem dieser Strategiepapiere lautet: »Am Ergebnis wird unsere Handlungsfähigkeit und Glaubwürdigkeit, aber auch die des multilateralen Systems selbst, gemessen werden.« Wie wahr.

Steinmeier spricht aber auch über den Stolz auf das Land, den er empfindet, die hohen Zustimmungsraten für die Politik. Über das »kluge Krisenmanagement, gepaart mit Verantwortung und Disziplin der Menschen in Deutschland«. Er sei froh, dass die Entscheidungen »auf der Basis von Vernunft und wissenschaftlichen Erkenntnissen« getroffen werden. »Wenn es ernst wird, entscheiden die Menschen noch einmal neu, wem sie ihr Vertrauen schenken.«

Er klingt zufrieden. Und beobachtet doch schon jetzt wachsende Ungeduld und Unruhe bei den Menschen, die feinen Haarrisse. Ihren unbedingten Wunsch, endlich das alte Leben zurückzubekommen. Einen Lockdown zu verhängen sei einfacher, als ihn aufzuheben. Jede nun anstehende Lockerung werde neue Begehrlichkeiten wecken. Steinmeier kennt den Satz des Anästhesisten und Kanzleramtsministers Braun: Einen Menschen in die Narkose zu versetzen ist leichter, als ihn wieder aufzuwecken.

Nach anderthalb Stunden verabschiedet sich ein beunruhigter Bundespräsident. Er darf die Hand nicht reichen.

Das frühe Ende der Einigkeit

»Wir müssen auch irgendwann mal zu Potte kommen«

In Deutschland bleibt im Frühjahr 2020 die gefürchtete Welle aus, überall. Anders als in den USA, in Brasilien, Spanien, Frankreich oder Italien. Auf deutschen Straßen rollen keine Militärlaster mit Särgen. In deutschen Krankenhäusern müssen die Ärzte nicht über Triage entscheiden, die Frage von Leben und Tod. Die eigens eingerichteten Hilfskrankenhäuser, manche beinahe so schnell aufgebaut wie im chinesischen Wuhan, sind leer. Eines davon, 485 Betten groß, steht in einer Halle auf dem Messegelände in Hannover. Ministerpräsident Weil hofft, dass es »die schönste Fehlinvestition meines Lebens bleibt«. Die Rufe werden lauter, von überallher, von den Gastronomen, den Friseuren, den Hoteliers: Gut einen Monat nach Beginn des Lockdowns sind viele mit ihrer Geduld am Ende.

Die Infektionszahlen sind radikal gesunken. Drosten erklärt den Erfolg mit der frühen und entschiedenen Intervention. Deutschland sei davongekommen, erst einmal jedenfalls.

Aus dem Ausland wird weiter mit Bewunderung auf den deutschen Weg geschaut. In spanischen Medien ist vom »milagro alemán« zu lesen, dem deutschen Wunder. Das Schönste, sagen sie in Spahns Gesundheitsministerium, sei die Frage ausländischer Journalisten: »Wie habt ihr das geschafft?« Aber in Deutschland selbst ist die »Coronapolitik«

nicht mehr unumstritten. Viel schneller, als man dachte, wird aus Verständnis Unverständnis, aus Geduld Ungeduld, aus Einigkeit Uneinigkeit. Es beginnt ein regelrechter Überbietungswettbewerb, aus Lockdown wird Lockerung. Und wie beim Weg in den Lockdown geht es jetzt immer schneller. Nur andersherum.

Nach Ostern beginnt eine neue Phase. Auch in der Politik. Die Chefs der Staatskanzleien, abgekürzt »CdS«, schalten sich regelmäßig mit Kanzleramtsminister Braun zusammen. Sie arbeiten dem jetzt wichtigsten Entscheidungsgremium des Landes zu: den Beratungen der Kanzlerin mit den Ministerpräsidentinnen und Ministerpräsidenten, zu denen auch weitere Mitglieder der Bundesregierung zugeschaltet sind. Eine besondere Rolle kommt stets Spahn zu – der Gesundheitsminister berichtet über den jeweiligen Stand der Dinge, über Infektionszahlen, Intensivbetten und Testkapazitäten. Bis in den späten Sommer klingt es so, als wäre alles auf einem guten Weg. Diese meist per Video stattfindenden Runden, in denen nun bislang beispiellose Entscheidungen für die Zukunft des Landes getroffen werden, haben ein Problem: Es heißt Transparenz.

Zwar werden die jeweiligen Ergebnisse in einer Pressekonferenz erläutert, die getroffenen Beschlüsse veröffentlicht. Doch über den Verlauf, über Positionen, Abwägungen und Diskussionen gibt es so gut wie nichts. Niemand stenografiert mit, kein Tonband läuft, sodass zumindest spätere Generationen nach Ablauf der für Regierungsakten üblichen Sperrfristen nachvollziehen können, worüber und mit welchen Argumenten diskutiert wurde.

Die Zentralabteilung des Kanzleramtes erstellt lediglich ein vertrauliches »Kurzprotokoll« zur »hausinternen Verwendung«.

Unter den Experten im Bundes- und in den Landesarchiven löst die Frage, wie man diese historischen Entscheidungen je wird nachvollziehen können, bereits im Frühjahr eine lebhafte Debatte aus. Seit Jahren beklagen sie, dass etwa die zunehmende Kommunikation von Politikerinnen und Politikern über SMS es für Historiker immer schwerer mache, Entscheidungen nachzuvollziehen. Merkel nutzt das Instrument, das ein Journalist einmal »Short Macht Service« nannte, besonders häufig, ihr Kürzel »am« gilt als die eigentlich harte Währung im Regierungsbetrieb. In den Akten taucht solche Kommunikation praktisch nie auf. Dabei urteilte schon 1988 das Bundesverwaltungsgericht, dass eine vollständige Dokumentation »Grundlage für die parlamentarische Kontrolle« exekutiven Handelns sei.

Mit notwendiger Transparenz tut sich dieses Land schon immer schwer: In den USA werden selbst vertraulichste Vorgänge – etwa Nuklearverhandlungen zwischen dem damaligen russischen Präsidenten Boris Jelzin und seinem US-Pendant Bill Clinton – Wort für Wort veröffentlicht. Sie stammen aus den 90er-Jahren. In Deutschland werden selbst noch 20 Jahre ältere Vorgänge zurückgehalten, etwa die Beratungen des Krisenstabes während des Deutschen Herbstes 1977. In diesem Fall hatten Gerichte die Entscheidung des Kanzleramtes mit einer ebenso bemerkenswerten wie umstrittenen Begründung bestätigt: Die Mitglieder des Krisenstabes hätten »unter einem extrem hohen politischen, aber auch menschlich emotionalen Druck« gestanden, ihre Äußerungen müssten auch weiter geschützt bleiben. Denn sonst bestehe die Gefahr, dass in späteren Krisenstäben »Zurückhaltung geübt« werde oder dass mögliche Reaktionen des Staates für Terroristen »kalkulierbar« würden. Die Vertraulichkeit der Beratungen müsse auch dauerhaft gewährleistet sein.

Aber hier geht es nicht um Terrorismus – und die Vertraulichkeit der meist stundenlangen Pandemieberatungen ist von Anfang an ohnehin nicht gewährleistet. Vor allem die *Bild*-Zeitung wird in »Live-Tickern« gern saftige Zitate quasi in Echtzeit verbreiten, noch während der laufenden Sitzungen. Aus Sicht vieler Teilnehmerinnen und Teilnehmer entsteht hierdurch immer mal wieder ein verkürztes, zugespitztes und bisweilen auch falsches Bild der schwierigen Abwägungen. So sitzen sie und schauen immer wieder auf ihr Handy, lesen die neueste Schlagzeile. Dadurch, so empfinden sie es, verändere sich die Dynamik der Beratungen. »Total zum Kotzen«, nennt der schleswig-holsteinische Ministerpräsident Daniel Günther die Indiskretionen. Der Bruch des Beratungsgeheimnisses erschwere zudem die Konsenssuche zwischen dem Bund und den 16 Ländern. Mancher wird sich wünschen, dass vor Beginn jeder Sitzung jeder sein Handy weglegt – so wie man früher den Revolver vor dem Betreten eines Saloons abgeben musste. Haseloff wird später einen weitverbreiteten Verdacht aussprechen – Journalistinnen und Journalisten hörten inzwischen zu, seien »zugeschaltet«. Er gibt die Telefonnummer seines Pressesprechers an, »mit einem Augenzwinkern«, wie er sagt, die mithörenden Pressevertreter sollten doch bitte angebliche Zitate von ihm noch einmal abstimmen. *Die Zeit* wird dies später ein »Festival der Indiskretionen« nennen. Und der *Spiegel* wird eine Rekonstruktion der Beratungen als »Einblicke ins wichtigste Hinterzimmer der Republik« bezeichnen und zu dem gewagten Urteil kommen: »Wie stark die Gruppendynamik insgesamt an eine Klassenfahrt erinnert.«

In den Corona-Runden finden sich von Beginn an Anhänger beider Denkschulen: jene, die es richtig finden, dass man die unter hohem Druck in einer Ausnahmesituation stattgefundenen Beratungen niemals wird nachvollziehen können. Und jene, die dies für einen schwerwiegenden Fehler halten. Die es nicht akzeptieren wollen und argumentieren, dass zumindest mit zeitlichem Abstand der schwierige Entscheidungsprozess eben das benötigt, wovon Demokratie auch lebt: umfassende Transparenz.

So entsteht die Möglichkeit für dieses Buch, die Beratungen in weiten Teilen zu verfolgen. Sie erlaubt einen detaillierten und manchmal auch eher verstörenden Einblick in den Maschinenraum der Politik in Zeiten einer Krise. Man kann das herausfordernde und manchmal überfordernde Ringen nachvollziehen, mit dem versucht wird, eine Krise zu bewältigen, die die Kanzlerin ja zur größten seit dem Zweiten Weltkrieg erklärt hat.

Die manchmal auch surreal wirkenden Debatten offenbaren, unter welchem Druck die Verantwortlichen stehen. Sie legen offen, wie schnell das Bemühen um einheitliches Vorgehen auch von Partikularinteressen überlagert werden kann. Armin Laschet wird sagen: »Ich mach ja alles mit, ich weiß eh, dass sich morgen die ersten Länder wieder nicht daran halten.« Für die in den Sitzungen zu treffenden Entscheidungen gilt die Grundregel der Einstimmigkeit. Nichts kann durch Mehrheitsbeschluss erzwungen werden. 16 Länder und die Bundesregierung müssen sich einigen. Dabei ist die Kanzlerin meist die geduldige Moderatorin, aber immer häufiger wirkt sie auch genervt und für ihre Verhältnisse geradezu emotional. Einmal sagt sie: »Leute, ich kann nicht noch eine Stunde darüber diskutieren, was wir schon vier Mal nicht geschafft haben. Der eine sagt Ja, der andere sagt Nein.« Oder: »Wir müssen auch irgendwann mal zu Potte kommen.«

Ausgerechnet der Fußball wird in diesem Prozess eine gewisse Rolle spielen, aber vor allem – und wieder und wieder – die Kontaktbeschränkungen, Schulen. Die Sorge vor einer kippenden Stimmung in einzelnen Bundesländern wird hinzukommen, die etwa Sachsen-Anhalts Ministerpräsident Reiner Haseloff, CDU, so beschreibt: »Der Osten ist generell nicht ganz unproblematisch.«

Vor allem aber zeigen die Debatten, dass Merkels Autorität schon früh infrage gestellt wird.

Robert Habeck, der Co-Vorsitzende von Bündnis 90/Die Grünen, wird seine Eindrücke gegenüber dem *Tagesspiegel* so zusammenfassen: »Aber auf fast tragische Weise haben einzelne Ministerpräsidenten ihre Autorität zerstört, weil sie vorgeprescht und ohne Abstimmung eigene Wege gegangen sind.« Allerdings sei es Merkel zuletzt nicht mehr gelungen, den Sinn der »Entbehrungen und Einschränkungen« zu erklären.

Eigentlich war einheitliches Vorgehen vereinbart. Schon um die in diesem Frühjahr im Lockdown ausharrenden Menschen nicht zu verunsichern. Doch bereits in den Ostertagen legt Laschet ein Expertenpapier vor. Man müsse in einem »tastenden Verfahren« zu einer »verantwortungsvollen Normalität« zurückkehren. »Team Laschet« nennen Medien inzwischen die Lockerungs-Befürworter und »Team Söder« diejenigen, die an den harten Maßnahmen festhalten wollen. Als ob es so einfach wäre.

Merkel jedenfalls macht ihre Position klar. In einer Sitzung des CDU-Präsidiums am 20. April spricht sie von »Öffnungsdiskussionsorgien« und weiß sehr wohl, dass dies sofort nach draußen dringen wird.

Im Bundestag legt sie in einer Regierungserklärung nur Tage später nach. Inzwischen gingen einige Länder »zu forsch« vor, man dürfe das Erreichte nicht verspielen. Sie sehe es als ihre »Pflicht an zu mahnen«.

Diese Worte kommen nicht bei allen gut an. Am Abend der Rede sagt ein Ministerpräsident am Telefon, das sei doch typisch Merkel: Wenn es schiefgehe, habe sie gewarnt. Wenn es gut gehe, erinnere sich niemand mehr an ihre Worte. Manche in der Union sehen es so, dass die Kanzlerin gerade ihre alten Fehler des Flüchtlingsjahres 2015 wiederhole. Sie verweigere den Menschen eine Perspektive und sehe nicht, dass der Widerstand zunehme. Sie sei einfach uneinsichtig. Im Kanzleramt versucht man eine andere Deutung: Die Verkündung der schwierigen Entscheidungen des Lockdowns hätten die Ministerpräsidenten nur zu gern der Kanzlerin überlassen. Für die populären Lockerungen aber wollten sie jetzt selbst die politische Zustimmung einstreichen.

Der Ton in den Schaltkonferenzen jedenfalls wird jetzt

schon einmal rau und gereizt. Der Erste, der dies zu spüren bekommt, ist Kanzleramtsminister Braun, als er am 24. April wieder einmal mit den Chefs der Staatskanzleien konferiert. Eigentlich eine Runde, die von Sachlichkeit und Kollegialität geprägt ist. Heute nicht. Ein Teilnehmer meldet sich zu Wort. Er habe da ein Thema: Frau Karliczek, die Bundesbildungsministerin, spreche sich gerade öffentlich für eine Maskenpflicht in Schulen aus. Das mache alles nicht einfacher. Braun versucht, die Sache mit Humor abzuwenden. Entwicklungshilfeminister Müller habe schon zu Sommerurlaub in Nordafrika aufgerufen: »Diese Zeiten haben auch ihre skurrilen Elemente.« Er erntet Widerspruch: Dies sei nicht skurril, sondern ärgerlich. Der Bund erwarte große Disziplin von den Ländern. Das müsse auch umgekehrt gelten.

»Jeder bekommt eine Perspektive, aber nicht alle auf einmal«

Sechs Tage später schalten sich Merkel und die Ministerpräsidentinnen und Ministerpräsidenten zusammen. Es geht um mögliche Lockerungen. Allerdings hatte Braun vorab erklärt, die Runde solle auch dazu dienen, die »Erwartungshaltung« in der Bevölkerung zu »dämpfen«.

Die Sitzung wird knapp drei Stunden dauern, auf einem Videoscreen sind alle in ihren Kacheln zu sehen, Merkel stellt die Vollständigkeit fest: »Frau Dreyer sehe ich, Frau Schwesig sehe ich, Herr Weil, sind Sie schon da?« Die Kanzlerin will das vorbereitete Papier mit den Beschlussvorschlägen Punkt für Punkt durchgehen. Zunächst meldet sich: niemand. Dann bricht Haseloff das Schweigen. »Wahrscheinlich traut sich niemand, sich zu melden, weil jede Sequenz gleich bei dpa steht.« Der Niedersachse Weil klingt aufgebracht: In der Präambel des Papiers stehe doch etwas von »Einigkeit«, aber schon nach der letzten Telefonschaltkonferenz vor zwei

Wochen habe man erlebt, dass manche Beschlüsse binnen Stunden in einzelnen Bundesländern keine Gültigkeit mehr besessen hätten. »Ich habe das nicht unbedingt als Ruhmesblatt unserer Runde empfunden.« Söder sieht das ähnlich: Jeder müsse sich »ehrlich machen«, ob er eigentlich gewillt sei, sich an getroffene Entscheidungen auch zu halten. Ein Flickenteppich sei von »minderem medialen Erfolg für uns alle«. Tschentscher ist genervt von den täglichen Talkshows, in denen vermeintliche »Pandemiestrategen« ständig den Eindruck erwecken würden, als »hätten wir keine Strategie«.

Merkel fordert Einigkeit, einen landesweiten Ansatz. An den Sachsen Kretschmer gerichtet, der regionale Unterschiede verteidigt, sagt sie: »Aber du weißt ganz genau, dass die Leute das alles im Fernsehen verfolgen, und was der eine hat, will der andere auch. So ein gewisser gleichmäßiger Rhythmus beruhigt die Menschen schon sehr, die sich auch fragen, was muss ich wie lange noch aushalten.«

Malu Dreyer ist ungeduldig, dass es die vom Bund zugesagte Corona-App für Kontaktnachverfolgung immer noch nicht gibt; der Hesse Volker Bouffier will eine Teilnehmerzahl für Großveranstaltungen festlegen, die seiner Meinung schon bald wieder stattfinden könnten. Merkel hat Golfer in Brandenburg spielen sehen und fragt sich, ob dies »illegal« sei. Winfried Kretschmann aus Baden-Württemberg erklärt seine Probleme mit der möglichen »unkonditionierten« Öffnung von Spielplätzen, Zoos und botanischen Gärten wie etwa dem Schlosspark in Schwetzingen. Die zu erwartende Besucherzahl grenze dann rasch an Großveranstaltungen. Der Hamburger Tschentscher findet, Zoos seien im Grunde wie öffentliche Grünanlagen zu betrachten. Der Berliner Müller ergänzt: Ja, ein Zoo sei eigentlich eine »Parkanlage mit Tieren«.

Die Rheinland-Pfälzerin Dreyer will wenigstens eine »Perspektive« für die Gastronomie. Schwesig stimmt zu: Als Ministerpräsidentin des Landes mit den geringsten Infektionszahlen könne sie geschlossene Restaurants »politisch und rechtlich nicht mehr vertreten«. Söder ist zögerlich: »Wenn Alkohol im Spiel ist, dann wird es einfach schwer. Wenn wir da Pech haben, erleben wir ein absolutes Desaster.«

Merkel will einer Öffnung von Cafés und Gaststätten zunächst nicht zustimmen. Sie selbst sei nach der Schließung der Schulen und Kitas ja »eine der großen Verfechterinnen« gewesen, diese zunächst wenigstens bis 18 Uhr offen zu halten. Aber die neuen Regeln, Abstand zwischen Tischen und Gästen, seien zu oft nicht eingehalten worden. »Wir haben entnervt festgestellt, dass uns das Ganze total aus dem Ruder gelaufen ist.« Merkel versucht es mit einem Machtwort: »Jeder bekommt eine Perspektive, aber nicht alle auf einmal.« Es existiere ein ganz feiner Unterschied zwischen einer Perspektive und einer Entscheidung. Merkel ist nicht abzubringen von ihrer restriktiven Grundhaltung. Bei manchen der Ministerpräsidenten wächst darüber der Unmut.

»Druck« ist schon jetzt, Ende April, ein oft benutztes Wort in dieser Runde. Druck, dass »etwas passieren muss«. Der Brandenburger Dietmar Woidke formuliert es so: Man müsse aufpassen, dass »der Kessel nicht überläuft«.

Die wichtigste Frage betrifft die Kinder und ihre Eltern. Wann werden Schulen und Kindergärten endlich wieder geöffnet? Vor der Sitzung am 12. März, führt Manuela Schwesig aus, habe die Auffassung vorgeherrscht, dass Schulen und Kitas keine Gefahr darstellten. »Dann wurde über Nacht doch eine Gefahr daraus.« Es brauche jetzt endlich eine »abgewogene amtliche Empfehlung« des Robert Koch-Instituts. Sie sei »sehr unglücklich«, dass es diese noch immer nicht gebe. Tatsächlich hat das RKI zumindest eine Übersicht erstellt, aber viel weiter hilft die auch nicht. Unter »Fazit/Bewertung« steht, dass Kinder vermutlich »etwas weniger empfänglich« für eine Infektion zu sein scheinen als Erwachsene. Vermutlich spielten sie »im Übertragungsgeschehen« eine geringere Rolle als Erwachsene. Aber so ganz genau wisse man dies noch nicht: »Eine abschließende Bewertung ist zum jetzigen Zeitpunkt nicht möglich.«

Es soll zunächst um eine mögliche Öffnung der Spielplätze gehen – immerhin ein kleiner erster Schritt der Lockerung in diesem Bereich. Die Idee wird schon in allen Medien zitiert, sie steht im Beschlussvorschlag. Merkel war zu diesem Zeitpunkt eigentlich dagegen. Aber so ist es jetzt nun einmal: »Die Kuh ist auf dem Eis oder die Kugel aus dem Lauf, oder wie sagt man?«

Für Markus Söder sind nicht die Spielplätze, sondern Schulen und Kitas die entscheidende Frage, mit »Abstand am schwersten, und wir können es kaum recht machen. Da sind die einen Eltern, die geradezu hysterisch sagen, bloß keinen Kontakt, und uns empfehlen, gar keine Schule zu machen, und diejenigen, die schon aus beruflichen Gründen das Gegenteil sagen.«

Die Studienlage zur Frage, wie groß das Infektionsrisiko in Schulen ist, ist noch immer unklar. Es geht hin und her. Die Wissenschaftler, sagt Söder, würden ihre Position anhand der Gutachten weiterentwickeln, er wolle das auch gar nicht kritisieren. Aber »wir müssen da echt aufpassen, dass wir keinen Vollschaden erleiden«. Denn wenn es nach der Öffnung der Schulen zu Infektionen komme, dann »holt denjenigen, der das beschließt, der Teufel«.

Schließlich stimmt auch Söder der Öffnung der Spielplätze unter Auflagen zu – aber nicht, ohne eine Art inoffizielle Protokollnotiz hinzuzufügen: »Wir müssen schon ein bisschen aufpassen, dass wir hier nicht Mickymaus-Politik machen, hätte Horst Seehofer immer gesagt. Das heißt, es geht um wirklich große Fragen, die klammern wir aus guten Gründen aus, Kita und Schule. Aber wir sind die Helden, wenn es um Spielplätze und Tiergärten oder irgendeinen Golfplatz geht.«

Eine Nachricht geht unter. Als Jens Spahn zur Infektionslage referiert, erwähnt er, dass das Paul-Ehrlich-Institut eine erste Impfstudie in Deutschland genehmigt hat. Phase 1 mit

200 Probanden. Ein erster, ein wichtiger Schritt auf dem Weg zu einem Impfstoff. »Ein Biotech-Unternehmen aus Mainz«, sagt Spahn. »Es zeigt, dass unsere Forscherteams international sehr stark mit dabei sind.«

Das Unternehmen heißt BioNTech.

Nur einmal, wie von Zauberhand, wird diese Runde von einer erhabenen Musik unterbrochen. Es sind nur ein paar Takte, das Allegro aus Beethovens Fünfter, sie wurde lange als musikalisches Drama um Leid und Erlösung interpretiert, als »Schicksalssinfonie«. Jemand mit Humor muss dies ausgesucht und auf den Knopf gedrückt haben. Und Söder fragt: »Ist das die Hymne von Meck-Pomm, oder was?« Nein, antwortet Schwesig. Bei ihnen wäre es eher »ein Shanty-Chor«.

»Wir leben ja jetzt sozusagen in der Unzufriedenheit«

Am 6. Mai um 11 Uhr trifft sich die Runde erneut. Die virtuelle Sitzung wird gut vier Stunden dauern.

Verhandelt werden an diesem Tag kleine und große Fragen, Öffnungsschritte für Schulen und Restaurants etwa. Auch Merkel sieht hierfür einen gewissen Spielraum, liege man doch im europäischen Vergleich »an der Spitze«. Es geht um die Zukunft der Kontaktbeschränkungen, die zunehmend kritischer agierende Justiz, um eine »Notbremse« und am Ende eine geschlagene Stunde lang um die Bundesliga. Die Sitzung wird zeigen: Deutschland, einig Corona-Land, existiert bereits jetzt nicht mehr. Volker Bouffier findet dafür eine diplomatische Umschreibung: »Wir haben Vielfalt, aber in der Einheit.«

Es hat auch damit zu tun, dass Gerichte in den vergangenen Wochen mehr und mehr der Einschränkungen geprüft, beraten und am Ende aufgehoben oder zumindest beschränkt haben. In den ersten Wochen der Krise hatte die Justiz noch so ziemlich jede Entscheidung abgesegnet, etliche Eilanträge gegen Grundrechtseingriffe wurden abgewiesen. Die Gerichte hatten es für rechtens erklärt, dass man nicht zu einem Zweitwohnsitz reisen, dass Väter zur Geburt ihrer Kinder nicht in den Kreißsaal durften. Das Bundesverfassungsgericht hatte sogar weitgehend das Verbot der Gottesdienste abgesegnet – ein massiver Eingriff in die Freiheit der Religionsausübung. Aber mit den sinkenden Infektionszahlen verändert sich die Rechtsprechung. Das Oberverwaltungsgericht in Greifswald entscheidet, dass die Einwohner von Mecklenburg-Vorpommern sehr wohl zu Tagesausflügen aufbrechen dürfen. Und jeder in dieser Runde hier am 6. Mai kennt das gerade verkündete Urteil des Landesverfassungsgerichtes Saarland, das die verordneten Ausgangsbeschränkungen gelockert hatte. Sie kennen auch das Interview, dass der Präsident des Gerichtes, Roland Rixecker, nach der Verkündung *Focus Online* gab: »Wir haben den Menschen ein Stück Freiheit zurückgegeben. Wir haben ihnen wieder Mut gemacht.«

Diese Entscheidungen setzen die Länder unter massiven Zugzwang. Sie müssen die Einschränkungen vor Gericht begründen – nicht der Bund. Die Vorsitzenden des Richterbundes haben eigens darauf hingewiesen, dass eine »Korrektur unverhältnismäßiger Maßnahmen« doch beweise, dass »der Rechtsstaat funktioniert«. Jetzt sorgt sich Haseloff: »Wir werden doch auch durch die Gerichte getrieben.« Laschet wiederum erinnert an Aussagen des ehemaligen Bundesverfassungsrichters Udo di Fabio, der zu seinem »Expertenrat Corona« gehört. Der habe »klipp und klar gesagt, dieser massive Eingriff, mit dem wir vorschreiben, dass ein Ehepaar nicht mit einem anderen essen gehen darf, unter einer drohenden Katastrophe begründbar war«. Jetzt aber, sagt Laschet, »sind wir im besten Falle in einer erhöhten epidemiologischen Risikolage«. Merkel merkt an: »Zum Teil haben die Gerichte vielleicht auch gar nicht mehr verstanden, was uns bewegt.«

Für diese neue und schwierige Lage müssen Entscheidungen getroffen werden. Eine betrifft die Kontaktbeschränkungen: Wie viele Personen aus unterschiedlichen Haushalten dürfen sich treffen? Die andere Frage betrifft ein neues Modell für mögliche lokale und regionale Lockdowns. Merkel nennt es »unsere Notbremse«. Über die Frage, ob eigentlich das ganze Land mit seinem regional höchst unterschiedlichen Infektionsgeschehen einem einheitlichen Beschränkungsraster unterworfen werden sollte, ist nicht nur in Deutschland diskutiert worden. In Italien etwa hatten wissenschaftliche Berater ein regional unterschiedliches Vorgehen zwischen Nord- und Süditalien empfohlen. Aber die Regierung in Rom hat dagegen entschieden. Einheitliche Maßnahmen sind nun einmal leichter zu vermitteln – ein politisches Argument, kein epidemiologisches.

In den ersten Wochen der Pandemie setzte auch Deutschland auf diesen Weg. Jede interne Debatte darüber, ob etwa die Menschen in den kaum betroffenen Bundesländern Mecklenburg-Vorpommern oder Sachsen-Anhalt den gleichen Einschränkungen unterworfen werden sollten wie in Bayern oder Hamburg, wurde schnell beendet. Dabei hatte auch RKI-Präsident Wieler schon im April darauf hingewiesen, dass regionale Unterschiede durchaus Sinn machen könnten. Nein, man müsse zusammenstehen, lautete das politische Gegenargument. Wichtig sei das Narrativ, die »einheitliche Erzählung« für die Bevölkerung.

Wer sich mit wem fortan auch im öffentlichen Raum treffen darf, ist in Sachsen-Anhalt bereits entschieden worden. Man soll sich in Gruppen von bis zu fünf Personen treffen dürfen. Diese Entscheidung war nicht abgestimmt. Haseloff nennt es den »Sachsen-Anhalt-Weg«: mehr Freiheit. Einige unterstützen Haseloff, andere sind strikt dagegen. Kretschmann etwa befürchtet den Zusammenbruch des gesamten Kontaktbeschränkungssystems – und die politischen Folgen: »Dann sind wir vollkommen auseinander.« Selbst Merkel wird emotional, sie klingt fassungslos: Fünf Personen –

und das jeden Abend »in einer engen Bierkneipe«? Dann könne man auch gleich wieder Großveranstaltungen erlauben. »Irgendwann wird das Ganze doch absurd«, sagt sie. Von Bundesseite werde sie dafür ihre »Hand nicht reichen. Man muss nur Friedrich Merz fragen, wie er sich infiziert hat.«

Gut zwei Stunden nach Beginn der Schalte sagt Merkel einen Satz, der sofort öffentlich wird: »Ich muss sagen, dass ich jetzt nahe dran bin aufzugeben.« Manche interpretieren ihn als Kapitulation der Kanzlerin – womöglich wolle sie gar ihr Amt hinschmeißen. Folgt man der Diskussion, wird allerdings klar, dass sich die genervte Bemerkung an dieser Stelle auf die nicht enden wollende Diskussion über Kontaktbeschränkungen bezieht. Aber ebenso richtig ist, dass Merkel Unmut und Ungeduld immer wieder zum Ausdruck bringt: »Wir überzeugen uns ja ab einem bestimmten Punkt nicht mehr«, sagt sie. Dass sie vor einer »fast unlösbaren Aufgabe« stehe. Oder auch: »Das tun wir uns nicht an, da machen wir uns lächerlich.«

Man kann diese Worte schon so verstehen, dass die Kanzlerin auf dieses Gezerre keine Lust mehr hat.

Als Merkel vom Aufgeben spricht, meldet sich Malu Dreyer sofort: »Ich möchte wirklich bitten, Frau Bundeskanzlerin, dass Sie jetzt nicht aufgeben!«

Für die Kontaktbeschränkungen wird ein Kompromiss gefunden: Die Personen eines Hausstandes dürfen sich privat mit den Mitgliedern eines anderen Hausstandes unter Einhaltung der Abstandsregeln treffen.

Im Unterholz

Das, was Merkel »unsere Notbremse« und Söder »Sicherheitslinie« nennt, ist ähnlich umstritten. Das so entscheidend werdende Konzept stammt von Kanzleramtsminister Braun. Eine erste Skizze hatte er über Ostern an seinem Computer zu

Hause in Gießen entworfen. Er hatte Gespräche mit den Leitern der Gesundheitsämter in Gießen und Frankfurt sowie mit dem Gesundheitsdezernenten der Stadt Köln geführt. Pro 100 000 Einwohner und Woche, hatte er errechnet, könnten die Ämter im Durchschnitt die Kontakte von 35 Infizierten nachvollziehen.

Wenn die Infektionszahlen in einem Landkreis oder einer Stadt 50 Personen pro 100 000 Einwohner überschreiten, soll eine Art regionaler Lockdown in Kraft treten. Braun wollte eigentlich die niedrige Zahl 35 durchsetzen: Die lokalen Gesundheitsämter müssten eine Kontaktnachverfolgung auch wirklich sicher gewährleisten können. Zahlen und Orte fliegen hin und her, Stellen hinter dem Komma, es geht um die Dynamik an Orten wie Heinsberg oder Ischgl.

Die Vertreter der Stadtstaaten äußern massive Bedenken. Tschentscher befürchtet, man müsse im Zweifel ganz Hamburg dichtmachen, 1,9 Millionen Einwohner groß, dazu Hundertausende Pendler jeden Tag. »Das wird ein Stadtstaat als sehr bedrohlich empfinden.« Der Bremer Bovenschulte hat Sorge, ob manche Gesundheitsämter nicht versucht sein könnten, das Testen einzustellen, wenn man sich der Grenze von 50 nähere – um einen Lockdown dann doch noch abzubiegen. Der Berliner Müller verkündet, er werde den Bezirk Mitte jedenfalls »nicht zumachen können«. Außerdem sei es mit der Einigkeit ohnehin vorbei, laute die Botschaft doch: »Jeder macht ab jetzt, was er will in Bezug auf Lockerungen.« Er hält dies »für ein großes Problem«.

Darauf Merkel: »Dazu könnte ich auch eine längere Unterhaltung beginnen.« Aber ganz so »defätistisch« wolle sie dann noch nicht sein.

Die Kanzlerin will die Notbremse nicht als Anklage gegen bestimmte Gebiete verstanden wissen. Und fordert sie doch ein, damit man bei einem neuen Ausbruch nicht wieder das gesamte Land in den Lockdown schicken müsse. Sie bittet um eine »gewisse gemeinsame Transparenz, die wir uns zumuten müssen. Das, finde ich, ist nicht zu viel verlangt. Wir gehen jetzt wirklich mutige Schritte, wir sind im europäischen Vergleich mit Ausnahme von Schweden, die auf einem anderen Weg sind, wirklich freizügig.«

Über allem schwebt die Frage, wer in dieser ersten Phase für wen die Lasten getragen hat. Ob ein Lockdown für das ganze Land wirklich angemessen war. Haseloff und Schwesig jedenfalls verweisen immer wieder darauf, wie gering die Infektionszahlen in ihren Bundesländern sind. Und dass es deshalb auch immer schwerer werde, den Menschen die harten Maßnahmen zu erklären. Müller hat gerade erläutert, »die Millionenstädte sind nicht die Krisenherde«, da interveniert Merkel erneut: »Man kann die Sache auch umgekehrt erzählen. Man kann auch sagen, Mecklenburg-Vorpommern hat den Preis dafür bezahlt, dass andere sehr viele Skiurlauber hatten, die nach München, Baden-Württemberg und Hamburg zurückgekehrt sind. In Mecklenburg-Vorpommern hätte man danach nie einen Shutdown machen müssen.«

Die Notbremse wird beschlossen: 50 Infizierte auf 100 000 Einwohner. In der Theorie wird diese Einschränkung wesentlich besser funktionieren als in der Praxis. Zu den ersten Landkreisen, die es treffen wird, gehört im Juni Gütersloh, im dortigen Rheda-Wiedenbrück steht ein Schlachtbetrieb des Tönnies-Konzerns.

Merkel muss an diesem Tag noch zu einer Balkan-Konferenz. »Aber ich kann die natürlich auslassen«, sagt sie. Es klingt nicht so, als meinte sie das ernst.

Doch auf der Tagesordnung steht noch Punkt 11: die Bundesliga. Es wird der quälendste Teil dieses Gipfels.

Die lange Debatte um Punkt 11 steht in auffallendem Widerspruch zu Punkt 7, in dem es um Schutzmaßnahmen auch für »Pflegeheime, Senioren- und Behinderteneinrichtungen« geht. Schon zwei Wochen zuvor hatte die Runde ebenfalls unter Punkt 7 beschlossen, der »Schutz der vulnerablen Gruppen« müsse »im Vordergrund stehen«, ein »spezifisches Konzept« unter »Hinzuziehung von externem Sachverstand« entwickelt werden. An diesem 6. Mai wird der Punkt ohne weitere Diskussion abgehakt. Niemand berichtet ausführlich zum Stand der Dinge, über mögliche Probleme, niemand fragt nach. So wird es im Grunde bis zum Jahresende bleiben. Ein entscheidender Teil einer wirksamen Anti-Corona-Strategie ist kaum Gegenstand der Erörterungen – als wäre alles auf gutem Weg.

Zu oft aber ist das Gegenteil der Fall. In vielen Einrichtungen herrscht seit Jahren Personalnot, Pflegekräfte sind rar. Jetzt stehen sie vor einer weiteren riesigen Herausforderung. Wer unterstützt sie? Das in Punkt 7 formulierte Credo wird an viel zu vielen Orten der Wirklichkeit nicht standhalten. Sickert das Virus in Alten- und Pflegeheimen erst einmal ein, verbreitet es sich schnell, dann steigen auch die Todeszahlen rapide. So war es schon in Bergamo. So geschieht es an vielen anderen Orten, in Belgien etwa, in Großbritannien, in den USA. Es ist eine der großen Tragödien dieser Pandemie.

Punkt 11 also, die Bundesliga. Sehr viel über diesen Teil der Schalte wird sofort öffentlich. Dreyer zweifelt: Das Ganze mache so eigentlich keinen Sinn mehr, »dann braucht man sich auch gar nicht mehr zu treffen«. Und Söder weiß, dass sogar aus den Runden der Chefs der Staatskanzleien inzwischen vieles nach draußen dringe. Man komme an einen Punkt, an dem »wir nicht mehr handlungsfähig sind«.

Große Worte: »nicht mehr handlungsfähig«.

Im Bund verdächtigt man die Länder. Die Länder verdächtigen den Bund. Die SPD-regierten Länder verdächtigen jene in der Union, die tatsächlich oder vermeintlich Kanzler werden wollen. Und umgekehrt.

In der Beschlussvorlage zur Wiederaufnahme des Bundesligaspielbetriebs steht nur ein »X«. Es geht darum, welcher Tag es werden soll.

Bovenschulte aus Bremen hat Bedenken. Zu schnell dürfe

es nicht gehen, die Vereine bräuchten mindestens noch eine zweiwöchige Trainingsphase – schon aus gesundheitlichen Gründen. Laschet sagt, das gehe den Staat gar nichts an, der habe der Bundesliga den Spielbetrieb gar nicht untersagt, sondern nur Großveranstaltungen ab 1000 Personen. Dreyer widerspricht: dass Mannschaften gegeneinander anträten, sei durchaus verboten. Übrigens habe sie am Wochenende von vielen Fußballvereinen E-Mails und SMS bekommen und frage sich, woher die alle ihre Nummer hätten. Haseloff fordert eine Protokollerklärung. Mit solchen Protokollerklärungen können am Anhang eines Beschlusses Widerspruch oder Vorbehalte festgehalten werden. Haseloff will an diesem Tagesordnungspunkt »nicht mitwirken«. Aus Sorge um die 3. Liga. In seinem Bundesland stünden bereits zwei Vereine vor der Insolvenz, auch aufgrund der »West-Dominanz«.

Thüringens Ramelow will zwar »nicht als Fußballhasser« dastehen, hat aber Sorge, dass es nun so wirke, als interessierte sich die Politik mehr für den Wirtschaftsbetrieb Bundesliga als für alle anderen – schließlich ist in der Beschlussvorlage von »wirtschaftlichem Schaden« ausgerechnet für den Profifußball die Rede. Laschet und Bouffier klingen aufgebracht, es fallen böse Worte. Man hebe »das Gewürge der Liga« auf die Ebene der Politik, ätzt Bouffier. Und Laschet ergänzt: »Wir kommen wirklich ins absolute Unterholz.« Die Kanzlerin fasst zusammen: »Ich denke, wir werden in jedem Fall Ärger kriegen. Wir leben ja jetzt sozusagen in der Unzufriedenheit, solange nicht alles wieder geöffnet ist. Wir müssen nur wissen, Blumenpötte gewinnen wir dabei nicht.«

Gerade hat die Geschichte des Hertha-Spielers Salomon Kalou Schlagzeilen gemacht, der sich in der Kabine beim abstandslosen Abklatschen mit seinen Mannschaftskameraden gefilmt hat. Merkel jedenfalls gehört nicht zu seinen Fans: »Man kann nur hoffen, dass sich die Profis einigermaßen vernünftig verhalten und nicht wie Herr Kalou und andere die

Zeitungsspalten füllen, in einer Zeit, in der Millionen Eltern keine Kinderbetreuung haben.«

Bovenschulte beharrt auf einer Zweiwochenfrist für das Training, bevor es wieder losgehen könne. Sonst werde er den Beschluss nicht mittragen. Söder stichelt: »Verhindern wir jetzt den Start, weil ein, zwei Vereine nicht trainiert haben oder nicht fit sind?« Bovenschulte verweist auf angebliche Erkenntnisse, dass sich einige Vereine intensiver an die Trainingsbeschränkungen gehalten hätten als andere.

Merkel fragt, ob eine Öffnung zum 15. Mai möglich sei. Nein, sagt Bovenschulte. Merkel schlägt – ein kompromissfähig dehnbarer Zeitraum – die zweite Maihälfte vor. Bovenschulte: »Wenn ich allein stehe, rolle ich die Fahne ein.« Haseloff wettert über die Ungerechtigkeit gegenüber der 3. Liga im Speziellen und dem Osten im Allgemeinen: »Das ist eine Entsolidarisierung, die man nicht hinnehmen kann.« Und Laschet sieht die größten Probleme in der, ja, 4. Liga. Diese Traditionsmannschaften stünden nun wirklich vor dem Ruin.

Nach quälenden 60 Minuten einigt man sich auf die zweite Maihälfte für die Wiederaufnahme des Spielbetriebs. Merkel sagt zum Abschluss: »Wir haben den Punkt 11 verlassen, und einer möge dies bitte der *Bild*-Zeitung berichten, die sich heute auch schon mit der Öffnung von Bordellen befasst hat.«

Überhaupt konstatiert sie zum Abschied eine allgemein »leichte Gereiztheit über die Dauer der Veranstaltung«.

Auf die Frage, wie sie die Sitzung wahrgenommen hätten, antworten an diesem Abend des 6. Mai gleich drei Teilnehmer mit ein und demselben Wort: »mühsam«.

Der Niedersachse Weil gehört zu denen, für den diese Sitzungen deshalb mehr und mehr an Bedeutung verlieren. Entweder, so sieht er es, sei kaum Einigkeit zu erzielen, oder von allen gefasste Beschlüsse würden dann doch von einzelnen Ländern schnell verändert, unterlaufen oder ignoriert. »Ich habe daraus den Schluss gezogen, mich nicht von diesen Runden abhängig machen zu können«, sagt er.

Sie werden ab jetzt erst einmal seltener werden. Die Infektionszahlen gehen zumindest in Deutschland zurück, ebenso die Todeszahlen. Die Katastrophe ist ausgeblieben, erst einmal jedenfalls. Vor dem Kanzleramt erscheinen Tangotänzerinnen und Tangotänzer, zum Klang des Bandoneons wiegen sie sich auf drei Metern Abstand mit imaginären Partnern. Jeder will jetzt eine Perspektive. Jeder will seine Perspektive. Weitere Lockerungen stehen an, und die größte betrifft den Sommer. Die Menschen wollen reisen. Vor allem die durch die Pandemie hart getroffenen Länder im Süden Europas warten auf die Deutschen. Außenminister Maas berät mit seinen Amtskollegen aus gleich zehn Urlaubsländern. Am 3. Juni tritt er vor die Kameras und verkündet, dass in zwölf Tagen die allermeisten Reisewarnungen aufgehoben werden würden. Im Bundeskabinett war ein Papier beraten und beschlossen worden, »Kriterien zur Ermöglichung des innereuropäischen Tourismus«. Der Termin folgt einem einfachen Blick in den Ferienkalender. Niemand soll sich in der noch laufenden Pfingstwoche auf den Weg machen, aber rechtzeitig zu den Sommerferien in den ersten Bundesländern soll es losgehen können. Nur eines bleibt in der anstehenden Reisesaison anders: Dieses Mal werden im Ausland Gestrandete nicht von der Bundesregierung zurückgeholt.

Das Virus tobt in den USA, in Brasilien, in Indien. In den USA steigt die Zahl der Infizierten innerhalb nur eines Monats um mehr als 700 000. In Brasilien ist Präsident Jair Bolsonaro gerade von COVID-19 genesen. Er lässt sich im Präsidentenpalast in großer Runde fotografieren – diesmal zwar mit Maske, aber weiterhin ohne Abstand. Im indischen Mumbai liegen inzwischen mehr als 10 000 Baustellen brach. 80 Prozent der Arbeiter – viele von ihnen Wanderarbeiter – haben die Stadt während des Lockdowns verlassen müssen. Jetzt bleiben viele lieber in ihren Dörfern, dort fühlen sie sich sicherer. Aber dort finden sie keine Arbeit. Die sozialen Spannungen steigen.

Aber Deutschland, ja Europa scheint das Schlimmste hinter sich zu haben. Der griechische Premierminister Kyriakos Mitsotakis verkündet in einer Fernsehansprache gar hyperoptimistisch: »Lassen Sie uns diesen Sommer zum Schlusspunkt dieser Krise erklären.«

Es ist der immer gleiche Fehler während einer Pandemie: eine Atempause als Ende zu verstehen. Die Geschichte lehrt das Gegenteil. Der US-Epidemiologe Anthony Fauci sagt: »Das Virus trifft die Entscheidung.« Es wird nicht mehr lange dauern, bis die Infektionszahlen in Europa sich denen in den USA annähern werden. Bis Deutschland erneut ganz Europa, sogar die EU-Hauptstadt Brüssel, zum Risikogebiet erklären muss. Und selbst eines wird. Im späten Herbst wird die WHO melden müssen, dass allein in der europäischen Region alle 17 Sekunden ein Mensch an COVID-19 stirbt.

»Die Menschen sind zu ungeduldig«

Der 27. Juli ist sozusagen ein halber Jahrestag. Vor sechs Monaten wurde der erste Fall eines deutschen Infizierten gemeldet. Ein Sommerabend in einem Biergarten am Berliner Wannsee, Lothar Wieler eilt unter den Bäumen hindurch, die Aktentasche in der Hand. Er kommt direkt aus dem Robert Koch-Institut, er wirkt ein wenig müde, es sind anstrengende Zeiten.

Am Morgen hat der Krisenstab aus Innen- und Gesundheitsministerium wie an jedem Tag sein Lagebild verschickt. In Deutschland werden 205 609 bestätigte Infektionen gezählt, weltweit schon mehr als 16 Millionen. Die Kurven steigen weiter an. In Mexiko gehört der Gesundheitsminister des Bundesstaates Chihuahua zu den Toten, in Südafrika sind vier Kabinettsmitglieder erkrankt. Hans Kluge, WHO-Direktor für Europa, hat auf einen anderen beunruhigenden Trend hingewiesen: Immer mehr junge Menschen infizieren sich. Sie davon zu überzeugen, sich an die Regeln zu halten, sei nun die wichtigste Aufgabe. »In einigen Ländern seien die Zahlen wieder gestiegen, nachdem Abstandsregeln gelockert wurden«, zitiert der Lagebericht die WHO. Und weiter: »Wenn die Urlaubszeit vorbeigehe und es kühler werde, steige zudem das Risiko neuer Infektionen, da sich dann wieder mehr Leute in geschlossenen Räumen aufhalten würden.«

In diesen Ferienwochen machen Partys an der bulgarischen Goldküste Schlagzeilen, auf der kroatischen Insel Pag und die »Exzesse« am »Ballermann« auf Mallorca. Die Regionalregierung verfügt Zwangsschließungen der Lokale auf Bier- und Schinkenstraße.

Dem RKI-Präsidenten sind seine Sorgen anzumerken. Die lang erwartete deutsche App zur Kontaktnachverfolgung ist zwar rein zahlenmäßig ein großer Erfolg geworden, mehr als 15 Millionen Menschen haben sie inzwischen auf ihr Handy geladen. Aber sie funktioniert nicht störungsfrei, hat technische Probleme. Und den Gesundheitsämtern hilft sie bei der Kontaktnachverfolgung kaum.

Lothar Wieler hat an diesem Sommerabend frei. Sein Dienstherr, Gesundheitsminister Jens Spahn, wird, obwohl er eigentlich im Urlaub in Bayern weilt, im *heute-journal* und in den *Tagesthemen* auftreten. Zwangstestungen für rückkehrende Urlauber aus Risikogebieten stehen an.

Die Reiserückkehrer sind ein besonderes Problem, vor allem die aus den Balkanländern. Später erklären Spahn und die Kanzlerin in internen Runden, man habe das Problem der Rückkehrer so nicht gesehen. Eine eigenartige Erklärung: Waren doch bereits im frühen März vor allem Reiserückkehrer aus Österreich und Südtirol für sehr viele Infektionen verantwortlich. Aus einer Sitzung vom 16. März wird Spahn sogar mit diesen Worten zitiert: »Problem seien vorrangig deutsche Urlaubsrückkehrer aus Risikogebieten.«

Karl Lauterbach kommentiert die Entwicklung so: »Durch den Sommerurlaub haben wir ein deutschlandweites Vertriebssystem für das Virus organisiert.«

Das Lagebild zeigt, dass sich die Situation wieder verschlechtert. Wochenlang fanden sich nur ein oder zwei Orte mit Ausbrüchen. Mancher Empfänger hat das Papier kaum mehr gelesen – bestenfalls noch die wenigen jeweils in Rot hervorgehobenen neuen Stellen. In einigen Bundesländern wird bereits die Frage gestellt, was die tägliche Meldung der Infiziertenzahl überhaupt bringe. Und ob die Maskenpflicht aufgehoben werden könne – ein Sommer »oben ohne«. Entscheidend sei doch nur, ob das Gesundheitssystem Anzeichen einer Überlastung zeige, etwa in Bezug auf die belegten Intensivbetten. Manche halten das RKI ohnehin für überfordert. Dabei kommuniziert das Amt an jedem Tag jedenfalls für alle Landesregierungen ein ganzes Bündel von Zahlen – darunter die Auslastung der Intensivbetten.

Am Morgen des Treffens mit Wieler gab es viel Rot im Lagebild. In Vechta hat es einen Schlachtbetrieb für Hähnchen getroffen, im Hafen von Rostock Teile der Crew eines »Aida«-Kreuzfahrtschiffs. In Bayern tauchte das Virus in einem Betrieb für Gurkenanbau auf. In Oberhausen lassen sich die Kontakte der Infizierten nicht schnell ausfindig machen. Adressen und Telefonnummern, die die Gäste in Restaurants ausfüllen sollten, sind in weiten Teilen falsch. Und Oberhausen, so wird man schnell merken, ist überall. In der Hamburger Kneipe *Die Katze* etwa registrieren sich Gäste als »Bibi Blocksberg« und »Benjamin Blümchen«.

Ein leichter Regenschauer zieht vom Wasser heran, die Menschen rücken unter die Schirme. Wieler berichtet von ansteigenden Kurven, den immer neuen Ausbruchsherden, von der Sorge, dass Infizierte aus dem Urlaub zurückkehren und das Virus über das ganze Land verbreiten.

Für den Sommerurlaub – und vor allem für dessen Ende – wurden keine ausreichenden Vorkehrungen getroffen.

Wie in den langen Schalten zwischen der Kanzlerin und den Ministerpräsidentinnen und Ministerpräsidenten vermutet, spielt bei steigenden Infektionszahlen Alkohol oft die Hauptrolle. Hamburg hat deshalb schon wieder eine besondere Verordnung erlassen: Im Freien dürfen 200 Menschen und in geschlossenen Räumen 100 Menschen zusammenkommen – gibt es aber Bier, Wein oder harte Sachen, halbieren sich die Zahlen.

Im Berliner Biergarten entscheidet sich Wieler an der Selbstbedienungstheke für den Krustenbraten und ein Bier. Nur ein Bier. Ein paar Tage Urlaub stehen an. Aber vielleicht muss er auch nach China. Wieler hat sich bei der WHO für jene Expertenmission gemeldet, die sich in Wuhan auf die Suche nach der genauen Herkunft des Virus machen soll. Aber noch immer blockiert dies die chinesische Regierung.

Staatspräsident Xi Jingping hat einer Untersuchung zwar zugestimmt. Doch sie müsse emotionslos und zu gegebener Zeit erfolgen. Zwei WHO-Experten wurde zur Klärung technischer Fragen die Einreise nach Peking gestattet. Aber dort wurden sie erst einmal in Quarantäne gesteckt. Es geht nicht voran. Der WHO-Exekutivdirektor für Notfälle Mike Ryan hatte früh seine Ungeduld öffentlich gemacht: »Wenn wir die Quelle nicht kennen, sind wir in der Zukunft für einen ähnlichen Ausbruch genauso verwundbar. Die Herkunft zu verstehen ist ein sehr wichtiger nächster Schritt.«

Wie wird der Herbst werden? Wieler ist besorgt, der Erfolg werde nicht ausreichend wahrgenommen. Es fehle an Dankbarkeit dafür. Das Präventionsparadox eben. »Die Menschen sind zu ungeduldig«, hat er wieder und wieder in den internen Lagebesprechungen des RKI gesagt. Er fragt sich, ob sich die Menschen, die im Frühjahr so großartig mitgezogen hätten, überhaupt noch ausreichend an die Regeln halten wollen. Gerade wurde öffentlich schon darüber diskutiert, ob nicht erste Bundesländer die Maskenpflicht aufheben sollen. Wieler erzählt die Geschichte einer Bahnfahrt nach Halle. Der

Schaffner hatte ihn erkannt und gefragt: »Wie lange muss ich die Maske noch tragen?« Wieler verwies auf den Ausbruch bei Tönnies in Rheda-Wiedenbrück und antwortete: »Sicher noch ein paar Monate.« Der Schaffner: »Aber das war doch eine Fleischfabrik.« Wieler nahm es als Bestätigung dafür, dass sich mehr und mehr Menschen von dieser Pandemie nicht mehr betroffen fühlen. Aus seiner Sicht, sagt er, seien doch gerade erst sechs Monate vergangen. Viele aber würden es ganz anders empfinden: Es seien doch schon sechs Monate. Sie wollten, dass es jetzt endlich vorbei sei.

In den Krankenhäusern wurden große Fortschritte bei der Behandlung von COVID-19-Patienten gemacht, aber es gibt weder eine heilende Therapie noch einen Impfstoff. Ist es ein deutscher Sommer der Leichtsinnigkeit, in dem das Land seinen Erfolg verspielt?

Am nächsten Morgen wird Lothar Wieler erneut vor die Kameras treten und darum bitten, sich weiterhin an die Regeln zu halten. Die steigenden Zahlen zeigten, »dass wir nachlässig geworden sind«.

Eine Organisation für die Gesundheit der Welt

Die WHO: Die Geschichte eines Widerspruchs

Oberhalb des Nordufers des Genfer Sees liegt das beeindruckende Internationale Viertel der Stadt. Einige der hier stehenden Bauten, der elegante Palais des Nations im Ariana-Park etwa, stammen noch aus der Zeit des Völkerbundes, dem nach dem Ersten Weltkrieg gegründeten – und gescheiterten – Vorgänger der Vereinten Nationen. Genf ist nach New York das zweite Hauptquartier der UN, jedes Jahr werden hier normalerweise Tausende Konferenzen abgehalten. Wohl kein Ort auf dieser Erde spiegelt den Traum gebliebenen Anspruch einer Weltgemeinschaft, ihre Probleme friedlich und gerecht zu lösen, so sehr wider wie dieses Internationale Viertel. Der Hohe Flüchtlingskommissar der Vereinten Nationen hat seinen Sitz in der Stadt, in der die Genfer Konventionen verabschiedet wurden. Diese gelten bis heute als das entscheidende Dokument, das jedem Menschen Schutz vor Krieg, Vertreibung und Verfolgung zusichert. Eigentlich. In Genf tagt der UN-Menschenrechtsrat, der Verstöße gegen die Charta der unveräußerlichen Menschenrechte anprangern soll, die 1948 von den Vereinten Nationen verabschiedet wurde. Und am Ende der Avenue Appia erstreckt sich das 1966 fertiggestellte und damals als hypermodern beschriebene Hauptgebäude des WHO-Komplexes; hier im französischsprachigen Teil der Schweiz ist die Weltgesundheitsorganisation bekannt als OMS, »Organisation mondiale de la santé«. Gut 2000 Menschen aus aller Welt arbeiten hier, und wer Glück hat und Position, kann vom Fenster aus auf den Genfer See blicken.

Aus diesen Fenstern nicht zu beobachten ist in Pandemiezeiten eine eher ungewöhnliche Szene in dieser eigentlich so reichen Stadt. Ab vier Uhr morgens stehen vor dem Eishockeystadion Hunderte um Lebensmittelhilfe an, manchmal zieht sich die Warteschlange weit über einen Kilometer. Das Virus hat dafür gesorgt, dass die Menschen, unter ihnen viele Migranten, ihre Arbeit verloren haben.

Die offizielle Gründung der WHO im Jahr 1948 entsprach übrigens nicht dem Willen der Sieger des Zweiten Weltkrieges. Weder Briten noch Amerikaner oder Russen erachteten eine UN-Organisation für Weltgesundheit als notwendig. Großbritannien glaubte an den Fortbestand des Empire, die USA und die Sowjetunion steckten bereits im Kalten Krieg. Es waren Vertreter Brasiliens, Norwegens und der damaligen Republik China, die eine globale Organisation für Gesundheitsfragen während der UN-Gründungskonferenz in San Francisco 1945 durchsetzten.

Von Beginn an ist die Geschichte der WHO die Geschichte eines Widerspruchs. Sie soll leisten, was im Grunde kaum zu leisten ist: zur nachhaltigen Verbesserung der Gesundheit aller Menschen beitragen. Sie erarbeitet Empfehlungen für bessere Gesundheitsvorsorge. Sie formuliert ethische Grundsätze, definiert gesundheitspolitische Normen und Standards, soll ihre Umsetzung begleiten. Sie leistet Nothilfe bei Naturkatastrophen, zertifiziert Generika, klärt über die Gefahren des Rauchens und des Übergewichts auf, berät schwangere Frauen. Zu ihren Erfolgsgeschichten gehören weltweite Impfkampagnen etwa gegen Pocken, Kinderlähmung und Masern, sie retteten Millionen Leben. Die Regierungen der 194 Mitgliedsstaaten können ihren Empfehlungen folgen – aber sie müssen es nicht. Die WHO hat ein nahezu grenzenloses Mandat – und im Grunde doch keins. Sie blieb ein eher vernachlässigtes Stiefkind der Vereinten Nationen.

Und doch sind die Menschen in einer entscheidenden Frage abhängig von einer effizienten WHO: Sie soll dazu beitragen, Gesundheitsnotfälle überall in der Welt frühzeitig zu erkennen und zu bewältigen. Sie soll schnell, unabhängig und umfassend informieren, wissenschaftliche Expertise und technische Unterstützung liefern. Mithilfe der für alle Mitgliedsstaaten völkerrechtlich eigentlich verbindlichen »Internationalen Gesundheitsvorschriften«, kurz IHR, soll sie helfen, ausbrechende Infektionskrankheiten einzudämmen, bevor die zu Epidemien oder gar Pandemien werden. Doch sie bleibt angewiesen auf Transparenz und Kooperation der Mitgliedsstaaten. Der WHO-Generaldirektor hat keine Befugnis, den Staaten Anweisungen zu geben. »Er ist nur der technische und administrative Spitzenbeamte«, wie es Gian Burci, ehemaliger WHO-Chefjurist, formuliert.

Und jetzt, inmitten des größten Gesundheitsnotfalls der Welt, soll die WHO einen entscheidenden Beitrag dazu leisten, ihn zu bewältigen. Es ist die Bewährungsprobe, an der sie nicht scheitern darf. Und doch zu scheitern droht.

In diesen Coronakrisenmonaten sind sie auch im Genfer Hauptquartier Gefangene des Virus, kontaktbeschränkt in ihre Büros verbannt. Reisen sind nur noch in Ausnahmefällen möglich, Konferenzen werden per Video abgearbeitet. Mike Ryan etwa, ausgebildeter Unfallchirurg und als WHO-Exekutivdirektor für die Bekämpfung gesundheitlicher Notlagen zuständig, konnte seine Familie seit Monaten nicht mehr besuchen. Es heißt, der Ire habe schon lange keinen Menschen mehr umarmt. Der Deutsche Bernhard Schwartländer, einst WHO-Repräsentant in China und jetzt Kabinettschef von Generaldirektor Tedros, hatte zu einem Besuch in Genf eingeladen. Ein paar Tage im Hauptquartier, Treffen mit hochrangigen Mitarbeiterinnen und Mitarbeitern. Aber die Infektionszahlen sind zu hoch – aus den verabredeten persönlichen Begegnungen wird eine lange Abfolge von Telefon- und Videokonferenzen.

In der Kommunikations- und Presseabteilung arbeiten sie seit Monaten gefühlt rund um die Uhr. Im Kampf gegen die grassierende »Infodemie« der Falschinformationen, des Misstrauens und all der verheerenden Gerüchte, die sich noch rascher verbreiten als das Virus, müssen sie verlässlich und schnell informieren, Fakten liefern und einordnen, dabei jeden Kontinent, jedes Land im Blick haben. Sie produzieren Übersichtsseiten, Tabellen, Grafiken und »Timelines« aller Art. Wohl noch nie in der Geschichte der WHO organisierten sie so viele Pressekonferenzen mit dem Generaldirektor, dazu Briefings und Social-Media-Veranstaltungen. Ein interaktiver Chatbot, »HealthBuddy«, soll in vier Sprachen über Fake News und Verschwörungsmythen aufklären. Das WHO-Regionalbüro Europa testet die Farbgestaltung von COVID-19-Aufklärungsplakaten in der Ukraine: Pink und Blau funktionieren besser als Dunkelgrau. Generaldirektor Tedros ruft in der »#SafeHands Challenge« weltweit junge YouTuber und noch jüngere TikToker dazu auf, sich richtig die Hände zu waschen. Und Exekutivdirektor Ryan absolviert geduldig regelmäßig Livefragestunden über Facebook, LinkedIn, Twitter und YouTube – auch wenn ihm auf dem Livestream bei Twitter manchmal weniger als 500 Interessierte folgen. Aufklärung ist in dieser Pandemie fast ebenso wichtig wie ein Impfstoff.

Die Erwartungen an die WHO sind himmelhoch – doch sie bleibt überbürokratisiert und chronisch unterfinanziert. Die Pflichtbeiträge der Mitgliedsstaaten machen gerade einmal eine Milliarde Euro aus – für einen Zweijahreshaushalt. Das entspricht dem Budget einer größeren deutschen Universitätsklinik. Manche der armen Länder zahlen gerade einmal ein paar Zehntausend Dollar ein. Der Generaldirektor muss regelmäßig bei Regierungen, Stiftungen und Großspendern um freiwillige Zusatzzahlungen bitten. Diese machen im Krisenjahr 2020 fast zwei Drittel des Gesamtbudgets von 3,5 Milliarden Dollar aus. Größte Zahler: Deutschland und die Bill-&-Melinda-Gates-Stiftung. Überhaupt wurde Deutschland 2020 mit weit mehr als 500 Millionen Dollar zum Hauptfinanzier der WHO. In Berlin möchte man dies als Zeichen für funktionierenden Multilateralismus sehen. Es ist wohl auch eine Unterstützung für den WHO-Generaldirektor, der in dieser Pandemie um die Zukunft der Organisation ringt – und damit auch um sein politisches Überleben.

Die Abhängigkeit von privatem Kapital und Engagement macht die WHO verwundbar: Große private Geldgeber, allen voran die Gates-Stiftung, nutzen Namen und Ressourcen der Organisation für ihre durchaus noblen Ziele, etwa die weltweite Impfkampagne gegen Kinderlähmung. Doch damit bestimmen sie wichtige Teile der Weltgesundheitsagenda. Zugleich aber fehlen Mittel etwa zum Aufbau robuster Gesundheitssysteme in den Ländern des globalen Südens. Und der Generaldirektor bleibt zu oft ein Bittsteller, der niemanden verprellen darf.

SARS-CoV-2 traf die Organisation mit voller Wucht. Dabei hatte man gerade begonnen, sich von den Großkrisen der vergangenen Jahre zu erholen, die verheerende Folgen auch für die Glaubwürdigkeit der WHO hatten. Während der SARS-Pandemie 2003 mussten sich WHO-Vertreter monatelang von chinesischen Funktionären hinhalten lassen, wider besseres Wissen erduldeten sie Schweigen und Vertuschung. Während der Schweinegrippe 2009 wiederum warf man der damaligen WHO-Generaldirektorin Margaret Chan Pandemiealarmismus vor. Faktisch autonom agierten die sechs mächtigen WHO-Regionalbüros – und immer einflussloser das Genfer Hauptquartier. Dazu kam Kritik an mangelnder Transparenz und zu großer Rücksichtnahme auf die Profitinteressen der Pharmaindustrie. Kritik auch an hoch bezahlten, wenig kompetenten und bequemlichen Luxusbeamten im Genfer Hauptquartier, an ausufernd hohen Spesen. Mit rund 200 Millionen Dollar, enthüllte 2017 die Nachrichtenagentur AP, gebe die WHO jährlich mehr Geld für Reisen aus als für die Bekämpfung von Krankheiten wie Tuberkulose oder Malaria. Und nicht jeder fliege Economyclass ins Katastrophengebiet.

Das Menetekel: Das Eboladesaster

Das todbringende Virus wurde schon 1976 identifiziert und nach dem kleinen Fluss Ebola im Norden der heutigen Demokratischen Republik Kongo benannt. Sehr wahrscheinlich in Fledermäusen beheimatet und über Zwischenwirte wie Affen und Antilopen auf den Menschen überspringend, verursachte Ebola im Lauf der Jahre gut ein Dutzend kleinerer Ausbrüche mit jeweils einigen Hundert Toten, meist in entlegenen Gebieten des Kongo oder Ugandas. Hochansteckend wird das Virus von Mensch zu Mensch über Körperflüssigkeiten wie Schweiß übertragen. Es verursacht ein hämorrhagisches Fieber mit furchtbaren inneren Blutungen, die Erkrankung verläuft in bis zu 90 Prozent der Fälle tödlich. Das Virus aus dem Dschungel war zwar unheimlich genug, um als Vorlage für den Hollywoodthriller *Outbreak* zu dienen – und wurde doch immer wieder rasch vergessen. Ebola war gefährlich, aber nicht gefährlich genug. Auch für die WHO nicht.

Doch dann, Ende Dezember 2013, starb innerhalb von nur zwei Tagen Emile Ouamouno aus dem Dorf Meliandou im Südosten Guineas. Der zweijährige Junge war beim Spiel an einem hohlen Baum offenbar mit Fledermäusen oder deren Exkrementen in Kontakt gekommen und infizierte sich. Dann starben seine Mutter, Schwester und Großmutter, und innerhalb von nur acht Wochen geschah, was noch nie zuvor geschehen war: Ebola wanderte von den Dörfern in die Hauptstädte, dann überwand es die Landesgrenzen. Aus dem westafrikanischen Guinea sprang es nach Sierra Leone und Liberia. Panik brach aus. Liberias Präsidentin Ellen Johnson Sirleaf verhängte Notstand und Ausgangssperre, ließ Grenzen und Flughäfen schließen und auch das stark betroffene Armenviertel West Point der Hauptstadt Monrovia abriegeln. Es kam zu Demonstrationen und Revolten, Sirleaf setzte das Militär ein.

Überall in den Seuchengebieten arbeiteten die unermüdlich mutigen Medizinerinnen und Mediziner der NGO »Ärzte ohne Grenzen«. Sie flehten auch bei der WHO um Hilfe, die Lage sei »außer Kontrolle«. Im Regionalbüro Afrika und in Genf aber hieß es, man solle doch bitte keine Panik verbreiten.

Erst im September 2014 wurden Ausmaß und Gefahr der Epidemie auch für den Rest der Welt deutlich. Der UN-Sicherheitsrat erklärte Ebola einstimmig zur »Bedrohung des internationalen Friedens und der Sicherheit«. US-Präsident Obama schickte 3000 Soldaten und Gerät, die britische Regierung entsandte Militärärzte, auch China half. Angela Merkel ernannte einen Ebola-Sonderbeauftragten zur Koordination der deutschen Hilfsmaßnahmen. Am Ende war die erfolgreiche Eindämmung der Epidemie diesen großen Anstrengungen zu verdanken. Doch bis zum August 2015 starben mehr als 11 000 Menschen – fast jeder zweite Infizierte.

Ebola wurde zum ultimativen Desaster für die WHO, ein Super-GAU auch für ihre Glaubwürdigkeit. Sie war ihrer wichtigsten Aufgabe nicht gewachsen. In der Folge bestätigten zwei Untersuchungsberichte »komplettes Scheitern« auf allen Ebenen – Ignoranz, Inkompetenz und Vetternwirtschaft im Regionalbüro Afrika, folgenreiche Fehlentscheidungen auch im WHO-Hauptquartier. Die WHO habe »weder die Kapazität noch die Kultur«, auf ausbrechende Infektionskrankheiten zu reagieren. Man forderte radikale Strukturveränderungen, 18 Großreformen für die gesamte Organisation.

In der Folge tagten eigens gegründete Expertenkommissionen wie das »Global Preparedness Monitoring Board« unter Vorsitz der ehemaligen WHO-Generaldirektorin Gro Harlem Brundtland. Sie warnten: Die Welt und mit ihr die WHO müsse sich dringend besser auf die »sehr reale Bedrohung einer sich schnell ausbreitenden Pandemie vorbereiten, die von einem tödlichen Atemwegspathogen ausgeht«. In der WHO-»Blaupause für Forschung und Entwicklung« wiederum legten Wissenschaftler Forschungsschwerpunkte fest. Man müsse Medikamente und Impfstoffe gegen bekannte Infektionskrankheiten entwickeln und vorhalten, sich aber auch gegen »Disease X« wappnen. »Krankheit X«, das große Unbekannte: ein Virus, das eine Atemwegserkrankung verursacht und sich schnell und weltweit überträgt.

Kritiker fanden das alarmistisch. Sie ahnten nicht, wie rasch die Warnung Realität werden sollte: SARS-CoV-2 ist »Krankheit X«.

Unter dem Eindruck der Ebolaepidemie entschloss sich Angela Merkel zu einem ungewöhnlichen Schritt: Als erste Regierungschefin hielt sie am 18. Mai 2015 die Eröffnungsrede zur Weltgesundheitsversammlung WHA, dem höchsten Entscheidungsgremium der WHO. Zum »Global Player« in »Global Health« aufsteigend, traf sie sich zum Tête-à-Tête mit der damaligen WHO-Generaldirektorin Chan. Merkel setzte auf die WHO als »normsetzende, koordinierende Instanz«, auf die man nicht verzichten könne. Aber auch sie forderte umfassende Reformen, eine Strategie für internationale Gesundheitssicherheit.

Doch bei den Delegierten unter der großen Kuppel im altehrwürdigen Palais des Nations blieb es am Ende wieder einmal mehrheitlich bei Ankündigungen. Man beschwor den »historischen Moment« – doch kaum ein Staat erklärte sich zu höheren Beitragszahlungen bereit. Zu den Verweigerern gehörten auch EU-Mitgliedsstaaten wie Spanien und Litauen.

Die deutsche Delegation blieb frustriert zurück. So werde

die WHO der nächsten Epidemie oder gar Pandemie wohl nicht gewachsen sein.

Immerhin: Unter der informellen Bezeichnung »Transformationsagenda« begann nach 2015 ein vorsichtiger Reformprozess. Weisungsstrukturen wurden zentralisiert, Kommunikation verbessert. Für die weltweit rund 7000 WHO-Mitarbeiter soll das »Mobilitätsprogramm« gelten, Rotation auf Posten überall in der Welt. Und das gefällt nicht jedem. Mit dem ehemaligen äthiopischen Gesundheits- und Außenminister Tedros wurde 2017 zum ersten Mal in einer einigermaßen transparenten Wahl ein neuer Generaldirektor gewählt. Tedros gehörte über Jahre der äthiopischen Regierungskoalition an, die man immer wieder massiver Menschenrechtsverletzungen beschuldigte. »Dr. Tedros«, wie er gerne genannt werden möchte, setzte sich im dritten Wahlgang gegen den auch von Deutschland favorisierten und als Reformer geltenden Briten David Nabarro durch. Als erster Afrikaner auf dem Posten wurde Tedros vor allem von afrikanischen Staaten und China unterstützt. Auch das gefällt nicht jedem.

Ein Videointerview mit Dr. Ibrahima Socé Fall im November 2020, er hat 30 Minuten Zeit. Der ausgebildete Militärarzt ist in Genf als »Assistant Director General«, eine Art Staatssekretär, für einen wichtigen Teil des Reformprozesses zuständig: die Reaktion auf Gesundheitsnotfälle. Es sind traurige Wochen für den Senegalesen. Sein Vater starb an COVID-19, am Ende konnte er ihn wegen der Infektionslage nicht einmal mehr besuchen. Die WHO könne in dieser Pandemie nicht alles leisten, sagt Socé, entscheidend seien vor allem »Führungsstärke und verantwortungsvolle Regierungsführung« vor Ort. Wer allzu selbstsicher sei, gar vermessen, zahle einen hohen Preis. Es ist eine diplomatische Umschreibung für das, was in zweiten und dritten Viruswellen gerade in den USA und anderen Industriestaaten des globalen Nordens passiert. In vielen afrikanischen Ländern hingegen waren zumindest die offiziell gemeldeten Infektions- und Erkrankungszahlen im Frühjahr und Sommer eher niedrig geblieben. Regierungen hatten anfangs etwas mehr Zeit, etwa mit Reisebeschränkungen, Grenzschließungen und Lockdowns auf die Bedrohung aus dem Norden zu reagieren. Denn das Virus kam vor allem aus Europa, aus Italien, nach Afrika. Außerdem liegt das Durchschnittsalter der Menschen auf dem afrikanischen Kontinent bei gerade einmal 19,4 Jahren – und junge Menschen erkranken in der Regel nicht schwer. Die anfangs relativ niedrigen Zahlen hatten vielleicht auch mit dem zu tun, was sie bei der WHO »muscle memory« nennen, das durch stetes Training geformte »Gedächtnis der Muskeln«: Aufgrund ihrer jahrelangen Erfahrungen mit anderen Infektionskrankheiten haben Menschen und lokale Gesundheitsstationen schneller auf die Gefahr reagiert. Im Winter aber werden die Kurven auch in afrikanischen Staaten steil nach oben gehen.

Die WHO habe aus Fehlern gelernt, Ibrahima Socé beschwört es regelrecht. Man habe echte »Command and Control«-Strukturen eingeführt, technische Expertise auf höchster Ebene zusammengefasst, ein Managementsystem für Krisen installiert, den Notfallfonds eingerichtet. Jetzt könne man schneller reagieren. Socé behauptet: »Die WHO ist heute eine vollkommen andere Organisation als noch vor fünf Jahren.«

In Berlin und Brüssel sieht man das allerdings sehr viel skeptischer. Das ist in einem »Non-Paper« mit dem Titel »Stärkung der führenden und koordinierenden Rolle der WHO für die Globale Gesundheit« nachzulesen. Das informelle Dokument wurde im Sommer 2020 von Deutschland und Frankreich ausgearbeitet, es wird von Italien und Großbritannien unterstützt und soll eine Blaupause für weitere Reformen sein. »Der WHO mangelt es zum Teil an der Fähigkeit, ihr Mandat auszuüben«, heißt es in der Bestandsaufnahme über »systemische Strukturdefizite« unumwunden. Nach wie vor existiere das »hohe Risiko der Abhängigkeit von Spendern«. Immer mehr Aufgaben würden an externe Berater und Partnerorganisationen ausgelagert – Organisationen, deren Finanzmacht um ein Vielfaches größer ist als die der WHO. Der Krisenfonds für Notfälle bleibe massiv unterfinanziert. Rechenschaftspflichten müssten verbessert werden. Und: Die Umsetzung der entscheidenden Internationalen Gesundheitsvorschriften IHR mit ihren Informations- und Transparenzpflichten bleibe von »der Kooperationsbereitschaft wichtiger Mitgliedsstaaten« abhängig: »Die Welt ist noch immer weit davon entfernt, die wichtigsten Aufgaben der IHR adäquat umzusetzen.« Notwendig sei eine umfassende Neubewertung.

Die Internationalen Gesundheitsvorschriften sind das entscheidende Instrument der WHO für die Abwehr von Epidemien und Pandemien. Im Grunde basieren sie auf den Übereinkommen der Internationalen Sanitärkonferenzen des 19. Jahrhunderts: Damals vereinheitlichten europäische Staaten Maßnahmen, um die Ausbreitung von Infektionskrankheiten einzudämmen. Das oberste Ziel war ein ökonomisches: Der Handel sollte möglichst wenig eingeschränkt werden.

Im Rahmen der Internationalen Gesundheitsvorschriften kann die WHO mittlerweile zwar auch gegen den Widerstand eines betroffenen Landes eine »gesundheitliche Notlage internationaler Tragweite« erklären. Für ihre Bewertung darf sie inzwischen auch nicht staatliche – also unzensierte – Quellen nutzen. Die WHO kann Empfehlungen aussprechen, aber nicht durchsetzen. Für erweiterte Kompetenzen der WHO hatten sich nach der SARS-Pandemie 2003 die USA eingesetzt. Das Vorhaben scheiterte auch am Widerstand Chinas, Indiens, Russlands und Brasiliens. So existiert noch immer kein Mechanismus, etwa eine Selbstverpflichtung der Regierungen, die Gesundheitsvorschriften auch konsequent umzusetzen. Beim Ausbruch von Infektionskrankheiten aber braucht es Schnelligkeit, Unabhängigkeit und ungehinderten Zugang von WHO-Experten, jederzeit und überallhin. Etwa nach China.

Die geforderte Expertengruppe zur Neubewertung der Internationalen Gesundheitsvorschriften ist mittlerweile eingesetzt. Sie wird von einem Deutschen geleitet, von RKI-Präsident Lothar Wieler. Wieler trat dafür eine seiner inzwischen sehr seltenen Dienstreisen an, in einem fast leeren Flugzeug nach Genf. Er freute sich sichtlich über die internationale Anerkennung für diese »mission impossible«.

Im geopolitischen Zangengriff

Exakt fünf Jahre nach Merkels Rede in Genf eröffnet am 18. Mai 2020 die 73. Weltgesundheitsversammlung, diesmal auch sie virtuell. Gleich eine der ersten Ansprachen an die Delegierten kommt aus Peking, der chinesische Staats- und Parteichef Xi Jinping ist zugeschaltet. Neben sich die große rote Fahne, hinter sich ein mächtiges Wandgemälde, blühende Landschaften mit Großer Mauer. Höflich und selbstbewusst preist Xi die Erfolge – seine Erfolge – im Kampf gegen das Virus, die heldenhaften Anstrengungen und Opfer des chinesischen Volkes. Er kündigt an, China werde die WHO in den kommenden Jahren mit zwei Milliarden Dollar unterstützen. Xis Frühlingsbotschaft ist Geste, Versprechen und Machtdemonstration zugleich. Denn für die chinesische Führung bietet die Pandemie eine historische Chance: Im siegreichen Kampf gegen das Virus soll sich die Überlegenheit des chinesischen Systems beweisen – vor allem über die USA.

Am anderen Ende der Welt hat der US-Präsident eine persönliche Botschaft an die WHO-Delegierten abgelehnt; er schickt vielmehr einen Brief an den Generaldirektor. Knapp vier Seiten lang, twittert ihn Trump in die Welt. Die WHO und ihr Generaldirektor befänden sich in einer »alarmierenden Abhängigkeit« von China. Trump droht, die USA würden Mitgliedschaft und Beitragszahlung kündigen.

Trump war seit Wochen wie mit einer Abrissbirne gegen

die WHO zu Felde gezogen, eines der vielen Ablenkungsmanöver von seinem eigenen desaströsen Krisenmanagement. Die WHO sei eine »PR-Agentur Chinas«, sie habe im Kampf gegen das »Chinavirus« versagt. Im Grunde habe die WHO Tausende Tote zu verantworten. Und Generaldirektor Tedros sei kaum mehr als eine Marionette Chinas. Durchaus berechtigte Kritik ging im trumpschen Getöse unter.

Die Bundesregierung hatte sich vorab noch um Schadensbegrenzung bemüht. Außenminister Heiko Maas schrieb Mitte April eigens einen Brief an seinen Amtskollegen Mike Pompeo. Darin bat er, die Folgen eines US-Zahlungsstopps an die WHO »zu bedenken und während der fortdauernden Krise zunächst keine Schritte zu operationalisieren, die die zuständigen Institutionen im System der Vereinten Nationen nachhaltig schwächen würden«. Die Antwort aus Washington machte alle Hoffnung zunichte. »Unsere höchste Priorität gilt dem Schutz von Leben, nicht öffentlichkeitswirksamen Gesten und kleinlicher Politik«, antwortete Pompeo. »Von SARS über H1N1 und Ebola bis zum Wuhanvirus hat die WHO wiederholt darin versagt, ihrer Kernmission gerecht zu werden, ›allen Völkern‹ zu helfen, das höchstmögliche Niveau bei der Gesundheitsvorsorge zu erreichen.«

Benötigt würden vielmehr »funktionierende, verlässliche globale Institutionen und nicht dysfunktionale, unfähige Bürokratien, die sich der Kommunistischen Partei Chinas auf Kosten von Menschenleben beugen«, schrieb Pompeo: »Stimmen Sie zu?« An anderer Stelle hieß es: »Wir zählen auf Sie, Heiko, mit uns diesen Kampf für die Freiheit zu führen.«

Der Ton war geradezu sarkastisch.

Eine gemeinsame Erklärung der G-7-Außenminister zu Maßnahmen gegen die Pandemie war schon vorher gescheitert. Die US-Delegation hatte darauf gedrängt, die chinesische Herkunft des »Wuhanvirus« zu betonen.

Als sie vom angekündigten Austritt der USA hören, steigen in Genf einigen Mitarbeiterinnen und Mitarbeitern Tränen in die Augen. Andere versuchen es mit Trotz: »Wenn man von Trump nicht kritisiert wird, dann ist man niemand!« Ein enger Tedros-Berater sagt abends am Telefon: »Wir sind nicht perfekt, aber wir sind nun mal die einzige Organisation dieser Art. Wer soll es sonst machen?«

Inmitten der größten Herausforderung ihrer Geschichte droht die WHO zum Schlachtfeld in der strategischen Auseinandersetzung zwischen China und den USA zu werden; einer Systemkonkurrenz, die manche schon als neuen Kalten Krieg bezeichnen. Mit einem entscheidenden Unterschied: Xi Jinping ist mächtiger und einflussreicher als die meisten sowjetischen Generalsekretäre. Und China ökonomisch viel stärker, innovativer und mit der Welt verflochtener, als es die Sowjetunion je war.

Unterstützt vor allem von Staaten des globalen Südens sucht China Einfluss und Vorsitz in internationalen Organisationen. Sei es die Welthandelsorganisation WTO oder die wichtige Standardisierungsbehörde ISO, sei es die UN-Agentur für Telekommunikation oder der UN-Menschenrechtsrat – es gilt, die jahrzehntelange Dominanz des liberalen Westens zu brechen und ein neues Regelwerk zu schreiben. Auch die WHO ist einer der geopolitischen Hebel, die Chinas Partei- und Staatsführung nutzt, um sich als Führungsmacht auf der Weltbühne zu präsentieren, als Gestalter einer neuen, »harmonischen« Weltordnung, von der alle profitieren würden.

Das »amerikanische Jahrhundert« endet, heißt es im Frühjahr 2020 in einem Artikel der staatlichen chinesischen Zeitung *Global Times*. Die destabilisierende Hegemonie der Supermacht USA gehöre bald der Vergangenheit an.

In der »globalen Schlacht der Narrative«, mahnt erstaunlich direkt der EU-Außenbeauftragte Josep Borrell, »verbreitet China aggressiv die Botschaft, dass es – anders als die USA – ein verantwortungsvoller und verlässlicher Partner ist. Es gab auch Versuche, die EU als solche zu diskreditieren.« Es zeige sich eine »geopolitische Komponente, das Ringen um

Einfluss durch Schönrednerei und eine ›Politik der Großzügigkeit‹«.

Chinas Aufstieg soll von einem Virus nicht gebremst werden. Der Beginn der Pandemie war auch politisch ein heikler Moment für die chinesische Führung. Da waren die erschütternden, heimlich gefilmten Bilder aus Wuhan, das Schicksal der infizierten Ärzte, die Verhaftung von Bloggern und Kritikern. Auch die anfängliche, von massiver Propaganda begleitete »Maskendiplomatie« kam angesichts fehlerhafter Hilfsgüter nicht überall gut an. Und hatte die chinesische Regierung nicht Botschafter vorgeladen und heftig protestiert, als erste westliche Länder Flüge von und nach China aussetzten? Nur um wenig später, als die Infektionszahlen in Europa und den USA stiegen, die eigenen Grenzen umgehend zu schließen und Stimmung gegen vermeintlich infektiöse Ausländer zu schüren? Darunter übrigens auch gegen Arbeiter und Studenten aus afrikanischen Ländern – empört beschwerten sich einige der sonst so freundschaftlich gesonnenen Botschafter über »Stigmatisierung«. Hatte China nicht Australien mit Wirtschaftssanktionen belegt, als die Regierung in Canberra Aufklärung über die Herkunft des Virus verlangte? Und nicht hochoffiziell die Theorie einer Einschleppung des Virus nach China durch US-Soldaten verbreitet, mit dieser plumpen Desinformation kein Stück besser als Trump?

Vor allem aber galt es zu verhindern, für die anfängliche Vertuschung des Ausbruchs zur Rechenschaft gezogen zu werden. Dabei verfährt Peking nach einer bewährten Doppelstrategie: Man bekundet den Willen zu Offenheit und internationaler Zusammenarbeit und besteht zugleich auf nationaler Souveränität.

Am 28. Januar 2020, Wuhan ist seit knapp einer Woche abgeriegelt, zeigt das chinesische Staatsfernsehen Bilder eines Treffens in Peking. WHO-Generaldirektor Tedros sitzt in der Großen Halle des Volkes bei Gastgeber Xi Jinping. Er preist dessen »Führerschaft« im Kampf gegen das Virus, »Transparenz« und »Vorteile des chinesischen Systems«. »Ich werde China wieder und wieder loben, weil seine Handlungen halfen, die Verbreitung des Coronavirus auf andere Länder zu verhindern«, erklärt er. Selbst Wohlmeinende sprechen später von »unglücklichen« Äußerungen Tedros'. In jedem Fall bestätigt Tedros' China-Kotau das Misstrauen des US-Präsidenten gegen die WHO und ihren Generaldirektor.

Kurz darauf genehmigt die Regierung in Peking einer WHO-Expertenkommission die Einreise, auch einen eintägigen Kurzbesuch in Wuhan. Der 25 Mitglieder umfassenden Delegation gehören elf Vertreter chinesischer Institutionen an. Um jedes Wort des Abschlussberichtes wird gefeilscht; in Teilen gleicht er offiziellen Verlautbarungen. Lob für die Transparenz der chinesischen Führung und die rasche Veröffentlichung des Virus-Genoms; Lob auch für die Entscheidungskraft der Staatsführung: »China unternimmt die wohl ambitionierteste, agilste und aggressivste Anstrengung der Geschichte, eine Krankheit einzudämmen«, heißt es. »Ein großer Teil der internationalen Gemeinschaft ist weder in Geisteshaltung noch materiell darauf vorbereitet, jene Maßnahmen zur Eindämmung von COVID-19 durchzusetzen, die China ergriffen hat.«

Schließlich fordern die Vertreter der Weltgesundheitsversammlung mehrheitlich eine unabhängige Untersuchung der WHO-Reaktion auf die Pandemie. Innerhalb eines Jahres soll der Bericht vorliegen. Und während einer weiteren Expertenreise nach China soll den wichtigen Fragen nach Herkunft des Virus und Beginn des Ausbruchs im Detail und unabhängig nachgegangen werden.

Wenn China denn eine Genehmigung erteilt.

Er fühle sich wie eingeklemmt zwischen China und den USA, soll Tedros nach Recherchen der *New York Times* in privaten Gesprächen geklagt haben; die beiden Länder benähmen sich wie »Rüpel auf dem Spielplatz«.

Es gehört zu den besseren Nachrichten, dass die USA unter

ihrem neuen Präsidenten Joe Biden in der WHO bleiben und Bidens Stabschef Ron Klain ein Mann mit Epidemieerfahrung ist: Als Ebola-Beauftragter Obamas hatte Klain amerikanisches Engagement und internationale Zusammenarbeit vorangetrieben.

Doch der Vertrauensverlust ist so schnell nicht wieder wettzumachen. »Die WHO wurde politisiert«, sagt eine leitende WHO-Mitarbeiterin im Gespräch. »Durch die Angriffe auf uns wurde in vielen Ländern das Vertrauen in die WHO nachhaltig untergraben.«

Ausgerechnet in der weltgrößten Gesundheitskrise bleibt die WHO in ihren Widersprüchen gefangen. Um ihre Zukunft und Legitimität ringend, droht sie in einer großen machtpolitischen Auseinandersetzung zerrieben zu werden.

Und doch wird sie dringend gebraucht, vielleicht mehr denn je.

Denn überall in der Welt hoffen die Menschen auf Erlösung: Sie warten auf Impfstoffe. So schnell und ambitioniert wie noch nie haben Wissenschaftlerinnen und Wissenschaftler weltweit mit Erforschung und Prüfung möglicher Impfstoffe begonnen. Die Zahl der Veröffentlichungen explodiert regelrecht: Wurden zu Ebola innerhalb von 44 Jahren insgesamt 9700 wissenschaftliche Papiere veröffentlicht, sind es zu SARS-CoV-2 und COVID-19 innerhalb nur eines, des ersten Jahres mehr als 74 000. Regierungen werden zu Venture-Kapitalisten, sie investieren in bislang eher unbekannte Unternehmen; an Universitäten, Instituten und in Pharmakonzernen wird an Hunderten Projekten geforscht.

Die Suche nach Impfstoffen zeigt, was möglich wäre, wenn Staaten in einer Notlage über alle Grenzen hinweg Ressourcen und politischen Handlungswillen mobilisieren. Und über einen kurzen Sommer dürfen die Optimisten hoffen, dass gemeinsames Leid die fragile Weltgemeinschaft vielleicht doch noch zusammenfinden lässt.

Der Stoff, aus dem die Hoffnung wächst

»Wir kämpfen den Kampf unseres Lebens«

Am 24. April 2020, an diesem Freitag zählt die Statistik weltweit 2,7 Millionen Infizierte und mehr als 180 000 Tote, schalten sich Staats- und Regierungschefs aus aller Welt mit WHO-Generaldirektor Tedros zusammen. Zum Livestream sind auch Repräsentanten internationaler Stiftungen sowie Impfstoffhersteller geladen. Es fehlen Vertreter der US-Regierung und Russlands, China hat nur seinen EU-Botschafter geschickt: die USA ausgeschert, Russland auf weltpolitischer »Sozialdistanz«, China auf seinem eigenen Weg nach ganz oben.

An diesem Freitag soll eine große Koalition der Gutwilligen geschmiedet werden, ein regelrechter Menschheitspakt.

Aus Manhattan meldet sich UN-Generalsekretär Antonio Guterres. So ernst ist die Lage, dass der Mann des Friedens die Sprache des Krieges bemüht. Er bezeichnet COVID-19 als den weltweit »größten Feind« und fordert einen »Plan wie zu Kriegszeiten«: »Eine Welt ohne COVID-19 erfordert die größte Anstrengung der Geschichte im Bereich der öffentlichen Gesundheit. Wir kämpfen den Kampf unseres Lebens!«

Für die verwundbaren Staaten Afrikas bittet der südafrikanische Präsident Cyril Ramaphosa um Unterstützung. Aus dem Élysée-Palast zugeschaltet Emmanuel Macron. Hinter sich die Fahnen der EU und der Französischen Republik beschwört er »solidarité«; manchmal scheint es, als wollte er in den Monitor vor sich geradezu hineinkriechen. Aus Berlin kommt Angela Merkel zu Wort, nach kurzen technischen Problemen – »Can you hear me now?« – ist sie dann auch zu hören. Sie hat gerade eine Schalte mit den deutschen Wirtschaftsverbänden und Gewerkschaften hinter sich, es droht ein dramatischer Wirtschaftseinbruch. Groß die deutschen Sorgen und Klagen – und doch eher klein angesichts der internationalen Dimension dieser Pandemie. Erneut spricht Merkel von der »größten Herausforderung seit Jahrzehnten«. Jetzt müsse man eine »schlagkräftige Allianz« bilden. Und betont quasi nebenbei eine Erkenntnis, die zu diesem Zeitpunkt Millionen Deutsche nicht wahrhaben wollen, noch nicht: »Wir alle wissen, dass wir mit der Pandemie leben müssen, bis wir einen Impfstoff gefunden haben.«

Für die EU nimmt Kommissionspräsidentin von der Leyen als Co-Gastgeberin teil. Nach anfänglichem Zögern ist auch in Brüssel die Überzeugung gewachsen, dass die Europäische Union bei der Bewältigung der Pandemie und ihrer verheerenden Folgen eine Führungsrolle übernehmen müsse. Politisch. Finanziell. Und moralisch. Nach den für die EU so katastrophalen ersten Krisenwochen mit rasant steigenden Infektionszahlen, geschlossenen Grenzen und faktischen Exportverboten für Hilfsgüter gilt es, politische Legitimität zurückzugewinnen und zu beweisen, dass europäischer Multilateralismus eine echte Alternative zu »America first« und »China first« sei. Und die Präsidentin der Kommission, erst seit wenigen Monaten im Amt, muss beweisen, dass sie mehr kann, als blumige Reden in drei Sprachen zu halten. Dass sie handlungsfähig ist.

Es ist jedenfalls kein Hindernis, dass Ursula von der Leyen ausgebildete Ärztin und ehemalige niedersächsische Gesundheitsministerin ist. Anders als ihren Vorgänger Jean-Claude Juncker interessieren sie Gesundheitsfragen. Das von der EU bislang so vernachlässigte Thema, so das Kalkül ihrer engen Kabinettsmitarbeiter, könnte für die EU in Zukunft auch außenpolitisch eine wichtige Rolle spielen. Mit dem Fokus auf »globale öffentliche Güter« wie Klimaschutz und Gesundheit könnte auch weltpolitisch Terrain zu gewinnen sein – und Image sowieso. So groß sind die Hoffnungen.

Eine von Paris und Berlin unterstützte Idee ist gewachsen: die weltweit erste virtuelle »pledging conference«, eine milliardenschwere Geberkonferenz zur Pandemiebewältigung unter Schirmherrschaft der EU.

Die an diesem Apriltag von den 28 Teilnehmern begründete »schlagkräftige Allianz« ist, um im Bild zu bleiben, eine Art Kriegskoalition gegen das Virus. In einer großen Anstrengung wollen nationale Regierungen, die EU und die WHO, private Stiftungen und Pharmakonzerne der Pandemie ein Ende setzen – und das weltweit: durch gemeinsame Forschung und Entwicklung, Produktion und faire Verteilung von Impfstoffen, mit Medikamenten und Tests. Und das so schnell wie nie zuvor.

Der 24. April 2020 soll, wenn man so will, der »Whatever-it-takes«-Moment der Weltgemeinschaft sein.

»Pledge«: In den kommenden Wochen wird »Gelöbnis« zum Zauberwort. Macron, die Kanzlerin und Justin Trudeau, das Ehepaar Gates, Miley Cyrus, David Beckham, Justin Bieber und auch »#TeamEurope«, wie sich die EU unter Einbeziehung Norwegens und Islands nennt – sie alle werden nun für diverse Geberveranstaltungen aus Büros, Wohnzimmern und Küchen zugeschaltet, für die Welt singend, bittend und gelobend.

Die »schlagkräftige Allianz« trägt einen komplizierten Namen, er ist nur schwer zu übersetzen: »Access to COVID-19 Tools Accelerator«, in etwa »Beschleuniger für den Zugang zu Werkzeugen gegen COVID-19«, kurz »ACT-Accelerator«. Noch kürzer »ACT-A«.

Es ist jedenfalls ein Unterfangen, das in der Geschichte der Seuchenbekämpfung seinesgleichen sucht. Es scheint, als wolle die internationale Gemeinschaft wirklich gemeinsam auf eine Pandemie reagieren und zugleich präventiv eine Infrastruktur für die Bewältigung zukünftiger Infektionskrankheiten entwickeln. Dazu gehören Diagnostik und Medikamente, Labors vor Ort, Produktions- und Lagerkapazitäten und sichere Lieferwege. Vor allem aber: Milliarden Dosen sicherer Impfstoffe und ihre weltweit gerechte Verteilung.

Grob geschätzte Kosten: bis zu 38 Milliarden Dollar allein bis Ende 2021. Neben der EU mit einer knappen Milliarde gehört Deutschland zu den größten Unterstützern, mit bislang 677 Millionen Dollar auch finanziell.

ACT-A wird formal von der WHO koordiniert. Aber für Organisation, Durchführung – und am Ende auch Kontrolle der Gelder – wollte man sich nicht auf die WHO verlassen. »Wir suchten einen Rahmen für die Umsetzung, ein eigenes funktionierendes Ökosystem«, sagt ein enger Berater von der Leyens. »In Genf betrachtete man das anfangs als Angriff auf die Arbeit der WHO. Aber wir konnten diese Aufgabe nicht allein der WHO überlassen.«

Das »Ökosystem« fand sich. Unter anderem in Seattle im US-Bundesstaat Washington.

Effizienz und Macht: Die Rolle der Weltgesundheitsstiftungen

In kaum einem anderen Bereich könnten die Staaten des globalen Nordens und Pharmaunternehmen so viel Gutes erreichen wie im Bereich der Weltgesundheit. Impfstoffe für Menschen in aller Welt gehören dazu. Immer wieder haben sie es unterlassen. Regierende blieben desinteressiert; die CEOs der Pharmakonzerne schauten auf Aktienkurse und Profit.

Nach den Anschlägen des 11. September 2001 hatte die kanadische Regierung die Entwicklung eines Ebolaimpfstoffes finanziert. Damals galt das Virus als mögliche bioterroristische Bedrohung – vor allem für die Industriestaaten. Gemeinsam mit den Universitäten Yale und Marburg in Hessen sowie in Partnerschaft mit dem deutschen Unternehmen IDT Biologika aus Dessau hatten die Kanadier den »rVSV-EBOV«-Testimpfstoff entwickelt, später die Lizenz verkauft. Aber weitere Forschungen und klinische Prüfungen waren ausgeblieben. Kein Pharmaunternehmen wollte größere Summen in die hochkomplexe und teure Entwicklung mit ungewissem Ausgang investieren. Hoch die technischen Hürden: Umfassende klinische Prüfungen können nur während einer Epidemie erfolgen; meist aber dauert die nicht lange an. Dazu die langen Genehmigungsverfahren, Lizenzfragen, Produktionskapazitäten, die Haftungsfrage bei möglichen Impfschäden. Und der Absatzmarkt für einen Ebolaimpfstoff? Es wären am Ende ja vor allem die ärmsten Länder Afrikas, ohnehin kaum zahlungsfähig. Das Geld wird in den langfristig sicheren Märkten der Industrieländer mit ihren alternden Bevölkerungen gemacht. Dort sind Medikamente gegen chronische Krankheiten das hochprofitable Geschäft. Gesundheitsexperten nennen es die »90:10-Lücke«: 90 Prozent der Forschung nützen gerade einmal 10 Prozent der Weltbevölkerung.

Nach dem Ebolaausbruch in Westafrika 2014/2015 spendete die kanadische Regierung der WHO 1000 Dosen des experimentellen Impfstoffes. Er wurde in Guinea, aber auch an 30 freiwilligen Probanden an der Uniklinik Hamburg erfolgreich getestet. Maßgeblich finanziert von der öffentlich-privaten Impfallianz GAVI, wird der in der EU und den USA Ende 2019 zugelassene Impfstoff »Ervebo« von der Firma MSD, deutscher Ableger des US-Pharmariesen Merck & Co., in Burgwedel bei Hannover produziert. Ein Prüfpräparat kam ab 2018 während erneuter Ebolaausbrüche in der ostkongolesischen Provinz Kivu zum Einsatz. 303 000 Menschen wurden erfolgreich geimpft.

Aber das hatte im hohen globalen Norden ja kaum jemand bemerkt.

Was Regierungen und Vereinte Nationen im Kampf gegen Infektionskrankheiten leisten müssten, aber offenkundig nicht leisten, wird bei der Bewältigung der SARS-CoV-2-Pandemie vor allem von global agierenden Stiftungen übernommen. Oft als »öffentlich-private Partnerschaften« organisiert, werden sie von privaten Geldgebern, Pharmaunternehmen, internationalen Organisationen und Staaten finanziert. Da ist der britische Wellcome Trust, seit Jahrzehnten eine der weltweit größten Stiftungen im Bereich »Global Health«; da sind die Impfallianz GAVI, die Bill-&-Melinda-Gates-Stiftung und auch Bill Gates selbst. Sie finanzieren und organisieren, was reiche Staaten weder finanzieren noch organisieren wollen: Zahlreiche Impfkampagnen für Menschen in den armen und ärmeren Ländern sind ihrem Engagement zu verdanken. Dazu gehören komplexe Finanzierungsmechanismen, die Impfstoffproduktion für Pharmakonzerne attraktiv machen – und Preise dennoch in einem vertretbaren Rahmen halten, meistens jedenfalls. Diese Mechanismen sollen auch bei der Entwicklung von Impfstoffen gegen SARS-CoV-2 genutzt werden.

Die Gates-Stiftung hat früh in Biotechunternehmen investiert, die an der Entwicklung von Vakzinen arbeiten; darunter sind auch die deutschen Firmen BioNTech und CureVac. Sein globaler Einfluss, sein Netzwerk, seine Finanzkraft und sein direkter Zugang zu Regierungschefs und Präsidenten haben Gates zum Symbol für Globalisierungskritiker und zum verhassten Feindbild für Anhänger von Verschwörungserzählungen gemacht. Aber er tut, was andere nicht tun können – oder nicht tun wollen. Bei der Bekämpfung dieser Pandemie ist er unverzichtbar.

Schon seit Mitte Februar arbeiten sie im Hauptquartier der Gates-Stiftung in Seattle an Plänen zu Entwicklung, Produktion und Verteilung preisgünstiger Impfstoffe für Menschen auch in den Ländern des globalen Südens. Vor allem geht es um Aufbau und Sicherstellung von Produktionskapazitäten. Dem weltgrößten Impfstoffhersteller, dem indischen Familienunternehmen Serum Institute of India, gibt die Stiftung eine finanzielle Garantie – in dreistelliger Millionenhöhe – für die Vorabproduktion eines möglichen, aber noch nicht zugelassenen Impfstoffes des britisch-schwedischen Konzerns AstraZeneca. Und holt auch andere Weltgesundheitsstiftungen an Bord; alte Bekannte, die Impfallianz GAVI und die Impfstoffforschungsplattform CEPI.

Seit 20 Jahren führt GAVI weltweit Impfkampagnen gegen einige der noch immer vor allem für Kinder tödlichen Krankheiten wie Kinderlähmung und Masern, Gelbfieber, Hepatitis B und Pneumokokkeninfektionen durch. Neben der Gates-Stiftung gehören die USA zu den größten Geldgebern; mit bislang 690 Millionen Euro steht Deutschland auf einem der vorderen Geberplätze.

Unbestreitbar und unbestritten GAVIs Erfolge in Ländern des globalen Südens: 760 Millionen geimpfter Kinder, sinkende Säuglings- und Kindersterblichkeit, Millionen geretteter Leben. Und damit verbunden eine kleine Chance für sozialen und ökonomischen Aufstieg: gesündere, vielleicht gar gesunde Kinder, die zur Schule gehen. Kleinere Familien und Frauen, die vielleicht eine bezahlte Arbeit finden.

Impfung, so lautet die GAVI-Gleichung, bedeutet Fortschritt.

Die im Januar 2017 während des Davoser Weltwirtschaftsforums ausgerufene »Coalition for Epidemic Preparedness Innovations« (CEPI) wiederum soll eine globale Plattform für die Entwicklung neuer Vakzinen bereitstellen. Das ehrgeizige Ziel des von Pharmaunternehmen, Regierungen und Stiftungen finanzierten Konsortiums: mithilfe neuer, etwa auf mRNA basierenden Plattformtechnologien sollen Prototypen für Impfstoffe entwickelt werden, die in Zukunft quasi maßgeschneidert an neu auftretende Pathogene angepasst werden könnten. Und vor allem: schnell.

CEPI will Impfstoffe gegen das Unbekannte »just in time« entwickeln.

GAVI, CEPI, Gates: Dieses auf Innovation und Effizienz getrimmte Netzwerk, ein über Jahre geflochtenes Vertrauensband persönlicher Beziehungen und Expertise, schreibt 2020 die Bauanleitungen der globalen ACT-A-Allianz und der ihr zugeordneten »COVAX-Fazilitäten«. Darunter fallen Mechanismen zu Finanzierung, Produktion und weltweiter Verteilung von Impfstoffen. Fast alle Staaten der Welt haben sich COVAX angeschlossen, auch China. Damit erhalten sie Zugang zu einem breiten Portfolio potenzieller Vakzinen. Zahlungskräftige Regierungen erkaufen sich damit eine Art Rückversicherung. Die Gelder für Impfungen der Menschen in den 92 armen und ärmeren Ländern wiederum – zunächst zwei Milliarden Dosen – sollen aus den Entwicklungshilfeetats der reichen Staaten eingezahlt werden.

COVAX soll eine Plattform für Gerechtigkeit sein.

Für die von den langfristigen Folgen der Pandemie ohnehin am stärksten Betroffenen, es sind Milliarden Menschen, ist diese globale Solidarität nicht nur eine Überlebens-, sondern eine Lebensfrage. In vielen Ländern des globalen Südens war die medizinische Grundversorgung bereits mit Beginn der Pandemie unterbrochen, Medikamente nicht mehr lieferbar, Impfkampagnen ausgesetzt. Es wird Jahre dauern, allein dies aufzuholen.

Der »Impfstoffmoment«: Die Gerechtigkeitsfrage

ACT-A und COVAX – es scheint das größte Gesundheitsversprechen der Geschichte: Noch nie begann Impfstoffentwicklung so schnell; noch nie war wissenschaftliche Kooperation über Hunderte Projekte so eng; noch nie liefen klinische Prüfungen und Zulassungsverfahren so zeitsparend parallel. Einige Konzerne kündigten an, Vakzinen zu »cost plus« bereitzustellen, zu einem geringen Aufschlag auf den Herstellungspreis – anfangs zumindest. Die Entwicklung und Bereitstellung von Impfstoffen etwa gegen Masern oder Poliomyelitis hatte Jahre, zum Teil Jahrzehnte gedauert. Jetzt aber sollen Impfstoffe innerhalb weniger Monate entwickelt, produziert und geprüft werden und zumindest eine Notzulassung erhalten.

Für Unternehmen mit eher schlechterem Leumund wie Pfizer, AstraZeneca, GlaxoSmithKline, Johnson & Johnson und Sanofi, sie gehören zu den größten Pharmakonzernen der Welt, bietet die Bewältigung der Pandemie gleich eine doppelte Chance: enormen Imagegewinn und langfristig die Aussicht auf Milliardengewinne.

Die Nachfrage nach SARS-CoV-2-Vakzinen wird – anfangs zumindest – das knappe Angebot bei Weitem übersteigen. Vorprodukte, Produktionskapazitäten sowie »Fill and finish«-Verfahren wie die Abfüllung in Injektionsfläschchen aus Spezialglas reichen – zunächst – bestenfalls für 20 Prozent einer Bevölkerung. Wer aber wird zuerst und in welcher Reihenfolge geimpft? Und vor allem: wo? Hätte eine Krankenschwester im südafrikanischen Soweto die zeitgleiche Chance auf Schutz wie der gebrechliche Bewohner eines Pflegeheimes in Solingen? Und kann die WHO mit der globalen Allianz am Ende die politische Garantie dafür geben, dass es wirklich fair zugeht? Gar annähernd gerecht? »Wir müssen Impfstoffe als globales öffentliches Gut betrachten«, sagt Mariângela Simão, stellvertretende WHO-Generaldirektorin für Arzneimittel und Gesundheitsprodukte, im Videogespräch aus Genf. »Die Impfung ist der Weg heraus aus der Pandemie. Wir müssen alles dafür tun, dass kein Land zurückgelassen wird. Wir haben keine andere Chance.«

Da war das politische Virus des »Impfstoffnationalismus« längst ausgebrochen. Die Vereinigten Staaten, unter Trump Industrienation mit dem schlimmsten Ausbruchsgeschehen und auch als globale Führungsmacht nur noch ein Schatten ihrer selbst, versuchen es ab März mit »Operation Warp Speed«, schnell wie die Überlichtgeschwindigkeit der Enterprise aus *Star Trek* – und nichts weniger als »America alone«. Nach Trumps Willen sollen Impfstoffe noch vor den US-Präsidentschaftswahlen zur Verfügung stehen. Für das Projekt haben die Verantwortlichen auch den Bestseller *Schmiede der Freiheit* über die Rolle der Industrie bei der Bewaffnung des US-Militärs im Zweiten Weltkrieg studiert. Das von dem langjährigen GlaxoSmithKline-Manager Moncef Slaoui geleitete und logistisch vom US-Heereskommando für Ausrüstung geführte 10-Milliarden-Dollar-Programm umfasst Entwicklung, Produktion und Kauf von Impfstoffen zunächst für US-Bürger. Bereits im Sommer 2020 hat sich die US-Regierung mindestens 800 Millionen Dosen von sechs potenziellen Vakzinen gesichert. Sie investiert in das Risiko, zahlt hohe Preise, kann daher große Vorbestellungen platzieren. »In solchen Krisen haben wir keine Verbündeten«, erklärt Trumps Handelsberater Peter Navarro.

Einige amerikanische Biotechunternehmer machen das Coronageschäft ihres Lebens, bei explodierenden Kursen verkaufen sie Aktien und Optionen; die *New York Times* schätzt die vorläufigen Erträge auf über eine Milliarde Dollar.

Russlands Präsident Wladimir Putin verkündet im Sommer 2020 Zulassung sowie baldige Massenproduktion des angeblich weltweit ersten und zu 95 Prozent wirksamen Impfstoffes »Sputnik V«. Auch eine seiner beiden Töchter habe sich bereits impfen lassen. Zu diesem Zeitpunkt sind weder Daten der ersten beiden klinischen Prüfungsphasen bekannt, noch hat die letzte, entscheidende Phase 3 begonnen. Während Vertraute – wenn überhaupt – Zugang zum Präsidenten nur nach Absolvieren einer zweiwöchigen Quarantäne und Passieren eines Desinfektionsmittel versprühenden Tunnels aus Zeltstoff erhalten, wird in den Millionenstädten Sibiriens der Sauerstoff für die Beatmung schwer kranker COVID-19-Patienten knapp; von ausreichend Intensivbetten, Pflegepersonal und Ärzten ganz zu schweigen. Im Dezember wird Putin persönlich den Beginn erster Massenimpfungen anordnen. Der russische Präsident beteiligt sich an keiner der internationalen Initiativen, aber er verspricht, der Welt russische Impfstoffe zu verkaufen, auch »bedürftigen Ländern« zu helfen. Die amerikanische, britische und kanadische Regierung hatten Russland allerdings vorgeworfen, dass Hacker des Militärgeheimdienstes GRU westliche Universitäten und Pharmaunternehmen über Impfstoffforschung ausspionierten. Ähnliches sollen Hacker im Staatsauftrag Chinas, Nordkoreas und des Iran versucht haben.

In China wiederum beginnen spätestens im Sommer 2020 erste Massenimpfungen. Hunderttausende Chinesen erhalten eine Einladung auf ihr Handy gespielt. Sie sollen eine Hilfe dabei sein, das »Schwert des Sieges« zu schmieden: Mitarbeiter von Staatsunternehmen, Soldaten, Ärzte, Lehrer, Zugpersonal, wegen ihres Kontaktes zu potenziell infizierten Ausländern auch die Wächter an den Eingängen der Pekinger Diplomatenwohnblocks. Die vier zu diesem Zeitpunkt verimpften Vakzinen sind in China zur Notfallverwendung zugelassen. Die WHO muss sich gegen verzerrende chinesische Darstellungen wehren, dass sie die Wirksamkeit der Impfstoffe bestätige.

Mit kühl kalkulierter »Impfstoffdiplomatie« versucht die chinesische Führung, internationalen Einfluss zu mehren. Mit mehr als einem Dutzend Staaten werden Verträge zur Durchführung klinischer Studien geschlossen – nach erfolgter Zulassung sollen im Gegenzug Impfstoffe geliefert werden. Zum

Kauf von Impfstoffen made in China gewährt Peking eine Milliarde Dollar Kredite für Staaten Südamerikas und der Karibik. Sie sichert den militärstrategisch wichtigen Philippinen privilegierten Impfstoffzugang zu. »Das Gute an China ist, dass man nicht betteln und flehen muss. Dem Westen geht es immer nur um Profit, Profit, Profit«, bedankt sich Präsident Rodrigo Duterte. China schließt ein Kooperationsabkommen zu Forschung und Produktion mit Indonesien und verspricht Lieferungen in die ASEAN-Staaten Thailand, Laos, Kambodscha und Vietnam. Afrikanischen Staaten gibt Xi Jinping eine persönliche Zusage: »Sie werden unter den Ersten sein, die von einem chinesischen Impfstoff profitieren.« Er sagt nur nicht, zu welchen Bedingungen. Und zu welchem Preis.

Wenn Europa verhandelt …

Mitte Juni 2020, in Deutschland freut man sich gerade auf vermeintlich coronafreie Sommerferien, meldet Gesundheitsminister Jens Spahn die Gründung der »Inclusive Vaccine Alliance«. Die aus Frankreich, den Niederlanden, Italien und Deutschland bestehende »Viererbande«, wie sie in Berlin bald genannt wird, war minilateral vorgeprescht. »Viele Länder der Welt haben sich schon Impfstoffe gesichert, Europa noch nicht«, twittert Spahn, »durch das zügige, koordinierte Agieren einer Gruppe von Mitgliedsstaaten entsteht in dieser Krise Mehrwert für alle EU-Bürger.« Man sei bereits mit mehreren Unternehmen im Gespräch.

In der EU-Kommission ist man verärgert. Dort arbeitet man an einer europäischen Impfstoffstrategie, führt erste Gespräche mit Unternehmen. Ein »Horrorszenario«, wenn nun einige wenige, darunter ausgerechnet Deutschland und sein Gesundheitsminister, glaubten, für alle in der EU über das knappe Gut Impfstoff verhandeln zu können. Und das auch noch kurz vor Übernahme des EU-Ratsvorsitzes durch

Deutschland. Es gehe um europäische Marktmacht gegenüber Impfstoffproduzenten und deren zum Teil »knallharten« Forderungen nach Haftungsfreistellungen bei möglichen Impfschäden und Produktmängeln. Freistellungen, wie sie in den USA nach dem PREP-Gesetz gewährt werden können. Die umstrittene Regelung aus dem Jahr 2005 sieht vor, dass im Fall einer gesundheitlichen Notlage die Produzenten neuer Medikamente und Impfstoffe praktisch nicht in Haftung genommen werden können.

In Teilen der Bundesregierung bewertet man den Vierer-Vorstoß anders, ganz anders. Man bekomme »graue Haare« ob der Langsamkeit der EU-Kommission, des wieder mal quälend langen Abstimmungsprozesses der 27 Mitgliedsstaaten mit ihrem gemeinsamen Beschaffungsverfahren. So sei es doch schon im Frühjahr gewesen, als es um Masken und Beatmungsgeräte ging. Ob man es in Brüssel schaffen werde, überhaupt noch für »die Dauer dieser Pandemie« ausreichend Impfstoffe zu besorgen? Während andere ungehemmt vorpreschten, etwa die USA mit »Warp Speed« und ihren Milliardenbestellungen. Die Bundesregierung habe schließlich auch die Verpflichtung, die eigenen Bürger zu schützen.

Wer also soll sich um die Beschaffung des Impfstoffs kümmern? Spahns Allianz? Die Kommission? Jeder für sich?

Das Problem wird nach einigen Telefonaten zwischen Brüssel und Berlin gelöst, Spahn und der Rest der Allianz schwenkt auf die gesamteuropäische Linie ein: die »Europäische Impfstoffstrategie«. Noch im Juni beschließen die EU-Gesundheitsminister formal, die EU-Kommission mit dem Ankauf zu beauftragen. Kurz darauf geht bei von der Leyen ein Brief ein, den alle vier Gesundheitsminister der Gruppe unterschrieben haben. »Leider haben die zeitgleichen Verhandlungen unserer Allianz Sorgen verursacht«, heißt es in dem Schreiben. Man glaube, es sei von »herausragender Wichtigkeit«, einen gemeinsamen europäischen Ansatz gegenüber der Pharmaindustrie zu verfolgen – aber dabei zugleich sehr schnell zu sein.

Der Brief ist eine Kapitulation, Brüssel hat das Prä. Aber er enthält auch eine Mahnung: Es müsse schnell gehen.

Mit AstraZeneca hatte die Impf-Allianz bereits Gespräche geführt, auch diese übernimmt jetzt die Kommission. Es ist eine gewaltige Aufgabe, eine, für die es in der EU an Erfahrung fehlt. Das Dossier kommt in die Generaldirektion für Gesundheit und Lebensmittelsicherheit, nicht gerade eine der Frontorganisationen der riesigen Behörde. Und so fällt früh die Entscheidung, die komplizierten Gespräche mit der Industrie in die Hände einer Frau zu legen, die zumindest Erfahrung am Verhandlungstisch besitzt: Es ist die Italienerin Sandra Gallina, eine gelernte Dolmetscherin, die für die EU das schwierige »Mercosur«-Handelsabkommen mit den südamerikanischen Staaten unter Dach und Fach brachte. Tatsächlich aber bleiben auch alle EU-Mitgliedsstaaten aufs Engste eingebunden. Ein »Steering Board« wird gegründet, der Lenkungsausschuss. Sieben der dort vertretenen Länder bekommen als Teil des »Joint Negotiation Team« sogar eine herausgehobene Rolle. Deutschland gehört dazu – die Aufgabe übernimmt ein Abteilungsleiter aus Spahns Ministerium, ein Experte für Arzneimittel und Biotechnologie. Die Verhandlungsbedingungen sind schriftlich fixiert: So verbietet Artikel 7 der Vereinbarung ausdrücklich, dass die Mitgliedsstaaten parallel eigene Verhandlungen vorantreiben und den Pharmaunternehmen Abnahmegarantien geben.

Es soll eine große europäische Erfolgsgeschichte werden, ein Akt der Solidarität. Auf dem Papier ist die Idee bestechend: Die EU verhandelt für 27 Staaten und 500 Millionen Einwohner, eine gewaltige Marktmacht. Aber von Anfang an ist das Unternehmen nicht ohne Schwierigkeiten. Da ist das Geld; gerade einmal 2,15 Milliarden Euro sind es zu Beginn. Mehr, sagt einer aus von der Leyens Stab, habe man aus dem EU-Haushalt »nicht herausquetschen« können. Davon müssen allerdings nur Anzahlungen geleistet werden. Den Rest sollen die Mitgliedsstaaten bei Lieferung selbst begleichen. Aber auch für die Anzahlungen reicht das Geld kaum. Und da sind die Pharmaunternehmen, von denen einige schnell ahnen, welchen Hebel sie in der Hand haben. In Frankreich hat ein Interview des Sanofi-Chefs Paul Hudson für große Empörung gesorgt, von Erpressung ist die Rede. Hudson hatte erklärt, die USA würden früher beliefert, weil sie nun einmal mehr Geld für die Entwicklung zur Verfügung stellten als Europa. Zudem verlangen einige der Firmen von Europa eine ähnliche Haftungsfreistellung wie in den USA. In Europa ist die Impfskepsis grundlos hoch, die Kritik jedenfalls an Teilen der Pharmabranche aber nicht. Als die Forderung bekannt wird, muss Gallina sich im Europarlament rechtfertigen. Nein, man plane keine weitreichenden Zugeständnisse, auch, wenn andere Länder dies womöglich anders handhaben würden.

Mindestens einmal in der Woche tagt jetzt der Lenkungsausschuss der EU-Mitgliedsstaaten, die Gesundheitsminister werden detailliert über den Stand der Verhandlungen informiert. Liest man die Protokolle, die sogenannten »Minutes of the meeting«, ist es wie immer in der EU: kompliziert. Bulgarien kritisiert, dass man mit zu vielen Anbietern gleichzeitig verhandele. Andere EU-Staaten finden, man verlasse sich zu sehr auf diese neue mRNA-Technologie. Ob dies nicht zu riskant sei und man doch lieber auf erprobte Methoden setzen solle? Immer wieder geht es um die Frage, ob die neue Methode wirklich leisten werde, was sie verspricht. Bis in den späten Oktober werden Wissenschaftler der EU erklären, man sei »sehr skeptisch« gegenüber allen mRNA-Impfstoffen. Einige Mitgliedsstaaten finden auch, dass man zu sehr auf BioNTech setze, obwohl der mögliche Impfstoff doch bei –70 Grad gekühlt und vor der Verabreichung verdünnt werden müsse. Warum sich nicht lieber auf den Konzern AstraZeneca verlassen, der das mögliche Präparat zu einem sehr niedrigen Preis – ohne Gewinnabsichten – anbiete?

Im Spätsommer spricht einer aus der Verhandlungsrunde lange über die Schwierigkeiten, es sei manchmal zermürbend. Und es komme auch immer wieder zu Spannungen zwischen den europäischen Ländern, in denen die Impfstoffproduzenten sitzen – und jenen, die dann nur bezahlen sollen. Darin drückt sich die alte Sorge aus, dass EU-Politik immer auch verkappte Standortpolitik ist. Zudem werde das Geld knapp, es reiche vorne und hinten nicht.

Am 10. September schreiben die formal zuständige EU-Gesundheitskommissarin Stella Kyriakides und Jens Spahn einen Brief an alle ihre Kollegen. »Dear Ministers«, beginnt das Schreiben, »das Ausmaß der Krise« verlange sofortiges Handeln. Man sei jetzt mit sechs Herstellern im Gespräch, aber nur mit AstraZeneca gebe es bereits eine Vereinbarung. Für weitere Vorverträge brauche es Geld – »funding has become a key issue« –, die bisherigen Mittel seien aufgebraucht. Angehängt ist eine Liste, die aufführt, wie viel jedes Mitgliedsland innerhalb von fünf Tagen beisteuern soll – es geht zunächst um weitere 750 Millionen Euro. Statt Geld aber kommen aus einigen Mitgliedsstaaten erst einmal Rückfragen; man möge doch die ausgewählten potenziellen Impfstoffe und die Verhandlungsstrategie noch einmal erläutern. Als säßen die von ihnen entsandten Experten nicht mindestens einmal in der Woche zusammen im Lenkungsausschuss. Schließlich kommt es zu der finanziellen Aufstockung – aber wieder einmal hat es gedauert. Deutschland übernimmt seinen Anteil – es sind 192 268 017 Euro.

Besonders groß ist das Zögern einiger EU-Länder gegenüber BioNTech und seinem Partner Pfizer. Die EU-Kommission und die Bundesregierung haben sowohl die mRNA-Technologie gefördert als auch BioNTech unterstützt. Aber eingestiegen ist vor allem der US-Pharmakonzern Pfizer – die Entwicklung eines Impfstoffs trägt den Projektnamen »Lightspeed«. Die beiden Unternehmen haben bereits bei der Erforschung von Grippeimpfstoffen zusammengearbeitet. Pfizer stellt Geld, Produktions- und Testkapazitäten, etwa für Tierversuche.

Und der Pharmagigant hat Fabriken sowie etablierte Vertriebswege im Riesenmarkt USA. Und sehr toughe Anwälte. Im Sommer 2020 schließt BioNTech/Pfizer erste Vorabverträge mit der US-Regierung über 100 Millionen Dosen sowie mit Großbritannien, Japan und Kanada. Später folgt Israel. Das chinesische Unternehmen Fosun Pharma wiederum hat das Recht zur Kommerzialisierung des Impfstoffes in China, die Gewinne sollen geteilt werden.

Angeboten wird auch ein ganz großer, früher Deal mit der EU. Bereits am 24. Juni hat Pfizer gegenüber der Kommission in einem Papier (»Expression of Interest«) einen ebenso weitreichenden wie teuren Vorschlag gemacht. Man gehe davon aus, dass die EU sich bis zu 500 Millionen Dosen sichern wolle. Diese biete man zu einem regelrechten Vorzugspreis an, den man bisher vergleichbaren Volkswirtschaften nicht gewährt habe. Schließlich stecke man mitten in einer Pandemie und fühle sich verpflichtet zu helfen. Es klingt großmütig. Das Angebot allerdings ist es nicht, der zunächst vorgeschlagene Preis liegt bei 54,08 Euro – pro Dosis.

Bei manchen EU-Mitgliedsstaaten lässt dies die Begeisterung für BioNTech und Pfizer nicht gerade wachsen. Erst im November kommt es zu einem ersten Vertrag über bis zu 300 Millionen Dosen. Der Preis ist erfolgreich deutlich nach unten verhandelt worden. Und doch muss am Ende die Bundesregierung garantieren, bis zu 100 Millionen Dosen aus dem BioNTech-Pfizer-Kontingent zu übernehmen, falls andere Mitgliedsstaaten verzichten. In Berlin ist die Sorge groß, dass es sonst zu gar keinem Abschluss kommt.

Ausgerechnet BioNTech. Nach der Entwicklung des ersten diagnostischen SARS-CoV-2-Tests durch das Team um Christian Drosten an der Berliner Charité wird das Mainzer

Unternehmen zur zweiten deutschen Erfolgsgeschichte in dieser Pandemie. Seit Ende Januar forscht das Gründerehepaar Özlem Türeci und Uğur Şahin an einem Impfstoff auf Basis der Messenger-RNA, mRNA. Die Wissenschaftler haben eine modifizierte Version des mRNA-Strangs hergestellt, der für das sogenannte »Spike-Protein« codiert, jener Spitze, mit der SARS-CoV-2 so leicht an menschliche Zellen andockt. In Lipid-Nanopartikel verpackt und verimpft würde dieses synthetische Molekül wie eine Bauanleitung menschliche Zellen dazu anleiten, eine harmlose Version des Virusproteins zu produzieren. Dieses körperfremde Protein wiederum würde eine körpereigene Immunreaktion bewirken, die Bildung von Antikörpern und T-Zellen. So könnte man zumindest schwere Krankheitsverläufe verhindern.

Selbst in der Bundesregierung ist das Wissen über Schwierigkeiten und mögliche Verzögerungen in den EU-Impfstoffverhandlungen nicht weit verbreitet. Das scheint auch andernorts so zu sein. Im Oktober unterstützen die europäischen Staats- und Regierungschefs ausdrücklich die Strategie. In einer Erklärung wird betont, wie »wichtig ein solider Genehmigungs- und Überwachungsprozess«, aber auch ein »fairer und finanziell tragbarer Zugang zu Impfstoffen« sind. Merkel unterstützt diese Botschaft. Und sie trägt eine besondere Verantwortung: Deutschland hat im zweiten Halbjahr die EU-Ratspräsidentschaft inne.

Auf dem Papier sieht tatsächlich alles großartig aus. Mit Stand 4. November und aufgrund der vertraulichen Geschäftsdaten, als Verschlusssache eingestuft, fasst Spahns Gesundheitsministerium den Stand zusammen: Auf der Liste finden sich sieben Hersteller, eine Grafik beschreibt den jeweiligen Verhandlungsstand, etwa das Einreichen eines Angebotes, die Verhandlung oder Abschluss und Unterzeichnung eines Vertrages. Mit Johnson & Johnson, Sanofi und AstraZeneca ist man schon soweit. Mit BioNTech und Moderna wird noch verhandelt. Eine Spalte in dem Papier addiert grob die für

Deutschland zu erwartenden Impfdosen, sollte am Ende alles klappen. Es sind 223 Millionen, hinzu kommen weitere geschätzte 37 Millionen von Johnson & Johnson. Anders als bei den anderen Herstellern soll hier eine einzige Impfung ausreichend sein. In der Spalte »Kostenanteil für Deutschland« werden die erwarteten Preise addiert: Es sind gut 2 Milliarden Euro.

Es liest sich beruhigend. Kaum zur Kenntnis genommen wird hingegen, dass sich kurz darauf der Moderna-Chef Stephane Bancel über die Nachrichtenagentur AFP zu Wort meldet. Ja, man verhandele mit der EU, aber es gehe langsam voran. Ein später Vertragsabschluss aber werde »die Auslieferung verlangsamen. Je länger sie warten, desto größer wird die Verzögerung.« Mit Kanada sei man innerhalb von zwei Wochen handelseinig geworden. Bancel ist Franzose – es ist eine Warnung. Wer nicht lange verhandelt, macht das Geschäft schnell. Und kommt schneller zum Zug.

Dann geht es Schlag auf Schlag. Israel hat nach dieser Methode teuer eingekauft – und in einer Vereinbarung noch etwas draufgelegt, was so gut ist wie Geld: Daten. Der BioNTech-Partner Pfizer erhält Zugang zu einer gigantischen Menge medizinischer Daten aus den Impfungen. »Sonst hätte kein Unternehmen uns auch nur in Betracht gezogen«, sagt Israels Gesundheitsminister Juli Edelstein. Den Grundstein für den Deal – Operation »Zurück ins Leben« – haben Regierungschef Benjamin Netanjahu und Juli Edelstein in 17 persönlichen Gesprächen mit Pfizer-CEO Albert Bourla gelegt: fast jeden Sonntag ein Flugzeug voller Impfstoff, schnelle Immunisierung der Bevölkerung – und Daten für Pfizer.

Auch in den USA zahlt sich die Operation »Warp Speed« jetzt aus. Und Trump hat – nach seiner Abwahl – das Problem für die Europäer verschärft. Die »Executive Order 13962«, die er noch am 8. Dezember unterschreibt, regelt, dass die eigene Bevölkerung vorrangig mit Impfstoff zu versorgen ist. So wird praktisch nichts exportiert. Und so müssen etwa

BioNTech und Moderna in ihren außerhalb der USA liegenden Werken nicht nur für Europa produzieren, sondern auch für den Rest der Welt. Großbritannien prescht ebenfalls mit Notzulassungen für Impfstoffe vor. Gemeinsame Verhandlungen mit der EU hatte das Land abgelehnt. Die ersten Bilder europäischer Impfungen kommen so am 8. Dezember aus dem britischen Coventry, zuerst ist die 90-jährige Margaret Keenan an der Reihe. Auf sie folgt ein Mann namens William Shakespeare. Sein berühmter Namensvetter schrieb in *König Lear:* »Oft büßt das Gute ein, wer Besseres sucht.«

Europa hat mehr als genug bestellt, bis Anfang 2021 sind sechs Vereinbarungen über mehr als zwei Milliarden Dosen Impfstoffe geschlossen. Aber Europas Bürgerinnen und Bürger müssen auf die Auslieferung warten.

Denn eine andere, mindestens ebenso wichtige Frage dagegen ist über all die Monate in Brüssel und Berlin kaum diskutiert worden, auch in den langen Schalten zwischen der Kanzlerin und den Ministerpräsidenten nicht. Sie lautet, ob man nicht größer, viel größer denken, schon früh Milliarden in den Bau von Fabriken investieren müsse, um die absehbare Knappheit zu reduzieren. Vier Ökonominnen und Ökonomen, darunter der Nobelpreisträger Michael Kremer, haben bereits im Mai einen entsprechenden Vorschlag unterbreitet. Eine Mischung aus »Pull«- und »Push«-Elementen. »Pull« bedeutet: frühzeitig Vakzinen zu einem festen Preis zu kaufen – auch wenn sie noch nicht endgültig entwickelt und zugelassen sind. »Push« wiederum sieht Finanzgarantien für Produktionskapazitäten vor, für neu zu errichtende Anlagen oder solche, die für die Herstellung frei gehalten werden. Bill Gates unterbreitet einen noch weitergehenden Vorschlag: Regierungen sollten unverzüglich mit dem Bau von Impfstofffabriken beginnen. »Private Unternehmen können ein solches Risiko nicht eingehen, aber Staaten sind dazu sehr wohl in der Lage.«

In einer der Berliner Krisenrunden wird dieser Gedanke erörtert. Ein Teilnehmer fragt, ob man nicht sogar auf eine Art

»Kriegswirtschaft« setzen solle. Alles zu mobilisieren, damit am Ende auch schnell ausreichend Impfstoff zur Verfügung stehe. Die Einwände kommen prompt: In Deutschland herrsche Marktwirtschaft – und der Markt werde das schon regeln. Schließlich unterstütze man Unternehmen bereits massiv.

Dabei waren Pharmamanager durchaus bei der Regierung vorstellig geworden. Ja, es gehe mit der Impfstoffentwicklung so schnell wie noch nie. Aber für die Produktion der dann notwendigen großen Mengen brauche es frühe und akribische Vorbereitung sowie die Sicherstellung der hochkomplexen Lieferketten.

Es ähnelt der Idee einer »Notimpfstoffwirtschaft«, wie sie Habeck und Söder im Winter fordern werden. Ernsthaft in Betracht gezogen wird der Gedanke nicht.

»Ich gebe nachher gerne anderen Ländern auf der Welt etwas von den mit uns vertraglich geklärten Impfstoffen ab, wenn sich herausstellt, dass wir mehr haben, als wir brauchen«, hatte Jens Spahn Kritik an möglichem nationalen Egoismus abgewehrt. Und doch setzt sich der Eindruck fest: Die reichen Länder, auch die in Europa, kümmern sich zunächst und vor allem um sich selbst. Sie konterkarieren den von ihnen initiierten Versuch, ein weltweit gerechtes Impfsystem zu schaffen. Dabei ist es nicht nur aus politischen und moralischen, sondern auch aus epidemiologischen Gründen wichtig, möglichst viele Menschen so schnell wie möglich zu impfen. Nur so kann der Pandemie ein Ende gesetzt werden.

Zum Wahrheitsmoment Impfstoff gehört auch: In einer Pandemie ist letztlich niemand sicher, solange nicht alle sicher sind. Eigentlich wollen sie persönlich zusammentreffen, im ehemaligen Kino Kosmos in Berlin, einmal wieder das Summen und Brummen einer größeren Veranstaltung erleben. So ist es Ende Oktober für den »World Health Summit« geplant, das Gipfeltreffen von Weltgesundheitsmanagern und Wissenschaftlern, das alle zwei Jahre von der Berliner Charité ausgerichtet wird. Aber dann herrscht doch wieder pandemischer Alltag. Mit steigenden Infektionszahlen gilt Berlin als Risikogebiet. Und wieder einmal ist man zurückgeworfen auf den Dialog über Bildschirmkacheln – auf diese merkwürdige Realität, die verbindet und zugleich Verbundenheit doch nur suggeriert.

Auch Bundespräsident Frank-Walter Steinmeier zeichnet seine Rede als Videobeitrag auf, postiert zwischen Stehpult und weißer Wand, er spricht ins Nichts und doch zu allen. Steinmeier möchte erneut vor nationalen Alleingängen und Egoismen warnen. Seit Monaten treibt ihn die Frage des »Impfstoffmoments« um, dieser seiner Meinung nach entscheidenden Bewährungsprobe für die Weltgemeinschaft. »Selbst wer das Virus in seinen eigenen nationalen Grenzen besiegt, bleibt ein Gefangener dieser Grenzen, solange es nicht überall besiegt ist«, sagt er. Erneut wirbt Steinmeier um Unterstützung der WHO-Bemühungen für die globale Impfallianz. Nie sei dies dringlicher gewesen, auch aus »wohlverstandenem Eigeninteresse«: »Die Formel ›wenn jeder an sich selbst denkt, ist an alle gedacht‹ ist nicht nur unethisch, sie ist dumm.«

Am Ende des ersten Jahres wird in vielen reichen Ländern darum gestritten, warum so langsam geimpft wird, warum so wenig Impfstoff zur Verfügung steht. Reiche Staaten machen sich gegenseitig Vorwürfe. In den ärmeren Ländern aber wird so gut wie gar nicht geimpft. Es scheint kaum jemanden zu interessieren.

Am Ende des ersten Jahres – weltweit zählt man fast 80 Millionen Infizierte, mehr als 1,7 Millionen Tote und befindet sich damit noch immer am Anfang der Pandemie – steht nur ein Bruchteil der Finanzierung für die globale Impfstoffallianz. Es fehlt ein hoher zweistelliger Milliardenbetrag, das Geld hinter hehren Solidaritätsbekundungen.

Ein enger Mitarbeiter der EU-Kommissionspräsidentin formuliert es in Brüssel an einem Abend eher nüchtern so: »Wir stellen eine gewisse Gelöbnismüdigkeit fest.«

Außer Kontrolle

»Man möchte, dass das Ganze verschwindet«

Ein lauer Juliabend in Berlin, ein Bier unter grünen Linden am Wannsee, schon damals hatte RKI-Präsident Lothar Wieler von seiner »Beunruhigung« gesprochen. Die Pandemie hat bestenfalls eine Sommerpause eingelegt. Die Infektionszahlen steigen in den letzten Wochen des Sommers bereits wieder an, aber sie bleiben zunächst doch relativ niedrig. In den Krankenhäusern liegen so gut wie keine COVID-19-Patienten mehr; Atemschutzmasken kann man inzwischen in jedem Supermarkt kaufen. Die erste Welle so erfolgreich gemeistert zu haben hat Selbstvertrauen und Selbstbewusstsein vieler Landesregierungen gestärkt. Man wolle jetzt nicht überreagieren. Manche sagen auch: Man wolle jetzt nicht schon wieder überreagieren. Das Wort »Gelassenheit« fällt in den Telefonaten mit den Handelnden jetzt häufig, oft ergänzt durch das Wort »wachsam«. Man sei angespannt, aber nicht besorgt, heißt es auch in Spahns Gesundheitsministerium. Inzwischen scheint auch klarer, wo sich das Virus eher nicht oder nur schwer überträgt: Wenn man Maske trägt und Abstand hält, scheinen der öffentliche Nah- und Fernverkehr einigermaßen sicher, ebenso Restaurants, Geschäfte oder Friseure. Die größte Unsicherheit betrifft noch immer Kinder – und damit die Schulen. Erste Untersuchungen deuten darauf hin, dass zumindest ältere Kinder und Jugendliche das Virus ebenso verbreiten können wie Erwachsene.

Riskant wird es bei Großveranstaltungen und vor allem dann, wenn in geschlossenen Räumen gefeiert, gesungen, getanzt oder auf engstem Raum getrunken wird.

Das Virus hat ein untrügliches Gespür dafür, alles zu verhindern, was Spaß macht. Geburtstage, Hochzeiten, eine Verabredung mit Freunden auf ein Glas Bier oder Wein. Das Oktoberfest in München ist abgesagt. Die einzigen Zelte auf dem Festgelände unter der mächtigen Bavaria bieten Coronatests an.

Lebenslust und Geselligkeit als Infektionstreiber – vielleicht macht sich bei den Menschen auch deswegen ein gewisser Verdruss breit, eine Art Virus-Widerwille. Man sei der Sache »überdrüssig, man möchte, dass das Ganze verschwindet«, sagt Merkel. Es »bedrücke« einen mehr und mehr.

Deutschland ist – bis zum Sommer jedenfalls – so gut durch die Pandemie gekommen, dass Respekt und Bewunderung im Ausland noch immer groß sind. Umso dringender der Wunsch, dass das starke und erfolgreiche Deutschland doch bitte auch jenen helfen soll, denen dies nicht so gut gelungen ist. Oder gelingt.

Mit Stand 1. August haben sich 121 Staaten mit Hilfsanträgen an die Bundesregierung gewandt, darunter sind auch sieben EU-Mitgliedsstaaten. Unter Verweis auf »nationalen Bedarf« wurden solche Hilfsersuchen in Berlin zunächst überwiegend abgelehnt. Aber im Frühjahr wurde so viel geordert – und teuer bezahlt –, dass die Lager jetzt voll sind mit Schutzmasken und Beatmungsgeräten. Viel mehr, als von Krankenhäusern und Arztpraxen benötigt wird. Erste Haltbarkeitsdaten laufen ab, es betrifft vor allem Masken. »Eine Vernichtung von abgelaufenen Materialien wäre wegen des andernorts enormen Bedarfs politisch und menschlich nicht zu verantworten«, heißt es in einem vertraulichen Vermerk des Auswärtigen Amtes. Es sei »von großer gesundheitspolitischer sowie außen- und sicherheitspolitischer Bedeutung«, jetzt rasch zu helfen. »Eine zeitnahe positive Reaktion auf die zahlreichen an uns gerichteten Bitten wäre ein Zeichen sichtbarer Solidarität. Kommen wir den Anfragen nicht nach, ist mit Belastung der bilateralen Beziehungen zu zahlreichen, von der Krise schwer getroffenen Staaten zu rechnen.« Eine »Interministerielle Arbeitsgruppe« wird eingesetzt.

Noch immer bemüht sich die Bundesregierung darum, das Bild eines vermeintlich zu egoistischen Landes zu korrigieren, das Deutschland im Frühjahr abgegeben hatte. Bundespräsident Steinmeier reist mit Ärzten und Pflegekräften, die italienische Patienten behandelt hatten, nach Mailand. Gekommen ist zu einer Feierstunde auch der 57-jährige Lehrer Felice Perani aus der Region Bergamo. Nachdem er im Krankenhaus ins Koma gefallen war. wurde er per Flugzeug nach Leipzig gebracht. Nach fünf Tagen auf der Intensivstation erwachte er: »Die Ärzte und Krankenschwestern sprachen zu mir mit ihren Augen, da ich kein Deutsch verstehe. Man behandelte mich dort wie einen Bruder, einen Sohn. Deutschland ist wie eine zweite Mutter für mich geworden, denn ohne die deutsche Hilfe wäre ich gestorben.«

Felice Perani ist einer von 44 italienischen COVID-19-Patienten, die in deutschen Kliniken behandelt wurden. 30 überlebten.

Europa ist nur eine Sorge. In dem vertraulichen Papier des Auswärtigen Amtes steht, dass die wirtschaftlichen Folgen der Pandemie neue Fluchtbewegungen in den Ländern des globalen Südens auslösen könnten, Migrationsdruck. Denn besonders bedroht seien Menschen, »die ohnehin von humanitären Krisensituationen betroffen sind, zum Beispiel Binnenvertriebene und Flüchtlinge«. Auch deshalb solle Deutschland helfen. So lässt man rund 250 Millionen bereits bezahlte Masken aus China direkt an die WHO liefern. Die soll für die Verteilung sorgen.

Schon jetzt hat die Pandemie weltweit tiefe ökonomische Wunden geschlagen. Im Moment stützen Zentralbanken und Regierungen mit enormen Summen die Volkswirtschaften.

EU-Wettbewerbskommissarin Margrethe Vestager schildert die Situation in der *Welt* so: »Stellen Sie sich vor, Sie wurden übel zusammengeschlagen, aber Ihnen tut nichts weh, weil Sie vollgepumpt sind mit Schmerzmitteln. Wenn die Krisenhilfen auslaufen, wird der Schmerz anfangen.«

Der Internationale Währungsfonds (IWF) listet den befürchteten Schaden in einem Bericht auf: Trotz aller Rettungsschirme und zusätzlicher Nothilfekredite durch IWF und Weltbank rutsche die Weltwirtschaft in eine Rezession des Ausmaßes, wie man es zuletzt während der Großen Depression in den 1930er-Jahren erlebt habe. Der globale Schock trifft die Industrieländer, aber vor allem Milliarden Menschen in den armen und Schwellenländern. Viele dieser Länder sind vom Export ihrer Rohstoffe und Tourismus abhängig. Und von den Zuwendungen derer, die im Ausland arbeiten und jeden Monat Geld an ihre Familien überweisen. All das bricht jetzt weg. Der IWF-Bericht prognostiziert sinkende Investitionen und Produktivität, dahinschmelzende Ersparnisse und Bildungschancen, von all den verlorenen Zukunftshoffnungen ganz zu schweigen. »Scarring« nennen Ökonomen diese Entwicklung, die wirtschaftlichen »Vernarbungen« womöglich ganzer Generationen durch tiefe Krisen. Am schlimmsten trifft es wieder einmal Frauen und niedrig qualifizierte Arbeitskräfte. Nach Angaben der Weltbank wird die Pandemie zusätzlich über 100 Millionen Menschen in extreme Armut stürzen lassen. Und das heißt: Ein Mensch, manchmal eine Familie, muss von knapp zwei Dollar – oder weniger – pro Tag leben. Es trifft die ohnehin schon ärmsten Menschen. Das Virus tötet auch durch Hunger.

Die G-20-Staaten haben sich im April auf ein Schuldenmoratorium für 76 der ärmsten Länder geeinigt. Deren Zinszahlungen und Tilgungen für Kredite sind erst einmal ausgesetzt. Doch vom Moratorium ausgenommen bleibt die größte Gruppe der Gläubiger: der private Sektor wie etwa Banken, Investment- und Hedgefonds. »Die Pandemie verursachte einen massiven ökonomischen Schrumpfungsprozess, auf den in weiten Teilen der Welt eine Finanzkrise folgen wird«, warnt die Wirtschaftswissenschaftlerin Carmen Reinhart vor einer drohenden »pandemischen Depression«. Reinhart, im Juni 2020 zur Chefökonomin der Weltbank ernannt, beschäftigt sich seit vielen Jahren mit Staatsverschuldungen und ihren oft verheerenden politischen und sozialen Folgen. »Die Erholung einiger Volkswirtschaften«, so Reinhart über die Ökonomie der Pandemie, »sollte nicht mit einer wirtschaftlichen Gesundung verwechselt werden.«

Das Virus, dieser gigantische Ungleichmacher, macht die Armen sehr viel ärmer und die Reichen sehr viel reicher. Man kann den Trend bei einigen der Schweizer Banken ablesen, die große Privatvermögen verwalten. Dort meldet etwa die UBS ihr bestes Quartal innerhalb eines Jahrzehnts. Ob in den USA, China, Brasilien und auch in Deutschland – das Vermögen der Milliardäre wächst während der Krise um weitere Milliarden. Tesla-Chef Elon Musk gehört zu den großen Gewinnern, in China wächst die Zahl der Milliardäre allein in den ersten Monaten des Krisenjahres 2020 um 257.

Szenen eines pandemischen Sommers: In Wuhan, »Ground Zero« der Pandemie, sind Restaurants und Shoppingmalls längst wieder geöffnet, die Universitäten voller Studenten, die Bilder zeigen lebensfrohe, zu Konsum und Genuss fest entschlossene Menschen. Als ob all das Leiden nicht existiert hätte. Das Erdgeschoss des Huanan-Meeresfrüchtemarktes bleibt geschlossen, im Stockwerk darüber werden wieder Sonnenbrillen verkauft. Wer als Ausländer, gar Journalist, die Stadt besucht, trifft auf zögernde Menschen. Fast immer verweigern sie höflich das Gespräch; es mag die Angst vor Repressalien durch den allgegenwärtigen Polizei- und Parteiapparat sein, vielleicht auch das wachsende Misstrauen gegenüber möglicherweise infizierten Ausländern. In die Unsicherheit mischt sich zunehmend staatlich befeuerte Wut auf Fremde. Staatsmedien, Bots und Tausende bezahlte Social-

Media-Akteure verbreiten die unhaltbaren Thesen, das Virus sei wohl aus den USA oder Europa nach China eingeschleppt worden. So sei die Infektion eines Kühlhausarbeiters in Tianjin auf eine tiefgefrorene deutsche Schweinshaxe zurückzuführen, für den lokalen Ausbruch auf einem Markt in Peking im Juni wird »Ausländer-Lachs« verantwortlich gemacht.

In Venezuela werden Infizierte als »Bioterroristen« bezeichnet. COVID-19-Erkrankte gelten als »Kriminelle«. Sie werden weggesperrt.

In Indonesien sieht man auf Sportplätzen Hunderte Menschen nebeneinander bäuchlings in der heißen Sonne liegen. Sonnenbäder, heißt es, stärkten die Widerstandskraft gegen das Virus.

Im Sultanat Brunei, in Japan und Australien bieten Airlines einen besonderen Service für Flugsüchtige an: Kurztrips ins Nirgendwo, Champagner inclusive. Ein paar Stunden in der Luft, dann wieder ins Leben auf Abstand.

In New York verkauft ein neu eröffneter Laden »COVID-19-Essentials«, vor allem hip designte Masken. Und man trauert um Milton Glaser, den verstorbenen Erfinder des ikonischen Herz-Logos der Stadt: I♥New York. Allerdings starb er an einem Schlaganfall.

»Dann nimmt das Schicksal seinen Lauf«

Ende August und September kommen die Ministerpräsidentinnen und Ministerpräsidenten wieder in Videoschalten mit der Kanzlerin zusammen. Mit einer Art Zwischenbilanz nach den Ferien möchte man politische Geschlossenheit demonstrieren und die Menschen motivieren, geduldig weiter mitzumachen. Das größte Problem, erklärt Jens Spahn, bestehe darin, dass die »Alltagsregeln« irgendwann nicht mehr eingehalten würden. Das Motto »AHA« – Abstand, Hygiene beachten, Alltagsmaske – ist um »L« für Lüften ergänzt.

»AHA-L« als optimistisches Leitmotiv für den deutschen Herbst und Winter? Oder soll sich Deutschland hinter dem Motto »Rücksicht, Umsicht, Vorsicht« versammeln, wie es im Beschluss vom 27. August formuliert wird? »Wir können die Hände nicht einfach in den Schoß legen«, erklärt Merkel. Es gelte, die Dynamik zu brechen, nicht erst auf »Kipppunkte zuzusteuern«.

Schon bis Ende August haben sich die Infektionszahlen verdreifacht, aber noch bleiben sie auf vergleichsweise niedrigem Niveau. Selbst die immer besorgte Merkel scheint einigermaßen beruhigt: »Gemessen an dem, was wir uns im Sommer gegönnt haben, hat es sehr gut geklappt. Für mich ist die Botschaft von heute: Wir haben die Sache unter Kontrolle. Aber wir haben nicht den Raum, um weitere große Öffnungsschritte zu machen. Stand heute können wir nicht sagen, Leute, freut euch schon mal auf Karneval und Weihnachtsmärkte. Da sitzen wir in sechs Wochen nicht mit 1500 Infizierten pro Tag, sondern mit 4500 Infizierten da.« Für die anstehende kalte Jahreszeit, sechs dunkle Monate, brauche es einheitliches Vorgehen. »Es gibt einen sehr großen Wunsch der Bevölkerung, unsere Erzählung auch zu verstehen.«

Schon immer war es eine Herausforderung, im föderalen System Deutschland Gemeinsamkeit herzustellen und geschlossen zu kommunizieren. Die Krise hat dieses strukturelle Problem verstärkt. Mal prescht einer – Söder – mit Testzentren an Autobahnen und vermeintlich alarmistischen Parolen vor; mal verweist die andere – Schwesig – auf die Erfolge im eigenen Land, niedrige Infektionszahlen trotz Millionen Touristen im Sommer. Mal sorgt sich einer – Haseloff – um politische Stabilität; mal hofft die andere – Dreyer – auf Transparenz und Selbstverantwortung der Bürgerinnen und Bürger. So verfestigt sich der Eindruck politischer Vielstimmigkeit, des Sowohl-als-auch, das viele als »die da oben wissen nicht, was sie wollen« wahrnehmen. Ein Eindruck, der auch als Begründung dafür missbraucht wird, sich selbst nicht mehr an die pandemischen Alltagsregeln halten zu müssen. Und zugleich scheint nach diesem sonnigen Sommer ja auch fast alles wieder möglich. Schulen und Kitas sind wieder geöffnet, die Wirtschaft scheint auf Erholungskurs. Kontaktbeschränkungen sind im Grunde aufgehoben, selbst größere Veranstaltungen mit zum Teil Hunderten Teilnehmern wieder erlaubt. Die Bilder aus Bergamo, das Leid und die Opfer, sie verblassen. Die Lage, so Haseloff, sei »entspannt«.

Nur eins bleibt gleich: die Mahnungen der Kanzlerin. Sie erklärt und rechnet vor, sie doziert über Infektionsketten, das Virus, mögliche Mutationen. Aber die Überzeugungskraft derjenigen, die weiter auf Härte setzen wollen, schwindet. Ihre Erzählung verfängt nicht mehr ausreichend.

Vor einigen Wochen sei er »extrem besorgt« gewesen, erläutert Laschet. Die Reiserückkehrer aus Risikogebieten hätten für einen steilen Anstieg der Zahlen in seinem Bundesland gesorgt. »40 Prozent aller deutschen Neuinfektionen kamen aus Nordrhein-Westfalen.« Dann aber seien die Zahlen auch schnell wieder gesunken. So würden es jetzt auch alle anderen Bundesländer erleben, in denen die Ferien zu Ende gingen. Das Problem seien weniger Pauschaltouristen, sondern vor allem diejenigen, die ihre Familien auf dem Westbalkan oder in der Türkei besucht hätten. Laschet plädiert dafür, vorsichtig zu bleiben. Zwar gebe es keinen Raum für große weitere Öffnungen. Aber es brauche auch keine »weiteren dramatischen Verschärfungen«, die so täten, als würden »überall in Deutschland die Zahlen derzeit steigen«.

Es klingt, als hätte man das Virus einigermaßen im Griff. All das wird sich schon wenige Wochen später als Trugschluss herausstellen. Der Sommer der Sorglosigkeit wird sich auch als Sommer des Wunschdenkens und verpasster Chancen erweisen.

Die Daten des Robert Koch-Instituts weisen Ende August auf ein entscheidendes Problem hin: die privaten Feiern.

Merkel machen die Sorgen: »Wir sind ja jetzt zurückgeworfen von der Gartenparty in den Partykeller, der wahrscheinlich auch nicht gut durchlüftet ist.« Aber welche dauerhaften Beschränkungen kann und will man den Menschen zumuten, wenn sie Hochzeiten, runde Geburtstage oder Vereinstreffen planen? Die Bundesregierung würde gern eine landesweite Rahmenvorgabe durchsetzen: 25 Personen bei Feierlichkeiten in geschlossenen Räumen und 50, wenn sie im Garten oder auf der Terrasse eines Restaurants stattfinden. Alle Versuche der Chefs der Staatskanzleien, sich zumindest auf ähnliche Zahlen zu einigen, sind gescheitert. Niedersachsens Stephan Weil sagt, er habe »deutliche Skepsis«, dass man da etwas hinbekomme. Der Hesse Bouffier meint, Kontrollen im privaten Bereich seien weder angebracht noch wirklich möglich: »Wir überheben uns.« Malu Dreyer warnt vor Denunziation, »wenn die Nachbarn da ständig bei der Polizei anrufen«. Schwesig stört die ganze Debatte, ständig erwecke man den Eindruck, »dass man vor Ort die Lage nicht im Griff hat«. Man müsse jetzt auch einmal motivieren: »Die Familien haben richtig geblutet.«

Im Beschluss der Runde wird sich schließlich keine feste Zahl, sondern ein Appell finden: Alle seien aufgefordert, »in jedem Einzelfall kritisch abzuwägen, ob, wie und in welchem Umfang private Feiern notwendig und mit Blick auf das Infektionsgeschehen vertretbar sind«. Der Kanzlerin reicht das nicht: »Ich halte das nicht für zufriedenstellend, aber das ist halt jetzt mal die Lage.«

Die Digitalisierung der Schulen, seit Jahren ein deutsches Trauerspiel, soll nun endlich vorangetrieben werden. Um im Herbst und Winter Alternativen zum Präsenzunterricht zu ermöglichen, soll ein »Sofortausstattungsprogramm« von 500 Millionen Euro auf den Weg gebracht werden. Da meldet sich Bildungsministerin Anja Karliczek. Sie möchte das Wort »Sofort-« bitte in »Sonder-« ändern. Es sei ja schließlich nicht so einfach, 800000 Lehrer »sofort auszustatten«. »Sofort«

ist ein gefährliches Wort in der Politik. Dann muss ja auch »sofort« geliefert werden. Merkel bügelt den Einwand ab. »Na ja. Ich lass das mal.« Corona leuchtet grell jede Ecke des Landes aus, in der es nicht gut funktioniert. Nach bald 16 Jahren ihrer Kanzlerschaft. Jetzt kommen zwei Bereiche zusammen, in denen es noch nie wirklich gut lief: Die Schulpolitik und die Digitalisierung.

Wie im Frühjahr geht es erneut um Großveranstaltungen – und um den Fußball, um Bundes- und – wieder einmal – um die 3. Liga. Am Tag der August-Schalte hat sich in Baden-Württemberg CDU-Innenminister Thomas Strobl zu Wort gemeldet. Öffentlich plädiert er für ein Ende der Geisterspiele: »Wir müssen uns auf ein Leben mit dem Virus einstellen – und Fußball gehört zum Leben. Natürlich kann man ein Fußballstadion in der Coronazeit nicht voll besetzen. Aber wenn normalerweise 50000 reinpassen, können zum Beispiel 5000 an der frischen Luft einen sehr guten Abstand halten.« Kretschmann widerspricht dem Vorstoß seines Koalitionspartners massiv: »Das wird zu Disziplinlosigkeit in der Bevölkerung führen.«

Was darf in Herbst und Winter im Land unter freiem Himmel möglich sein – oder auch nicht? Können Volksfeste und Weihnachtsmärkte stattfinden, Glühweinstände öffnen und kollektive Feuerzangenfeten erlaubt werden? Sollen dafür Besucher in vollgepackten Reisebussen quer durch die Republik fahren dürfen? »Die Theorie ist immer ziemlich einfach«, fasst Söder das Dilemma zusammen, »die Praxis differenziert.« Es wird darauf verwiesen, Abstand zu halten und persönliche Daten zur Kontaktnachverfolgung anzugeben. Merkel bleibt skeptisch: »Großveranstaltungen sind zwar verboten, aber überall finden sie statt. Ich kann dafür nur schwer mein Plazet geben. Es passiert ja sowieso, jeder plant ja seine Sachen schon.« Aber dann, fügt sie hinzu, »dann nimmt das Schicksal seinen Lauf«.

Der Hamburger Tschentscher will die Tradition mit Hygienekonzepten retten: »Es wird sicher auch eine Art von Weihnachtsmarkt-Kultur geben.« Haseloff stimmt zu: »Das muss drin sein.« Überhaupt hat er Sorge, »dass uns die Leute von der Fahne« gehen. Er habe »immer noch ein Interesse daran, dass unsere Maßnahmen mit Augenmaß passieren und nicht zur Destabilisierung der Demokratie beitragen«.

Zumutungen

Dass sich die AfD, der es zu Beginn der Pandemie gar nicht hart genug sein konnte, inzwischen so offen gegen die Coronaeinschränkungen stellt, besorgt nicht nur den Ministerpräsidenten von Sachsen-Anhalt. Vor allem unter seinen ostdeutschen Kolleginnen und Kollegen fürchtet man, dass sich die Partei dieses Thema inzwischen gezielt sucht und besetzt. Bald wird dies auch im Bundestag deutlich werden. Dort geht die AfD-Fraktion juristisch gegen eine Anordnung von Bundestagspräsident Schäuble zum Tragen von Masken vor – und ignoriert diese im Plenum vor laufenden Fernsehkameras immer wieder geradezu provokativ. Die Maskenmuffel haben jetzt einen politischen Arm. Die AfD wird immer hemmungsloser agieren und die Beschränkungsmaßnahmen schließlich zu einer »Corona-Diktatur« erklären, sie gar mit dem Ermächtigungsgesetz der Nationalsozialisten aus dem Jahr 1933 vergleichen.

Der sächsische Ministerpräsident Michael Kretschmer wiederum fährt eine ganz eigene, harte Linie. Die Infektionszahlen in seinem Bundesland sind noch sehr niedrig. Er setze auf »Eigenverantwortlichkeit der Menschen«, erklärt er noch im September öffentlich, wenig später ergänzt er: »Keine Hysterie, bitte.« Der Konferenz am 29. September ist Kretschmer aus Bayern zugeschaltet und erteilt der Diskussion eine Absage: »Ich finde die ganze Sache, die wir heute besprechen, absolut verzichtbar.« Was Ministerpräsidentinnen und Ministerpräsidenten besprechen sollten, sei im Grunde überflüssig. Es passiere doch an »vielen Stellen ganz vorbildhaft«. Besonders absurd scheint ihm eine Debatte über das richtige Lüften – im Beschluss findet sich die Formulierung »regelmäßiges Stoßlüften«. Kretschmer: »Dass wir uns als Ministerpräsidenten mit der Bundesregierung über solche Themen, die eigentlich der gesunde Menschenverstand sind, unterhalten müssen und dazu Erklärungen machen …« Er wolle dem nicht entgegenstehen, aber in Sachsen werde nichts mehr geändert: »Wenn das jemand braucht, dass wir solche Beschlüsse fassen, dann können wir das gerne machen, notwendig halte ich es nicht.«

Der grobe Vorstoß sorgt im Kanzleramt, aber auch in vielen anderen Staatskanzleien für Kopfschütteln, ja vereinzelt auch für Empörung. Ein regelrechter Sprengsatz sei das gewesen, eine Absage an die Suche nach einer gemeinsamen Erzählung in Pandemiezeiten, dem Narrativ, dass »wir es gut miteinander schaffen«, wie Malu Dreyer sagt.

Später im Jahr, als Sachsen wie kaum ein anderes Bundesland von hohen und höchsten Infektionszahlen betroffen ist und die überfüllten Intensivstationen den Notstand melden, wird Kretschmer den Ton wechseln. In Interviews sucht er nach Erklärungen und Entschuldigungen: Die Warnungen vor dem Virus hätten sich »verbraucht«, im Frühjahr habe Sachsen kaum Fälle gehabt, auch der Sommer sei entspannt gewesen. In der vielen Post, die er bekommen habe, seien bis in den Dezember hinein stets weitere Lockerungen gefordert worden. Und zu viele hielten sich nicht an die Regeln. Dann wird Kretschmer »klare, autoritäre Maßnahmen des Staates« fordern, um eine »Umkehr der Haltung in großen Teilen der Bevölkerung« zu bewirken: »Es ist nicht mehr damit getan, dass wir mahnen.« Sein Parteifreund, der Ostbeauftragte der Bundesregierung Marco Wanderwitz, wird einen Verdacht äußern, der in Berlin weit verbreitet ist: »Es ist auffallend, dass die am stärksten betroffenen Regionen die sind, in denen der AfD-Stimmenanteil bei Wahlen am höchsten ist.«

So einfach ist es natürlich nicht. In Mecklenburg-Vorpommern bleiben Infektionszahlen auch in Landkreisen mit hohem AfD-Anteil niedrig. Und viele Menschen in grenznahen Regionen lassen es sich nicht nehmen, weiterhin über die offenen Grenzen etwa nach Tschechien zu fahren, um dort einzukaufen. Aus Tschechien wiederum kommen viele Pendler. Dort sind die Infektionszahlen rasant angestiegen.

Vielleicht ist es auch eine gewisse trotzige Nachlässigkeit, ja Ignoranz, in Landkreisen, die so lange kaum betroffen waren, weiße Flecken auf der Corona-Karte. Für die ostdeutschen Bundesländer ist die Herbstwelle die erste Welle. In Stollberg im Erzgebirge, wo die 7-Tage-Inzidenz im Dezember auf über 1200 klettern wird, wandte sich der Bürgermeister noch kurz zuvor in einem Brief an die Stadt: »Wir werden sehen, ob Corona mehr Opfer kosten wird, als schwere Grippewellen in den letzten Jahren forderten.«

Kretschmers Verteidigungslinie im Herbst lautet so: »Wir haben dieses Virus unterschätzt, alle miteinander.«

Die einen mehr, die anderen weniger.

Es geht da weiter, wo es vor dem Sommer aufhörte. Unterschiedliche Temperamente und Auffassungen treffen aufeinander, das Ringen um den richtigen Weg ist schwer. Um die erwünschte größtmögliche Einigkeit zu erzielen, braucht es Konsens zwischen 17 Parteien, den Ländern und dem Bund. In einer solchen Versuchsanordnung aber ist der berüchtigte »kleinste gemeinsame Nenner« oft das beste erreichbare Ergebnis.

Dies liegt auch an dem zu diesem Zeitpunkt noch immer höchst unterschiedlichen Infektionsgeschehen in den einzelnen Bundesländern. Zudem hören die Staatskanzleien längst nicht mehr nur auf den Rat des Robert Koch-Instituts. Jedes Land hat sich inzwischen sein eigenes Beratergremium zusammengestellt, mal offiziell, mal eher inoffiziell. Die Virologen der jeweiligen Universitätskliniken spielen darin oft eine besondere Rolle. Auch Merkel lässt sich von einer inoffiziellen Expertenrunde beraten. Zu der gehören etwa die Braunschweiger Helmholtz-Virologin Melanie Brinkmann und ihr Kollege Michael Meyer-Hermann, der Bonner Hygiene-Professor Martin Exner, die Münchener Virologin Ulrike Protzer und die Ärztin Ute Teichert, Vorsitzende des Verbandes der Medizinerinnen und Mediziner im Öffentlichen Gesundheitsdienst. Auch Alena Buyx, die Vorsitzende des Deutschen Ethikrates, und Christian Drosten sind dabei. Konferiert wird per Video. Manche Virologen kritisieren das Gremium als intransparent und fragen sich, warum nicht einmal RKI-Präsident Lothar Wieler der Runde angehört, immerhin Leiter einer Bundesbehörde.

Parteizugehörigkeit spielt bei der Krisenbewältigung dagegen praktisch keine Rolle. Der Grüne Kretschmann und CSU-Mann Söder agieren Hand in Hand, die CDU-Ministerpräsidenten Haseloff und Kretschmer sind nah bei dem Linken Ramelow. Söders Wandlung ist die bemerkenswerteste: vom Gegenspieler der Kanzlerin im Flüchtlingsjahr 2015 zu ihrem zuverlässigsten Verbündeten.

Die Kanzlerin hat das Virus eine »demokratische Zumutung« genannt. Doch es wächst die Zahl derer, die die staatlichen Maßnahmen als die eigentliche Zumutung empfinden. In der Pandemie herrscht nicht nur die Angst vor Krankheit. Ungewissheit zehrt an der Widerstandskraft der Menschen. Ohnehin verliert man den Überblick: Was gilt wo? Wann? Und warum? Nicht nur Klinikbetten können knapp werden, sondern auch Geduld.

In der Bundesregierung sprechen sie inzwischen von einer »enormen Legitimationslast«. Erst unter dem Druck rasch steigender Infektionszahlen könne man harte Einschränkungen erklären und zumuten. Das aber mache es schwer, früh zu handeln und damit weitere, drakonische Maßnahmen zu verhindern. Es gleicht einer Fortsetzung des Präventionsparadoxes: Wie soll man die Gefahr exponentiellen Wachstums begreiflich machen, solange das Exponential noch ganz klein ist? Wie erklären, dass man schneller sein muss als das Virus? Dass man löschen muss, bevor man das Feuer überhaupt richtig sehen kann?

Es ist kein deutsches Phänomen.

Die WHO warnt in Europa inzwischen ganz offiziell vor einer wachsenden »Coronamüdigkeit«. Die Regierungen müssten nach neuen und innovativen Wegen suchen, um den Kampf gegen das Virus neu zu beleben. Zu viele hielten sich nicht mehr oder jedenfalls nicht ausreichend an die Regeln. WHO-Europadirektor Hans Kluge rechnet vor, dass man auf Lockdowns verzichten könne, wenn sich deutlich über 90 Prozent der Menschen an die Maskenpflicht hielten. Die Zahl in Europa liege aber nur bei rund 60 Prozent.

Viele spüren keine Furcht mehr, sondern nur noch Müdigkeit. Lange vergangen die solidarischen Wochen, als die Menschen für Ärztinnen und Krankenpfleger gesungen und geklatscht haben. Am Anfang war die Hoffnung, mit einem enormen Kraftakt die Krise schnell meistern zu können. Aber nach monatelangen Coronadiskussionen empfinden zu viele Menschen die Bedrohung nicht mehr als Bedrohung. Es macht einen Unterschied, ob Menschen etwas tun müssen oder ob sie es auch tun wollen. Es wachsen Sorglosigkeit – und Zweifel. Die wenigsten schließen sich den Protesten auf der Straße an. Doch man spüre selbst im Bekanntenkreis, wie die Anfälligkeit für Verschwörungsmythen wachse, sagt Markus Söder. Während des virtuellen CSU-Parteitages Ende September hat er aus Briefen zitiert. »Ich habe lange überlegt, ob ich das mal vorlesen soll«, sagte er und setzte seine Lesebrille auf. In einem Brief hieß es: »Ich werde Sie erschießen.« In einem anderen drohte der Absender, Söder »am nächsten Baum« aufzuhängen. Ein weiterer bezeichnete ihn als »Judensau«, die »vergast« gehöre.

Solche Post bekommt nicht nur Söder: Im RKI gehen regelmäßig Schmähschriften ein, manche sind adressiert an »Adolf Wieler«. Später im Jahr wird das Berliner Landeskriminalamt Lothar Wieler raten, aus Sicherheitsgründen nicht mehr S-Bahn zu fahren. Zum ersten Mal in seinem Leben muss der Tierarzt sein Verhalten aufgrund des Verhaltens anderer ändern. Christian Drosten hat Morddrohungen erhalten. Auch Karl Lauterbach bekommt den inzwischen manchmal grenzenlosen Hass zu spüren. Als ein Zitat von ihm so verkürzt wird, dass es sich liest, als hätte er sogenannte »Coronakontrollen« in Privatwohnungen gefordert, entlädt sich auf Facebook der Hass: »Der Vogel soll sterben gehen.« Oder: »Kann den mal jemand eliminieren.«

Risikogebiete

Die Kraft der Überzeugung ist entscheidend für den Erfolg im Kampf gegen das Virus. Mehr Verbote und Verordnungen haben nicht zwangsläufig weniger Infektionen zur Folge. Prävention lässt sich nicht durch Repression erzwingen, das wissen die Kanzlerin und die Länderchefs genau. Und doch wächst die Bereitschaft, jedenfalls gegen die hartnäckigsten AHA-Verweigerer auch mit Zwangsmitteln vorzugehen.

In den Schalten zwischen Merkel und den Länderchefs geht es daher immer wieder um neue Regeln, um härtere Regeln, um die Durchsetzung von Regeln. Um Bußgelder für Maskenmuffel und um noch höhere Bußgelder für Maskenmuffel. Es geht um überlastete Zugbegleiter und darum, ob ein Bußgeld in Zügen rein rechtlich überhaupt verhängt werden darf – ob man nicht vielmehr ein »erhöhtes Beförderungsentgelt« erheben müsse? Die Verkehrsminister sollen das prüfen. Soll die Bundespolizei stärker in Zügen kontrollieren? Merkel hat davon erfahren, dass Zugbegleiter inzwischen Angst vor Übergriffen haben: » Es geht doch da robust zu. Da sitzen sechs 16-Jährige im Abteil und sagen: ›Hau ab, oder du kriegst eins über!‹« Merkel spricht aber auch von »härteren Bandagen« in Bezug auf »luxusartiges Verhalten« touristischer Reisen ins Ausland. Und die Rede ist auch davon, ob man nicht endlich auch die Ordnungsämter darauf verpflichten solle, die Einhaltung der Maskenregeln zu überprüfen, anstatt in Pandemiezeiten weiter Strafzettel für Falschparker zu schreiben.

Ein großes Problem bleiben die viel zu oft falsch oder unleserlich ausgefüllten Anmeldebögen in Restaurants und Bars. Dass die Polizei wenigstens die richtigen Angaben immer mal wieder für Ermittlungen genutzt hat, hat die Akzeptanz jedenfalls nicht erhöht. Zwar hatte Bayern erklärt, dies nur bei schwersten Straftaten zu tun – tatsächlich aber griff die Justiz im Freistaat auch zu, um wegen Fahrerflucht, Diebstahls oder eines Drogendelikts zu ermitteln. In einer der Schaltkonferenzen fordert Bodo Ramelow eine Gesetzesänderung. Die Polizei dürfe für den Gesundheitsschutz erhobene Daten nicht zur Verfolgung anderer Straftaten nutzen. Als in den 2000er-Jahren ein elektronisches Lkw-Mautsystem installiert wurde, kam es zu einer solchen Regelung. In der Bundesregierung ist man sich nicht einmal einig, welches Gesetz geändert werden müsste, um Zugriff auf Gesundheitsdaten zu beenden. Die Strafprozessordnung oder das Infektionsschutzgesetz? Es ist auch egal, denn Ramelow bleibt allein mit seiner Forderung. Er findet keine Unterstützung.

Die weitere Überlegung betrifft das Infektionsschutzgesetz. Es geht um eine Änderung des Paragrafen 56. Bislang regelt er, dass der Staat für diejenigen, die bei Rückkehr aus einem ausgewiesenen Risikogebiet in Quarantäne müssen, den Verdienstausfall übernimmt. Schwesig macht ihrem Unmut Luft: »Ich hätte mir nicht vorstellen können, dass wirklich so viele Leute, nachdem sie zu Ostern noch nicht mal Gottesdienste oder die eigenen Eltern besuchen konnten, schon wieder fröhlich durch die Gegend reisen.« Dreyer sagt, natürlich gebe es »Idioten«, aber eben auch solche, die ihre sterbende Mutter besuchten. Es gelte, touristische Reisen in Risikogebiete zu erschweren. Söder wiederum weist darauf hin, dass es sich mit den Risikogebieten manchmal über Nacht ändere. Wem wolle man da vorwerfen, dass er einen Urlaub auf Ibiza oder Mallorca gebucht habe?

Helge Braun hat der Kanzlerin den Sinn des Paragrafen 56 noch einmal erklärt, der Staat zahle, wenn jemand in Quarantäne muss. Es ähnelt ein wenig der Debatte um höhere Krankenkassenbeiträge für Extremsportler oder Raucher. Ist man selbst schuld an einem gesundheitlichen Risiko? Spahn wird beauftragt, die Gesetzesänderung möglichst schnell auf den Weg zu bringen.

Es ist eine vergleichsweise kleine Korrektur, über die da diskutiert wird. Lange hat niemand in Bund und Ländern die Warnungen ernst genommen, die bereits im Frühjahr von namhaften Verfassungsrechtlern geäußert wurden: Die gesetzlichen Grundlagen für die einschneidenden Grundrechtsbeschränkungen überall im Land seien nicht ausreichend. Zu den gewichtigsten Stimmen gehört der Berliner Juraprofessor Christoph Möllers, er hat die Bundesregierung schon vor dem Bundesverfassungsgericht vertreten, den Bundesrat im NPD-Verbotsverfahren. Möllers hält die verhängten Maßnahmen nicht für falsch, aber er sieht mit Sorge, dass immer mehr Gerichte diese als nicht verhältnismäßig kippen. Über Verordnungen kann jedes Verwaltungsgericht entscheiden. Bei Zweifeln an einem Gesetz muss das Verfassungsgericht entscheiden. Möllers will die Regelungen deshalb gesetzlich verankert sehen – mit einer großen Reform des Infektionsschutzgesetzes. In einem von ihm mitverfassten Beitrag in der *Juristen-Zeitung* heißt es, die Verfassungsrechtler hätten »nach einer Schrecksekunde« begonnen, sich mit der Problematik zu befassen: »Dieses Engagement im juristischen Ernstfall stellt sich nicht auf die Seite absurder Gefahrenleugner oder Wissenschaftsfeinde. Im Gegenteil folgt es der Einsicht, dass das Verfassungsrecht stärker als andere Fächer strukturell krisenreaktionsfähig sein muss: Ihm ist die Erfahrung vorgegeben, dass die Existenz des freiheitlichen Verfassungsstaates eben nicht per se und überzeitlich gesichert ist, sondern gerade durch das Argument der Krise infrage gestellt werden kann.«

Die entscheidenden Sätze in den beiden Videorunden des späten Sommers sagt Manuela Schwesig: »Bis hierin haben wir es gut geschafft. Nach meiner Auffassung gehen wir in eine schwierigere Zeit als die, aus der wir kommen.« Gemeint sind Herbst und Winter.

Und sie fragt: Ob man für diese Zeit eigentlich eine Strategie habe?

Vieles steht und fällt jetzt mit der in der Videokonferenz vom 6. Mai nach langen Debatten von Bund und Ländern beschlossenen »Notbremse«, bald nur noch »Inzidenz« genannt. Für das Ausland haben Auswärtiges Amt, Bundesinnen- und Gesundheitsministerium klare Kriterien formuliert. Sie richten sich nach den von Kanzleramtsminister Braun errechneten Zahlen: Bei 50 Neuinfizierten auf 100 000 Einwohner innerhalb von sieben Tagen gilt eine Stadt, eine Region, ein Land als »Risikogebiet«. Von Reisen wird abgeraten. Eine klare Ansage. Die gleichen Zahlen liegen auch der für Deutschland beschlossenen Notbremse mit möglichen innerdeutschen Reisebeschränkungen zugrunde. Aber was genau geschehen soll, wenn eine Stadt, ein Landkreis oder ein Bundesland über die 50er-Marke kommen, ist viel weniger klar. Klar ist nur: Ein deutsches Risikogebiet soll nicht »Risikogebiet« genannt werden. Es heißt »Hotspot«.

Der Berliner Regierende Bürgermeister Müller hatte schon während der Beratungen im Frühjahr erklärt, er werde den Bezirk Mitte jedenfalls nicht dichtmachen können. Und sowieso seien »die Millionenstädte nicht das Problem«. Für ihn war die Notbremse eine »Menge weiße Salbe«. Ähnlich hatte der Hamburger Tschentscher argumentiert.

Über den Sommer hatte tatsächlich keine der Millionenstädte die 50er-Grenze gerissen, dafür allerdings etwa die Stadt Göttingen oder die Landkreise Warendorf und Gütersloh. Ein Ausbruch beim Fleischverarbeiter Tönnies hatte dort die Infektionszahlen durch die Decke gehen lassen. In der Folge erließen erste niedersächsische Küstenlandkreise Beherbergungsverbote für Urlauber aus Warendorf und Gütersloh. »Kein Urlaubsort möchte später einmal das Ischgl des Nordens genannt werden«, erklärte Frieslands Landrat Sven Ambrosy. In Bayern vergriff sich der Chef der Staatskanzlei Florian Herrmann in der Wortwahl: »Wehret den Anfängen.« Im niedersächsischen Osnabrück, das an die betroffenen Kreise grenzt, wurde Güterslohern und Warendorfern der Besuch von Museen und Freibädern untersagt. Szenen wiederholten sich, wie sie im Februar bereits die Menschen in Heinsberg erlebt hatten, die über Anfeindungen und Ausgrenzung berichteten. Von Tankstellen und Geschäften, in denen sie nicht mehr bedient wurden, wenn ihr Auto das falsche Kennzeichen trug.

Der Warendorfer Landrat Olaf Gericke nennt die »Stigmatisierung eine Unverschämtheit«. Er schildert die Gefühle der betroffenen Menschen im Juni vor einem Millionenpublikum, in der ZDF-Sendung *Markus Lanz*. Kanzleramtsminister Braun ist ebenfalls zu Gast.

Am Tag darauf ist er wieder einmal mit den Chefinnen und Chefs der Staatskanzleien zu einer Schalte verabredet. Er setzt zu einem langen Vortrag an. Betroffene Gebiete könnten schon einmal ein Interesse daran haben, die Dynamik des Ausbruchsgeschehens herunterzuspielen. Dies sei der »unsichtbare Elefant im Raum«.

Das größere Problem, so Braun weiter, sei die Reaktion in anderen Teilen des Landes auf einen solchen Hotspot. Wenn Beherbergungsverbote erlassen würden, entstehe eine schwierige Stimmung. Die Menschen in den betroffenen Gebieten, so Braun, litten unter der Stigmatisierung. In einer Mitschrift wird er so zitiert: »Dann heißt es, trau keinem Gütersloher, flüchte vor jedem mit Göttinger Nummernschild.«

Man brauche klare und gemeinsame Regelungen für das ganze Land. Aber wie sollen die aussehen? Im Beschluss vom 6. Mai steht: »Darüber hinaus sind auch Beschränkungen nicht erforderlicher Mobilität in die besonders betroffenen Gebiete hinein und aus ihnen heraus spätestens dann geboten, wenn die Zahl weiter steigt und es keine Gewissheit gibt, dass die Infektionsketten bereits umfassend unterbrochen werden konnten.«

Nach dieser Logik braucht es nirgendwo ein Beherbergungsverbot. Demnach sind die Behörden der jeweiligen Hotspots verpflichtet, Reisen ihrer Bürgerinnen und Bürger zu verhindern. Aber wie soll das gehen? Mit Kontrollen an Stadt- und Landkreisgrenzen? Und was bedeutet »nicht erforderliche Mobilität«? Die Fahrt zur Arbeit? Zu Einkäufen? In den Urlaub? Die Notbremse greift nicht, und die Reisezeit des Sommers beginnt gerade erst. Wenn man dies nicht löse, sagt Braun laut Mitschrift noch, »werden wir uns als staatliche Exekutiven über die Reisezeit blamieren, dass uns Hören und Sehen vergeht«.

Mit dem Sommer sollte Braun unrecht behalten. Mit seiner Prognose nicht.

Desillusioniert und ausgebrannt

Im bayerischen Rosenheim sind sie noch im frühen Herbst zuversichtlich. Vielleicht ist das Schlimmste wirklich überstanden, jene erste Welle, die Stadt und Landkreis so hart getroffen hatte. Das Virus, das anfangs wie ein »Monster« schien, scheint sich verzogen zu haben. In den kommunalen RoMed-Kliniken ist das eigens angelegte Pandemielager für Schutzausrüstung gut bestückt, auf der eingerichteten COVID-19-Intensivstation stehen ausreichend freie Betten.

Seit Wochen zählen sie in Rosenheim nur ein, zwei COVID-Patienten.

Doch dann, ab Ende Oktober, steigen die Zahlen auch im Landkreis Rosenheim, sie springen geradezu, und niemand weiß genau, warum. Handelt es sich um eines der gefürchteten »Superspreading-Events«, bei denen ein einziger Infizierter bis zu zehn, gar zwölf Menschen anstecken kann? Man weiß, diese »Superverbreitungsereignisse« treten gehäuft in geschlossenen Räumen bei schlechter Lüftung auf, in denen sich viele Menschen über einen längeren Zeitraum aufhalten. So wie Anfang des Jahres im österreichischen Ischgl und während der noch Anfang März behördlich genehmigten bayerischen Starkbierfeste; so wie bei Kirchenchorproben und Gemeindeversammlungen in den USA und Frankreich, wie in Gefängnissen, bei Livekonzerten in Japan, sogar während eines Zumbakurses in Südkorea. Auch der Ausbruch in der Tönnies-Fleischverarbeitungsfabrik mit mehr als 2000 Infizierten war auf ein Superverbereitungsereignis zurückzuführen. Die Rekonstruktion durch Wissenschaftler der Uniklinik Hamburg, des Helmholtz-Zentrums und des Leibniz-Instituts für Experimentelle Virologie zeigte, dass ein einzelner infizierter Mitarbeiter im Zerlegebereich für Rinderviertel mehrere Kollegen in einem Umkreis von über acht Metern angesteckt hatte. Das Virus fand gute Bedingungen aufgrund der auf zehn Grad gekühlten Halle, der geringen Frischluftzufuhr, der ständigen Umwälzung der Luft durch die Kühlanlage und der anstrengenden körperlichen Arbeit.

Wie überall in der Republik wird das Infektionsgeschehen auch in Rosenheim zunehmend diffus. Es passiert in den Familien, auf Feiern, irgendwo. In Alten- und Pflegeheimen bilden sich erneut große Cluster. Aber woher kommt dieser rasant steigende »Viruseintrag«? Es ist, als wäre eine unsichtbare Schwelle überschritten: Die Kontaktnachverfolgung funktioniert nicht mehr; mögliche Infizierte bleiben unentdeckt und werden nicht getestet, unwissentlich verbreiten sie das

Virus, es wandert in vulnerable Gruppen ein. Ein Team um die Physikerin und Neurowissenschaftlerin Viola Priesemann am Göttinger Max-Planck-Institut für Dynamik und Selbstorganisation modelliert, dass rund 95 Prozent der Todesfälle in Herbst und Winter bei Menschen über 60 Jahre zu erwarten seien. Priesemann ist überzeugt vom Nutzen eines sehr harten und dafür kurzen Lockdowns. Die Berechnungen ihres Teams lassen keinen anderen Schluss zu, meint sie.

Es scheint, dass sich jenseits einer noch unbekannten kritischen Größe einzelne Infektionspunkte zu Netzen verkleben und zusammenhängende Flächen bilden, die sich mäandernd ausbreiten. Solche »nicht linearen« Effekte kennt man von anderen Infektionskrankheiten. Physiker und Chemiker sprechen vom »Perkolationseffekt«. Geologen nutzen entsprechende Modelle, um etwa die Ausbreitung von Wasser in porösem Gestein zu beschreiben. Wie es sich verzweigt, immer feiner die Adern, immer tiefer sickernd.

Während der ersten Welle zählte man in Deutschland rund ein Dutzend Hotspots, damals gehörte Rosenheim zu den besonders stark betroffenen Landkreisen. Aber jetzt ist Rosenheim eigentlich überall, das ganze Land entwickelt sich zum Hotspot. Auch in den ostdeutschen Bundesländern, dort, wo man sich noch vor Kurzem selbstbewusst quasi coronafrei wähnte. Bald führen Städte und Landkreise wie Bautzen, die Sächsische Schweiz, Zittau, Görlitz, Meißen die deutsche Inzidenzstatistik an. In den Kühlräumen der Krematorien in Chemnitz und Görlitz stapeln sich Holzsärge. In Zittau überlegt man, Särge vorübergehend auf dem Gelände des Hochwasserstützpunkts zu lagern.

Ab Ende Oktober meldet auch Rosenheim regelmäßig 7-Tage-Inzidenzen von weit über 150. Am 27. Oktober, beinahe wie aus dem Nichts, zählen die RoMed-Krankenhäuser 42 COVID-19-Verdachtsfälle, 25 davon positiv. Jens Deerberg-Wittram, Geschäftsführer des Klinikverbundes, fragt jetzt morgens nicht mehr danach, wie viele COVID-19-Patienten auf der Intensivstation liegen. Seine erste Frage gilt dem Intensivpflegepersonal. Wie viele stabile Teams stehen bereit? Seit Wochen verzeichnet er hohe Krankenstände bei den Pflegenden, manchmal dreimal so hoch wie normalerweise. Die Bewältigung der ersten Welle hat ihnen sehr viel abverlangt. Die Untergrenzen für den Personaleinsatz waren ausgesetzt; die Arbeit in drei Schichten rund um die Uhr, kaum ein Wochenende frei, Urlaube auf irgendwann verschoben. Die vielen Todesfälle, Menschen im künstlichen Koma, einsam sterbend, haben ihnen emotional enorm zugesetzt. Jetzt sind sie ausgebrannt. Zwar gibt es jetzt noch freie Intensivbetten – aber an manchen Tagen fehlt das Personal für die Bepflegung jeden zweiten Bettes. Deswegen sind auch die Zahlen des bundesweiten DIVI-Intensivregisters irreführend: ausreichend freie Betten – aber kein Personal.

Jetzt zeigen sich die systemischen Probleme des deutschen Gesundheitssystems mit seinen Fallpauschalen. In den vergangenen Jahren wurde in vielen Kliniken vor allem am Pflegepersonal und anständiger Bezahlung gespart, immer höher die Arbeitsbelastung, darin drückt sich auch ein systemischer Mangel an Wertschätzung aus. Und es hat Monate gedauert, bis aus Berlin überhaupt eine verbindliche Zusage für die Auszahlung des steuerfreien Pflegebonus für »besonders belastete« Pflegende in Krankenhäusern kam. Es sind 1000 Euro für das gesamte Jahr 2020. Die Krankenhäuser vor Ort sollen entscheiden, wer die Prämie wert ist. Und wer nicht. Für viele grenzt das an Demütigung. Auch weil sie – wie ihre Kolleginnen und Kollegen in den Alten- und Pflegeheimen – ein sehr viel höheres Risiko tragen, sich selbst zu infizieren.

Manchmal, denkt Deerberg-Wittram, ist das deutsche Gesundheitssystem auf eine echte, andauernde Krise so gut vorbereitet wie die Bundeswehr auf einen Krieg.

Aber jetzt baut sich die zweite Welle auf, unaufhaltsam. Eine der vier RoMed-Kliniken muss für »normale« Kranke gesperrt werden, zu viele Pflegende sind infiziert. Im Klinikum Rosenheim wird Ende Dezember jedes zweite überhaupt verfügbare Intensivbett mit COVID-19-Patienten belegt sein. Operiert werden hier jetzt nur noch Notfallpatienten und dringliche Fälle.

Das Klinikum Rosenheim gehört nach neuen Verordnungen aus Berlin jetzt zu den sogenannten »COVID-19-Krankenhäusern«. Andere Kliniken, die im Frühjahr von den großzügigen Freihalte-Pauschalen profitiert hatten, sollen – bislang zumindest – keine COVID-19-Verdachtsfälle mehr aufnehmen. So sollen Ungerechtigkeiten bei der Gewährung neuer Pauschalen vermieden werden. Jetzt droht Rosenheim die Überfüllung. Operationssäle werden geschlossen, das Personal wird auf den COVID-Stationen gebraucht. Pflegende werden gebeten, ihren Urlaub zu unterbrechen. Auch die Krankmeldungen gehen zurück; ein Zeichen der Professionalität und Solidarität der 3200 Mitarbeiterinnen und Mitarbeiter. Sie wissen, wie dringend sie gebraucht werden.

Emotional ausgelaugt, ausgebrannt und desillusioniert blicken sie auch in Rosenheim voller Sorge in die nahe Zukunft. Ob dem Land ausgerechnet zu Weihnachten das droht, was sie doch um jeden Preis vermeiden wollten, in Rosenheim und Zittau und Berlin und überall: Bergamo.

Wetterleuchten

Am 28. September 2020 machen zwei Zahlen Schlagzeilen. Die Pandemie hat jetzt weltweit eine Million Todesopfer gefordert. Und für Deutschland warnt die Kanzlerin vor täglich 19200 Infizierten in der Weihnachtszeit. 19200 – diese Zahl würde wohl den Kontrollverlust bedeuten. Mehr als 30 Gesundheitsämter haben bereits Soldatinnen und Soldaten angefordert, um bei der Kontaktnachverfolgung zu helfen. Söder hat es schon in der Schalte im August unumwunden eingeräumt. Man sei doch jetzt schon an der Grenze. Es ist ein erstes Wetterleuchten, ein Hinweis auf das, was kommen wird. In der Woche zuvor hatte sich Helge Braun wieder mit seinen Kollegen aus den Staatskanzleien beraten und angeboten, der Bund sei bereit, in die Mitverantwortung für »unpopuläre Maßnahmen« zu gehen. Man brauche wieder mehr Einigkeit.

Im Kanzleramt gehen täglich die Meldungen des Auswärtigen Amtes ein, akribisch wird dort verfolgt, wie sich der Rest der Welt in der Pandemie schlägt. Erfolg und Rückschlag, Triumph und Tragödie liegen nah beieinander. Das Virus ist, wie Merkel sagt, »tricky« – und der Umgang mit ihm ist es erst recht. Regierungen, die noch vor wenigen Monaten als Vorbild der Pandemiebekämpfung galten, stecken jetzt in größten Schwierigkeiten: Israel wurde gefeiert, obwohl dort sogar der Geheimdienst die Erlaubnis erhielt, die Handys Infizierter zu orten. Aber das für Terroristenjagd entwickelte System funktionierte im Massenbetrieb nicht wirklich. Jetzt steht das Land vor einem zweiten Lockdown.

Tschechien hatte den Rest der Welt ermahnt, endlich Maske zu tragen, bis es diese Lektion dann über den Sommer selbst vergaß. Schon im Mai eröffnete das Nationalmuseum eine Ausstellung selbst geschneiderter Schutzmasken: Mund-Nasen-Schutz als Vergangenheit. Im Juni trafen sich Hunderte Menschen auf der Prager Karlsbrücke und feierten an einer langen, spontan errichteten Tafel das vermeintliche Ende der Coronazeit. Die letzten Restriktionen fielen, darunter die Maskenpflicht in Geschäften und Restaurants. Jetzt ist das Land auf dem Weg, die SARS-CoV-2-Statistik in Europa anzuführen. Die Regierung in Prag wird Bayern bitten, Intensivbetten bereitzuhalten.

Auch Österreich kommt in Schwierigkeiten. Am 15. Juni hatte Österreich die Maskenpflicht im Handel abgeschafft, um die Wirtschaft anzukurbeln. Sebastian Kurz ließ sich als Kanzler eines »Smart Country« feiern. Die deutsche Einstufung der österreichischen Hauptstadt Wien als »Risikogebiet«

hat heftige Reaktionen ausgelöst. Auf Helge Brauns Schreibtisch liegt ein Kabel der deutschen Botschaft in Wien. In der Depesche heißt es: »Die derzeit nicht immer professionell wirkende österreichische COVID-Bekämpfungsstrategie bekommt aus hiesiger Sicht mit der RKI-Einstufung von außen ein schlechtes Zeugnis.« Das Ganze habe sich zu einer Diskussion »über das deutsch-österreichische Verhältnis und über die Rolle des eigenen Landes in Europa hochgeschaukelt«. Österreichische Medien suggerierten, es handele sich um eine »deutsche Retourkutsche«: Wegen des anfänglichen österreichischen Widerstandes gegen den 750-Milliarden-Corona-Hilfsfonds, gegen die Aufnahme von Flüchtlingen aus dem niedergebrannten griechischen Flüchtlingslager Moria und wegen Österreichs Haltung während der Migrationskrise 2015. Im Kanzleramt teilt man die »Handlungsempfehlungen« des Botschaftskabels: »Nicht provozieren lassen, freundlich bleiben.«

Einigermaßen freundlich war – meistens – auch die Kanzlerin bei der innerdeutschen Konsenssuche geblieben. Aber ihr Unmut ist gewachsen, ihr Unverständnis über die aus ihrer Sicht endlosen und zunehmend zähen Runden mit den Länderchefs – und gewachsen auch ihr Unverständnis über das vermeintliche Unverständnis einiger Ministerpräsidentinnen und Ministerpräsidenten. »Man bekommt die Pandemie nicht aus der Welt, indem man sie ignoriert«, sagt sie.

Merkel, so ist es oft beschrieben worden, ist in den bisher 15 Jahren ihrer Kanzlerschaft nicht der eine, ganz große Eintrag ins Geschichtsbuch gelungen. Kein Kniefall in Warschau, keine deutsche Einheit, kein »Nein« gegen den Irakkrieg. Aber zu ihren größten Leistungen gehört, dass sie Deutschland meist zielsicher durch zahlreiche Krisen steuerte. Sie festigten ihr Ansehen. Aber ausgerechnet Corona, die wohl letzte und größte Krise ihrer Amtszeit, droht ihr zu entgleiten. Diese Zeile aus dem Amtseid, eine Verpflichtung gegenüber dem Volk, erhält besondere Bedeutung: »Schaden von ihm wenden«.

In diesen ersten Herbstwochen wachsen Sorge und Ungeduld der Kanzlerin exponentiell. Die zur Bewältigung des ersten Lockdowns aufgewendeten Summen sind enorm. »Wir haben alles Geld, das wir haben, und alles Geld, das wir nicht haben, auf diese Pandemie geworfen«, sagt ein Vertrauter der Kanzlerin. Man brauche jetzt Konsum und Wirtschaftswachstum und keinen erneuten Lockdown. Kein Wort mehr von »Bazooka« und »Kleinwaffen«, vielmehr verbreitet sich ein neuer, besorgter Ton. Im Kanzleramt haben sie Bilder aus Wuhan gesehen, glückliche Menschen, die eine Sommerhitzewelle zu einer gigantischen Poolparty in einen Aquapark getrieben hatte. Tausende feierten ausgelassen, dicht an dicht gedrängt. Merkel treibt seit Jahren um, wie Deutschland und Europa ihren Wohlstand sichern können, während China zugleich immer erfolgreicher und innovativer wird. Kaum ein Land steht gegen Ende des ersten Pandemiejahres ökonomisch so gut da wie China. Während andere Industrienationen abstürzten, ist Chinas Wirtschaftsleistung um 2,3 Prozent gegenüber dem Vorjahr gewachsen, die Exporte gehen steil nach oben, Schiffscontainer sind Mangelware. In chinesischen Fabriken werden all die Produkte hergestellt, die Menschen weltweit jetzt verstärkt nachfragen: Mund-Nasen-Schutz, iPhones, Kopfhörer, Unterhaltungselektronik und und und … Der wirtschaftliche und geopolitische Rivale China scheint zu diesem Zeitpunkt erst einmal das Schlimmste hinter sich zu haben – aber Europa womöglich noch vor sich. Und während man in Deutschland über Glühweinstände diskutiert, schließen sich 15 Asien-Pazifik-Staaten im gigantischen Freihandelsabkommen RCEP zusammen. Sie repräsentieren ein knappes Drittel des globalen Bruttoinlandsproduktes. In diesem Handelspakt kommt China erstmals mit Japan und Südkorea zusammen, auch dies Zeichen einer großen geopolitischen Verschiebung.

»Wir müssen auch verstehen, dass China die Welt aus einer ganz anderen Perspektive sieht als wir«, hat Merkel einmal in einem Interview mit der *Financial Times* gesagt. »China sieht sich als seit 2000 Jahren führend in der Welt und nur 200 Jahre lang abgeschlagen. Auf diese 200 Jahre schauen wir und wundern uns, wie China dasteht. China dagegen hat ein ganz anderes Selbstverständnis. Für China sind die 200 Jahre, in denen es nicht so stark war, eine Ausnahme. Aus seiner Perspektive kehrt das Land jetzt zur Regel, zu seinem angestammten Platz in der Welt zurück.«

Was China auf diesem angestammten Platz dann aus deutscher Perspektive vorhat, kann man nachlesen. Es steht in einer Depesche der deutschen Botschaft in Peking und wurde am 2. Juli 2020 an das Auswärtige Amt, das Kanzleramt, das Verteidigungsministerium und sogar an das Gesundheitsministerium versandt. Unter der Überschrift »Be careful! I am China – Das Pekinger Verständnis von Multilateralismus und sein tatsächlicher geringer Beitrag« folgt eine regelrechte Generalabrechnung. Nicht für die Öffentlichkeit bestimmt, »Verschlusssache – Nur für den Dienstgebrauch«. Aus gutem Grund.

Die Diplomaten rechnen vor, dass Deutschland 500 Millionen Euro Beiträge an die WHO zahlen wolle, China dagegen nur 87,5 Millionen Dollar. Gleichzeitig »unterstützt CHN vorwiegend ausgewählte Staaten mit gezielter bilateraler Maskendiplomatie und fordert im Gegenzug öffentliche Dankesbekundungen. Gleichzeitig setzt sich CHN nicht nur im eigenen Land, sondern auch international durch aktive Propaganda (und Desinformation) als in der Pandemiebekämpfung allen anderen Staaten weit überlegener, alleiniger Retter statt etwa als Partner in Szene.«

China versuche, sich als »positiver Gegenpart der USA« darzustellen, die »unilateral und egoistisch vorgingen«. Tatsächlich aber verfolge das Land »klar seine eigenen Interessen« und schaffe es durch »geschicktes Lobbying und Druck«, zentrale Spitzenpositionen bei den Vereinten Nationen und ihren Sonderorganisationen mit eigenen oder ihm genehmen Leuten zu besetzen. Wie eine Warnung liest sich folgender Absatz: »CHN beabsichtigt, die internationale Ordnung grundlegend zu verändern: Partei-, Armee- und Staatschef Xi Jinping sprach in einer Grundsatzrede 2018 sogar davon, dass CHN die Reform der Global Governance anführen solle. Ziel ist es, den Fokus der nach 1945 entstandenen liberalen Weltordnung auf Demokratie und Menschenrechte umzudefinieren und die Dominanz der USA sowie von Gruppen wie den G 7 zu schwächen. XI verlangt eine ›Demokratisierung‹ und mehr Gerechtigkeit, d.h. eine Welt, in der CHN mit CHN-Verbündeten und Entwicklungsländern im Schlepptau, die bereits jetzt weitgehend Peking-treu sind, seine Interessen noch besser durchsetzen kann.«

Einmal, in den dunklen Tagen des März, fragten sich zwei Kabinettsmitglieder, wie es wohl wäre, wenn sich diese Pandemie in Zeiten ereignet hätte, als noch ein Barack Obama im Weißen Haus regierte. Die Antwort war schnell gefunden: Es gäbe Kooperation, Abstimmung, ein Miteinander. Regierungsberater auf beiden Seiten des Atlantiks erinnern sich daran, wie Merkel und Obama einmal darum gerungen haben, wer von ihnen eigentlich »more reasonable« sei. Vernünftiger. Als sich Obama im November 2016 während seines letzten Besuches als Präsident von Merkel verabschiedete, soll er gesagt haben, sie sei nun ganz allein. Sein außenpolitischer Stratege Ben Rhodes will sogar eine Träne in den Augen der Kanzlerin gesehen haben. Daran kann – oder will – sich im Kanzleramt niemand erinnern.

Wie alleingelassen man sich von den USA unter dem Ende 2016 gewählten 45. Präsidenten fühlen konnte, hat Merkel schnell erlebt. Sie hatte sich auf diesen Trump gut vorbereitet, seine Autobiografie gelesen, sich Folgen seiner Realitysoap *The Apprentice* angesehen und seine deutsche Familiengeschichte studiert. Der Großvater, Friedrich Trump, war aus dem pfälzischen Kallstadt nach Amerika ausgewandert. Aus der kleinen Stadt stammt auch der in den USA berühmte Heinz-Clan, der später auf die grandiose Idee kam, Ketchup in Flaschen abzufüllen.

Beim ersten Besuch in Washington schenkte Merkel Donald Trump einen Kupferstich der Pfalz. Mitglieder ihrer Delegation berichteten später, der Präsident habe nicht sonderlich beeindruckt gewirkt: »Das ist nicht der Typ, der über Kupferstiche in Ekstase gerät.« Von da ab ging es weiter bergab. Trump wütete, immer ging es darum, dass Deutschland die USA beim Handel übervorteile und nicht genug für die Rüstung ausgebe. Trumps Standardsatz gegenüber Merkel lautete stets: »Du schuldest mir eine Billion Dollar.« Einmal, so berichten es Teilnehmer, soll der US-Präsident beim G-20-Gipfel in Buenos Aires über Deutschland gar diesen Satz gesagt haben: »Wir haben ein Monster erschaffen.« Manche hofften, dies sei doch wohl nur ein schlechter Scherz gewesen. Dabei war Trump in Südamerika eigentlich in Siegeslaune. Die deutsche Regierungsmaschine hatte eine Panne, Merkel musste mit einer Linienmaschine anreisen. Das gefiel Trump, der sofort darauf verwies, dass er immer zwei Flugzeuge in Bereitschaft habe und sogar live Footballspiele anschauen könne. Die Kanzlerin hatte in der Businessclass ein Buch gelesen und ein bisschen geschlafen.

Heiko Maas erzählte einmal in kleiner Runde, Trump habe sich ihm gegenüber als »der größte Präsident seit Abraham Lincoln« bezeichnet. Er sei so verdutzt gewesen, dass er nur ein »really?« herausgebracht habe. In dieser, seiner eigenen Welt legte Trump übrigens auch besonderen Wert darauf, dass er ein viel besseres Verhältnis zu Merkel pflege, als Barack Obama es je gehabt habe. Er habe sie schließlich ausreden lassen.

Zur Frage, warum Trump ausgerechnet das Land seiner

Vorfahren zu seinem Feindbild machte, riet der britische Historiker Timothy Garton Ash, man solle bitte Sigmund Freud fragen. Die *Financial Times* nannte Deutschland den »Boxsack« des US-Präsidenten; der *New Yorker* schrieb, Trump führe »Krieg gegen Angela Merkel«. Und der frühere Europa-Berater Obamas, Charlie Kupchan, hat für sich diese Erklärung gefunden: »Er sieht einen BMW auf der Straße und ärgert sich.«

In der Coronakrise kam das Verhältnis zwischen Merkel und Trump nicht über einen einigermaßen höflichen Austausch hinaus. Man war entsetzt, dass in den USA das Ignorieren wissenschaftlicher Fakten fast schon ein Loyalitätsbeweis gegenüber diesem Präsidenten sei. Trump hatte behauptet, am Tag nach der Präsidentschaftswahl, also seiner Wiederwahl, werde niemand mehr von dieser Pandemie sprechen.

Am Tag nach der Präsidentschaftswahl, am 4. November, sollten in den USA 1141 Menschen an COVID-19 sterben. Kurz darauf würde die Opferzahl auf täglich mehr als 3000 ansteigen. Mehr, als die Terroranschläge vom 11. September 2001 forderten.

Angela Merkel ist oft als die mächtigste Frau der Welt beschrieben worden. Doch in der Pandemie muss sie sich mit den engen Grenzen arrangieren, die ihr die föderale Ordnung setzt. Einmal berichtet die Kanzlerin in kleiner Runde von Neuseeland. Dort hatte Premierministerin Jacinda Ardern die Parlamentswahlen verschoben und die Hauptstadt Auckland umgehend erneut unter harten Lockdown gestellt, weil einige Dutzend neue Infektionsfälle ungeklärter Herkunft aufgetreten waren. Am anderen Ende der Welt ist der Grundsatz »Go hard, go early« unumstritten. Merkel klang ein bisschen wehmütig, als sie davon erzählte. Mehr Neuseeland wäre ihr ganz recht.

Jacinda Ardern, jung und lebensnah, hatte die Menschen ihres Landes früh und dauerhaft überzeugt. Ihre Botschaft an

»Team Neuseeland« war eindeutig und empathisch: »Be strong, be kind.«

Seid stark, seid gütig.

Wie schon im Frühjahr nutzt Merkel am 28. September für ihre Botschaft eine Schalte des CDU-Präsidiums. Sie rechnet vor, wie schnell beim derzeitigen Verlauf die Zahl von 19 200 Infizierten erreicht sein könnte – an Weihnachten. Merkel legt Wert darauf, dass es keine Prognose sei, lediglich eine Modellrechnung. Dennoch ist es ein riskanter Akt für die oft übervorsichtige Naturwissenschaftlerin. Solche Zahlen sind schwer vorherzusagen: Der Anstieg im März war unterschätzt worden – aber auch der Rückgang im April. Selbst in ihrer eigenen Partei macht das böse Wort von der »Kassandra Merkel« die Runde. Oder: »Angela rechnet wieder.« Auch das Medienecho fällt gemischt aus, eine Überschrift lautet: »Merkels Luftnummer«. Der Hygiene-Professor Zastrow behauptet bei *Bild,* dies habe »nichts mit der Realität zu tun. Wir haben im Schnitt weniger als 2000 Neuinfektionen pro Tag. So eine Horrorzahl zu nennen ist purer Alarmismus«. Der nordrhein-westfälische Innenminister Herbert Reul aber, der mit Merkel im Präsidium sitzt, wird später sagen: »Sie hat nicht, wie viele andere, gehofft. Sie hat gesehen.«

Merkel wiederholt die Methode, die sie bereits im April angewandt hatte, als sie im CDU-Präsidium von »Öffnungsdiskussionsorgien« sprach. Natürlich dringt auch ihr neuer Alarmruf sofort nach draußen. Manche Staatskanzlei ist davon überzeugt, das Kanzleramt habe selbst dafür gesorgt. Und auch gleich für die Verbreitung der zweiten Botschaft: dass vor allem in Berlin viel zu viel schieflaufe.

Für Berliner Verhältnisse sind die meisten Bundespolitiker Experten. Sie leben hier, zumindest einen Teil der Woche. Jede und jeder kennt eine Geschichte von gar nicht getragenen oder lässig unter der Nase hängenden Masken. Von Großhochzeiten. Von Menschenansammlungen in Restaurants und vor Bars und nächtlichen Raves in Parks und Waldstücken am Stadtrand, #berlinnights. Die gibt es, aber nicht nur in Berlin: Als die Polizei im niedersächsischen Cloppenburg eine illegale Party auflöst, versuchen einige Teilnehmer noch, sich unter Tischen und in einer Abstellkammer zu verstecken. Aber das ist ja in der Provinz.

Im Corona-Kabinett sorgt sich Merkel, welche Folgen die Berliner Disziplinlosigkeiten für die Arbeitsfähigkeit der Regierung hätten. Und was die Hauptstadt als Corona-Hotspot für das Ansehen des ganzen Landes bedeute. Aus der Kritik wird schnell eine öffentliche Zurechtweisung. CDU-Generalsekretär Paul Ziemiak attestiert Berlin ein »krasses Vollzugsproblem«, die Stadt werde »zum Gesundheitsrisiko für die ganze Republik«. Auch Jens Spahn sekundiert: In manchen Restaurants werde man mit einer Maske angeschaut, als »wäre man vom Mond«. Derart öffentliche Auseinandersetzungen und Vorwürfe sind bislang stets vermieden worden. Auch Söder beteiligt sich an der Debatte, und so scharf wird der Ton, dass schließlich SPD-Generalsekretär Lars Klingbeil reagiert. »Niemand hat politisch die hohen Infektionszahlen in Bayern und NRW instrumentalisiert«, twittert er. »Was Söder motiviert, hier den Mini-Trump zu machen und das Land zu spalten, ist mir unbegreiflich. Es ist einfach unanständig.«

Auf die steigenden Berliner Zahlen reagieren die anderen Bundesländer unterschiedlich: Schleswig-Holstein oder Mecklenburg-Vorpommern etwa verlangen, dass Berlinerinnen und Berliner in Quarantäne müssen, wenn sie in ihr Bundesland reisen. Die Kieler Landesregierung macht zunächst nicht einmal eine Ausnahme für Politiker wie den in Flensburg lebenden Grünen-Co-Vorsitzenden Habeck. Kommt er aus Berlin-Mitte zurück nach Hause, soll er erst einmal für 14 Tage in Quarantäne. Ausnahmen gelten laut Landesverordnung nur für Bundestagsabgeordnete und andere Mandatsträger. Habeck fällt nicht darunter. Es trifft nicht nur Politiker: In Süddeutschland haben Lokführer, die mit dem letzten ICE aus Berlin einfahren, große Probleme, ein Hotelzimmer zu finden.

Der Kanzleramtsminister versucht, die Wogen zu glätten. Im Inland verlasse man sich darauf, dass alle die vereinbarten Regeln einhalten und durchsetzen würden, argumentiert Braun während einer Schalte mit den Staatskanzleien. Dann müsse es keine »Einreisebeschränkungen« in anderen Bundesländern geben. Aber was solle passieren, wenn Verantwortliche in Hotspot-Regionen Reisen nicht unterbinden könnten, fragen Kollegen aus den Ländern zurück. Auch die sogenannten »Grenzländer« haben Bedenken. Warum solle man Luxemburg anders behandeln als den Bezirk Berlin-Mitte? Dies sei schwer zu erklären und europarechtlich »fragwürdig«. Der Berliner Müller erklärt, seine Stadt sei in der Geschichte schon einmal abgeriegelt worden. Das komme nicht noch einmal infrage. Und Manuela Schwesig weiß: »Den Leuten wurde in Wahrheit nicht gesagt, was auf sie zukommt, wenn sie Risikogebiet werden.«

Beherbergungsverbot, Quarantäne, Masken in Schulen oder auch wieder nicht, all die unterschiedlichen Regelungen – in diesen Herbsttagen geht viel von dem verloren, was Politikerinnen und Politiker am nötigsten brauchen: das Vertrauen der Menschen in ihre Entscheidungen. Die Entscheidungsträger haben den Überblick über das verloren, was gilt. Jetzt baut sich auch politisch eine zweite Welle auf, das Desaster, vor dem Braun im Sommer gewarnt hatte: Man werde sich »blamieren«, dass »einem Hören und Sehen vergeht«.

Noch steiler als die Kurve des Vertrauensverlusts verläuft die der Infektionen. Mit jedem Tag kommen neue Hotspots dazu. Mit jeder Tagesmeldung aus dem Robert Koch-Institut wird deutlicher, dass ein zweiter, ungleich härterer Stresstest beginnt. Erst jetzt trifft die Pandemie Deutschland mit voller Wucht. Selbst Wieler ist von der Dynamik überrascht. Damit ist er nicht allein: Er glaube nicht, dass man irgendwo in Europa mit so einer dramatischen Entwicklung gerechnet habe, erklärt der schwedische Staatsepidemiologe Anders Tegnell. »Das Virus breitet sich mit einer Geschwindigkeit aus, die nicht einmal die pessimistischsten Prognosen vorhergesagt haben«, verkündet der französische Präsident Emmanuel Macron.

Die Gelassenheit weicht der Sorge. Und die Sorge weicht der Angst. Die zweite Welle »spielt in einer ganz anderen Liga«, urteilt Stephan Weil. Malu Dreyer sagt am Telefon: »Wir sind es als Gesellschaft gewohnt, alles im Griff zu haben, alles zu können. Wir fliegen zum Mond und schicken Sonden auf den Mars, das macht es so schwer auszuhalten, dass wir ein Virus noch nicht im Griff haben.« Und ein Ministerpräsident schweigt lange, rührt in seinem Kaffee und sagt dann: »Hoffentlich haben wir es in der zweiten Runde nicht vergeigt.«

An den Abgrund

So fällt eine überraschende Entscheidung. Die nächste Sitzung von Bund und Ländern soll nicht mehr per Video stattfinden. Merkel will ein persönliches Treffen, Aug' in Aug' in Berlin-Mitte, Willy-Brandt-Straße 1. Das liegt zwar mitten in einem Risikogebiet, nein, in einem »Hotspot« – aber da befindet sich nun einmal das Kanzleramt. Mancher der anreisenden Regierungschefs lässt vorsorglich die Frage klären, ob er nach der Rückkehr aus Berlin gemäß der eigenen Landesverordnung erst einmal in Quarantäne müsse. Schon im Vorfeld erklärt Braun das Treffen als »historisch«. Braun wählt dieses Wort, weil es für ihn die jetzt anstehende Weichenstellung markiert: früh und entschieden zu handeln, um dem Land medizinisch und wirtschaftlich das Schlimmste zu ersparen. Die Alternative wäre, zu spät zu reagieren. Dann, wenn es unter dem Eindruck der Bilder übervoller Intensivstationen gar nicht mehr anders ginge. Mit allen Konsequenzen für Wirtschaft und Gesellschaft. Und für die Politik. Das Adjektiv »historisch« wird häufig in Kombination mit den Wörtern »Sieg« oder »Niederlage« verwendet.

Das Setting des Treffens am 14. Oktober erinnert auffallend an den schicksalhaften 12. März. Merkel beginnt. Man habe es mit einer »Jahrhundertherausforderung« zu tun. Einen neuen Lockdown könne sich das Land schlicht nicht leisten. Dies gelte nicht nur ökonomisch, sondern auch politisch. Im kommenden Jahr stünden zahlreiche Wahlen an, darunter die zum Bundestag. Dann übernimmt der Physiker und Mathematiker Michael Meyer-Hermann, er leitet die Abteilung Systemimmunologie am Helmholtz-Zentrum für Infektionsforschung in Braunschweig. Ein Zukunfts-Modellierer. Seine Grafiken und Kurven sollen Hinweise darauf geben, wohin das Land steuert. Meyer-Hermann gehört zu denen, die vor einer unkontrollierten Ausbreitung des Virus warnen. Er ist nicht der Einzige. Die Nationale Akademie der Wissenschaften Leopoldina hat sich mit ihrer 6. Ad-hoc-Stellungnahme gemeldet: Sie fordert »bundesweit verbindliche, wirksame und einheitliche Regeln«, die »konsequenter als bisher um- und durchzusetzen« seien. Das Papier enthält auch Medienkritik: »Die überwiegende Mehrheit der Bevölkerung« folge den Verhaltensregeln. »Ein medialer Fokus auf Abweichungen von diesen Verhaltensregeln birgt die Gefahr des Bumerangeffekts: Es entsteht dann die Wahrnehmung, die meisten hielten sich ohnehin nicht an die Verhaltensregeln und die Nichtbeachtung der Regeln sei die Norm.«

Nur wenige der Ministerpräsidentinnen und Ministerpräsidenten kennen Meyer-Hermann persönlich, die Kanzlerin dafür umso besser. Er gehört zu jenem Beraterkreis, mit dem sie sich regelmäßig austauscht. Und er ist der einzige geladene Fachmann an diesem wichtigen Tag. Nicht einmal Lothar Wieler ist da, obwohl doch Präsident jener Behörde, die für die Pandemiebekämpfung zuständig ist. Niemand hat ihn dazugebeten – weder Kanzleramt noch Gesundheitsministerium.

Meyer-Hermann zeigt Berechnungen, gestrichelte Kurven. Es gebe Anzeichen dafür, dass sich das Virus unkontrolliert ausbreite. Eine Überlastung des Gesundheitssystems und hohe Todeszahlen seien zu befürchten, wenn man jetzt nicht radikal umsteuere. Söder springt ihm bei: Es sei nicht kurz vor zwölf, sondern womöglich bereits »Schlag zwölf«. Man sei einem neuen Lockdown viel näher, als man wahrhaben wolle.

Am Ende wird die Runde besser als zunächst befürchtet. Eine vom Bund vorbereitete Muster-Quarantäneverordnung wird verabschiedet. Zudem einigt man sich auf strengere Kontaktbeschränkungen im privaten und öffentlichen Raum schon ab einer Inzidenzzahl von 35, auf erweiterte Maskenpflicht und Sperrstunden in der Gastronomie. Der Beschluss beginnt mit einer längeren Einführung, dem »Chapeau-Text«. Er begründet die Einschränkungen – auch für die Gerichte – und dankt allen, die sich an die Regeln halten. »In diesen Tagen entscheidet sich die Frage, ob wir in Deutschland die Kraft haben, den Anstieg der Infektionszahlen wieder zu stoppen. Dies setzt aber große Entschlossenheit und den Willen der Gesellschaft als Ganzes voraus. Diese Aufgabe hat auch eine historische Dimension: Die Staaten, denen es gelingt, die Infektionskontrolle zu erhalten, werden wirtschaftlich und sozial besser durch die Krise kommen und damit auch eine erheblich bessere Ausgangslage nach der Krise haben.«

In der Pressekonferenz nach der Sitzung lobt Merkel die Beschlüsse, »die ich ausdrücklich sehr gut finde«. Allerdings sei ihre »Unruhe mit dem heutigen Tag noch nicht weg«. Man befinde sich bereits im exponentiellen Wachstum, es müsse gestoppt werden. »Sonst wird es zu keinem guten Ende führen.« Aber aus der Runde ist längst ein noch härterer Merkel-Satz nach draußen gedrungen. Da sagt sie, die Maßnahmen seien nicht hart genug, »um das Unheil von uns abzuwenden«. Es gibt jetzt zwei Botschaften: eine offizielle und eine inoffizielle. Jedenfalls bis zum kommenden Morgen.

Nach einer kurzen Nacht steht Braun im *Morgenmagazin* der ARD. Die Frage, an der man sich messen lassen müsse, referiert er, laute, ob man die »enorme Infektionsdynamik« aufhalten könne. In den vergangenen beiden Tagen sei sie von 4000 auf 6000 Fälle pro Tag gestiegen. Es gebe keinen Zweifel mehr daran, dass man am Beginn einer »sehr großen zweiten Welle« stehe. Um diese zu brechen, seien die Beschlüsse »ein wichtiger Schritt, aber sie werden vermutlich nicht ausreichen. Wir alle müssen im Grunde mehr machen und vorsichtiger sein als das, was die Ministerpräsidenten gestern beschlossen haben.«

Ein knallharter Satz: Nicht, was die Bundeskanzlerin beschlossen hat – sondern die Ministerpräsidenten. Dabei ist der Beschluss, auch dieser Beschluss, einstimmig gefasst.

Der 14. Oktober ist ein Bruchpunkt. Merkel, Kanzlerin des »Wir schaffen das«, sendet die Botschaft: So schaffen wir das nicht. Auch wenn im Kanzleramt die Interpretation bemüht wird, Braun habe die Ministerpräsidentinnen und Ministerpräsidenten nicht im Auftrag der Kanzlerin öffentlich gemaßregelt. Er sei nach den endlosen Schalten einfach auch selbst enttäuscht gewesen. Im Kanzleramt heißt es schon seit Wochen: Zumindest einige der Länder »lavierten« herum und reagierten stets nur auf Druck. Aber mit dem Virus lasse sich nun einmal nicht verhandeln. Empört sind sie im Kanzleramt über den Vorwurf des Präsidenten der Bundesärztekammer, Klaus Reinhardt: Man könne »den Menschen nicht in einer Tour Angst machen«. Merkels Gefühl ist, dass jedenfalls nicht alle in den Bundesländern die Dringlichkeit sehen. Dass zu spät gehandelt wird. Eigentlich, wie es einer ihrer Vertrauten sagt, »immer erst, wenn 20 Chefärzte und Chefärztinnen in ihrer Staatskanzlei anrufen«.

Manche der Länderchefinnen und -chefs fühlen sich durch

Brauns Auftritt regelrecht brüskiert. Merkel agiere inzwischen fast panisch, sagt einer von ihnen, sie habe keinerlei Verständnis für diejenigen, die es nicht so dramatisch sähen. Oder dafür, dass es nun einmal die Länder seien und nicht der Bund, die Grundrechtseinschränkungen ständig vor den Gerichten rechtfertigen müssten. Sie verstehe nicht, unter welchem Druck man stehe. Bodo Ramelow wiederum ist stocksauer angesichts der Berichterstattung über das Treffen am 14. Oktober. Die Medien haben sich fast ausschließlich nur für das gescheiterte Beherbergungsverbot interessiert. In der Sendung *Maybrit Illner* sagt Ramelow: »Wie schaffen wir es, dass auch der Journalismus darstellt, dass da gestern nicht 16 Dödel zusammengesessen haben, sondern 16 Ministerpräsidenten hart an Lösungen gearbeitet haben?« Volker Bouffier wird noch im November im Bundesrat erklären, man habe Grund für »gesundes Selbstbewusstsein. Die föderative Verfassung unseres Landes bewahrt uns in einem vernünftigen Check and Balance vor Fehlentscheidungen, die kaum mehr zu korrigieren sind.« Ein Ministerpräsident macht seiner Empörung am Telefon Luft, er »brauche keine Frontberichterstattung mehr«. Dass Braun von einer »historischen Dimension« gesprochen habe, sei »fahrlässig und hysterisch. So machen wir uns gegenseitig kaputt.« Und überhaupt: Alles kreise um Helge Braun.

In den Ländern sei man sehr viel näher dran an den Menschen. Habe ein besseres Gespür für Realitäten und das, was die Menschen mitmachten. Merkel fühle sich am wohlsten mit Wissenschaftlern, deren Zahlen und Modellen. Mit Leuten wie Meyer-Hermann. Ministerpräsidenten wie Ramelow haben nicht vergessen, wie falsch die Modelle über die Zahl erwarteter Schwerkranker im März gewesen waren.

Die große Runde im Kanzleramt, das persönliche Treffen, das zum Symbol für Einigkeit und Geschlossenheit in Herbst und Winter werden sollte, verschärft noch einmal die Spannungen. Die Ministerpräsidentinnen und Ministerpräsidenten mögen näher an der Lebenswirklichkeit sein. Dafür ist Merkel näher an der Viruswirklichkeit.

Robert Habeck nimmt die Maske ab, er ist auf dem Weg ins heimatliche Flensburg und macht in Hamburg Station auf einen Kaffee und ein Stück Kuchen. »Der Sommer wurde verpennt, wir hätten uns viel besser vorbereiten müssen«, sagt er. »Aber ich gebe zu, ich konnte das Wort ›Corona‹ auch nicht mehr hören.« Die Grünen sind in einer besonderen Lage: Im Bund sind sie in der Opposition, zu ihren Aufgaben gehört die Kritik an der Großen Koalition. Aber die bleibt eher zurückhaltend. Die Partei ist an 11 von 16 Landesregierungen beteiligt, sie stellt einen Ministerpräsidenten und drei Gesundheitsminister. Habeck kann gut mit der Kanzlerin, aber auch ihn irritiert der jetzt von ihr angeschlagene Ton, diese Mischung aus Drohen und Bitten. Unzufrieden ist er aber vor allem mit Markus Söder. Der sei als Vorsitzender der Ministerpräsidentenkonferenz im Coronajahr seiner Aufgabe nicht nachgekommen, einen steten Konsens der Länder zu organisieren. Das sehen neben vielen in der SPD sogar Ministerpräsidenten aus der CDU so. In einer Runde der SPD-Ministerpräsidentinnen und -Ministerpräsidenten heißt es gar, Bayern versuche nur davon abzulenken, die eigenen Zahlen nicht in den Griff zu bekommen. Bremens Bürgermeister Andreas Bovenschulte wiederum hat erkennbar in Anspielung auf Söder via Twitter geätzt: »Es sollte einen irgendwann stutzig machen, wenn einem immer diejenigen Leute die Welt erklären, die die höchsten Infektionszahlen und die meisten Sterbefälle zu verantworten haben.«

Der Herbst werde sehr schwierig, sagt Habeck. »Im Frühjahr hatten wir nur ein Ziel: eine Triage in den Krankenhäusern zu verhindern. Jetzt haben wir mindestens zwei Ziele, wir wollen eine Triage und einen Lockdown verhindern. Aber wir wissen nicht, ob sich diese beiden Ziele ausschließen.« Habeck sucht nach einem Weg, wie das Land jenes »Einvernehmen« wiederfindet, das es in der ersten Phase der Pandemie auszeichnete. »Einvernehmen« ist ein Wort, das der Doktor der Philosophie mag. Für ihn beschreibt es seine Vorstellung von Politik und von Macht. Legitimität entsteht, immer wieder neu, durch den offenen Austausch von Argumenten. Ein Austausch, in dem jede und jeder gehört wird. Auch wenn sie oder er mit den dann getroffenen politischen Entscheidungen nicht einverstanden ist. Das gesellschaftliche Einvernehmen wiederherzustellen, gehört für Habeck zu den großen Aufgaben auch für die Zeit nach der Pandemie.

Am Abgrund

Am Ende sind es die Zahlen, die noch einmal eine Geschlossenheit von Bund und Ländern erzwingen. Sie steigen mit jedem Tag, selbst Bundesländer wie Sachsen und Thüringen sind jetzt rot auf der täglichen Lagekarte markiert. Bald wird das Robert Koch-Institut für jene Orte, in denen die Infektionen durch die Decke gehen, eine neue Farbe einführen: Pink. Bundespräsident Steinmeier zieht sich mit einem Stapel Bücher ins Dachgeschoss seiner Dienstvilla in Berlin-Dahlem zurück. Gleich zwei seiner Personenschützer haben das Virus. Gesundheitsminister Spahn hat sich infiziert, ebenso wie die gesamte Führungsriege des Bundesamtes für Verfassungsschutz. In der Tiefgarage des Geheimdienstes in Köln werden eilig ihre Kontaktpersonen getestet. Für die Personenschützer des Bundeskriminalamtes gilt jetzt ein besonderes Reglement, alle werden einmal pro Woche getestet. In aller Stille wird selbst das bisher geltende Sicherheitskonzept für Spitzenpolitiker verändert: Der sonst neben dem Fahrer sitzende Beamte – der sogenannte »Evakuierer« – fährt nur noch im Begleitfahrzeug mit. Ziemlich fassungslos verfolgen die Personenschützer eine Szene aus den USA. Der mit dem Virus infizierte Trump will demonstrieren, wie gut es ihm geht. So verlässt er das Militärkrankenhaus und fährt, begleitet von

Leibwächtern, im SUV vor das Gebäude. Wer schützt die Personenschützer vor ihrer Schutzperson?

In Berlin unterstützen jetzt Beamte des Bundeskriminalamtes die Gesundheitsämter bei der Nachverfolgung von Infektionsketten. In Hamburg helfen Musiker aus dem Polizeiorchester und die Beamten der Spielbankaufsicht. Die geschlossenen Casinos gehören zu den Orten, an denen jetzt nichts mehr geht. Deutschland nimmt jetzt wieder Schwerstkranke aus den Niederlanden und Belgien auf, sie kommen meist per Hubschrauber. Auch in Schweden steigen die Zahlen steil an, der Sonderweg des Landes kommt an sein Ende. Überall in Europa ist jetzt wieder von »Lockdown« und »hartem Lockdown« die Rede – auch in den Staaten, die ihn sich noch viel weniger leisten können als Deutschland.

Die Entscheidung, das Land noch einmal – zumindest teilweise – dichtzumachen, fällt auf einmal ganz schnell. Es ist der 28. Oktober, die Stimmung ist gedrückt, viele kommen direkt aus der Trauerfeier für den plötzlich verstorbenen Bundestagsvizepräsidenten Thomas Oppermann. An diesem Tag liegt die Zahl der Neuinfizierten bereits bei 14 964 Personen. Und 298 der 401 deutschen Landkreise und kreisfreien Städte müssen jetzt als »Hotspots« bezeichnet werden.

Zwei Tage zuvor hat Lothar Wieler den Chefs der Staatskanzleien vorgetragen: Es gebe eine extreme Dynamik, in einzelnen Kreisen sei die Lage außer Kontrolle. Die Obergrenze der 50er-Inzidenz scheint eine Zahl aus ferner Vergangenheit. Inzwischen seien viele Infektionen auf den »Freizeitbereich« zurückzuführen, erläutert Wieler. Es sei nun entscheidend, die Kontakte weiter zu reduzieren. Wie dies zu erreichen sei, müsse die Politik entscheiden. An einer gerade veröffentlichten Grafik des Robert Koch-Instituts hatte sich Unmut entzündet. Die Anzahl der nachgewiesenen Infektionen in der Gastronomie sei verschwindend gering, hieß es. Überall kursiert diese vermeintlich klare Botschaft inzwischen als Beleg für die Widersinnigkeit des staatlichen Handelns. Dabei ist die entscheidende Botschaft des Schaubildes eine ganz andere: In 75 Prozent der Fälle können die Gesundheitsämter den Ort der Ansteckung nicht mehr nachvollziehen. Deutschland verliert die Kontrolle.

Aber natürlich steht da auch die Frage an, ob man nicht einen anderen Weg gehen kann. Kann man ein Land wirklich ins künstliche Koma von Lockdowns versetzen? Welche Alternativen, nachhaltigen Konzepte gibt es? Wie könnte eine langfristige Strategie aussehen?

Ausgerechnet am Morgen dieses 28. Oktober macht ein bald heftig kritisiertes Positionspapier Schlagzeilen, das einen »Strategiewechsel« verlangt. Unterstützt von den Virologen Jonas Schmidt-Chanasit und Hendrik Streeck fordert der Vorstandschef der Kassenärztlichen Vereinigung Andreas Gassen mehr Eigenverantwortung – und überhaupt mehr »Gebote statt Verbote«.

Man schließe Gaststätten, Hotels und Theater, in denen es keinen Infektionsfall gebe, kritisiert Schmidt-Chanasit. Das sei »nicht zielführend«. Ständig neue Maßnahmen wie das Beherbergungsverbot seien Unsinn, meint Gassen. Auch 20 000 Neuinfektionen pro Tag seien noch verkraftbar, erklärt Streeck, die meisten Verläufe seien doch vergleichsweise mild. Es gelte vielmehr, die Überlastung der Intensivstationen zu verhindern. »Das Virus ist ein Teil von unserem Leben, und wir müssen damit leben lernen«, sagt er.

Die Unterzeichner des Positionspapiers fordern auch einen besseren, nachhaltigen Schutz der Risikogruppen, sie fordern vor allem Masken und endlich zügige Tests für die Menschen in den Alten- und Pflegeheimen. Und natürlich die konsequente Einhaltung der Alltagsregeln für alle.

Die Frage nach Alternativen ist berechtigt, nach einer langfristigen Pandemiebewältigungsstrategie gar. Berechtigt und notwendig auch die Debatte um epidemiologische Versäumnisse und politische Fehler, in Deutschland und anderswo. David Nabarro etwa, WHO-Sondergesandter im Kampf gegen

COVID-19, wendet sich in diesen Wochen mit einer Interviewoffensive an die europäischen Öffentlichkeiten. Leider hätten es viele Länder im Sommer unterlassen, sich besser auf den Winter vorzubereiten. Es gelte, stets schnell und entschlossen auf neue Ausbrüche zu reagieren: durch umfassende Tests, Selbstisolation schon bei kleinsten Symptomen, regionale Quarantänemaßnahmen, verstärkten Schutz vulnerabler Gruppen – und den steten Appell an die Selbstverantwortung der Menschen. »Ein Lockdown sollte nur das allerletzte Mittel sein.«

Es müssen komplizierteste medizinische, politische und gesellschaftliche Fragen verhandelt werden. Doch zu oft werden sie verkürzt auf griffige Schlagzeilen und Posts, auf ein »Entweder-oder«. Manche Gegensätze werden konstruiert, manche Konflikte inszeniert. Und in der hochemotionalen 24/7-Dauerschleife der sich selbst befeuernden Hashtags seziert, personalisiert und instrumentalisiert. Und dann steht man wahlweise als Panikmacherin oder Verharmloser da.

Wer ist für oder gegen Merkel? Wer ist für oder gegen einen Lockdown? Für oder gegen einen harten Lockdown?

Der »geschützte Raum« der Wissenschaft, den doch auch Schmidt-Chanasit stets gefordert hatte, ist zur öffentlichen Bühne mit Dauerprogramm geworden. Und die Akteure stehen im grellen Flutlicht einer: Kampfarena.

Auf wen und auf welchen Rat sollen Politikerinnen und Politiker hören?

Er sei überhaupt nur in drei Talkshows gegangen, berichtet der wirkmächtigste deutsche Virologe Christian Drosten in einem Podcast-Interview über seine Erfahrungen. Viel zu politisch das Ganze, zu oft auf Schlagzeilen verkürzt und dann auf politische Deutungsebenen gehoben. Zu oft treibe man die Leute gegeneinander.

Noch immer verehrt man Drosten mit Inbrunst, und man hasst ihn mit Inbrunst. Sein Podcast ist allein bis zur Sommerpause 60 Millionen Mal abgerufen worden; sein Twitter-

Account zählt gegen Ende des Jahres mehr als 650 000 Follower. »Ich habe Angst, auf den Absendeknopf zu drücken«, behauptet er. Und drückt ihn, das Medium souverän beherrschend, dann doch. Fast jeden Tag. An manchen Tagen auch mehrmals.

»Die nicht endenden Angriffe auf seriöse Wissenschaftler und die stetige Verballhornung ihrer Aussagen werden in diesem Winter noch Tausende das Leben kosten«, twittert er dann im Dezember und beendet seine Anschuldigung mit dem düster-raunenden Hashtag »#SchwereSchuld«.

Wellenbrecher

Für die Beratungen am 28. Oktober hat Merkel ihren Ton verändert. Sie sei »ganz auf Harmonie gepolt«, heißt es. Am Abend vor dem Treffen war die Kanzlerin lange am Telefon, sprach mit den Länderchefinnen und -chefs. Auch mit Thüringens Ramelow, der im Vorfeld verärgert geäußert hatte, er sei keine »nachgeordnete Behörde« des Kanzleramtes.

Die Entscheidung für die jetzt »Wellenbrecher-Lockdown« genannten Maßnahmen fällt mit 17 zu 0 Stimmen. Der November soll ein »Ruhemonat« werden. In der Öffentlichkeit feiernde Menschen sind »inakzeptabel«. Die Gastronomie wird wieder geschlossen, der Sportbetrieb eingestellt. Auch viele andere »Freizeiteinrichtungen« müssen wieder dichtmachen; Opernhäuser, Theatern und »Prostitutionsstätten«. Aber Geschäfte, Betriebe und vor allem Schulen und Kitas bleiben geöffnet. Es ist ein Risiko. Aber das Bildungssystem soll nicht noch einmal in den Shutdown gehen.

Merkel bekommt, was sie will. Nur später, als sie es wollte. Zur Einigkeit in der Bund-Länder-Runde trägt auch ein Programm bei, zu dem sich der Bund verpflichtet. Bis zu zehn Milliarden Euro sollen für diejenigen zur Verfügung stehen, die jetzt die Last für andere tragen müssen – Gastwirte, Hoteliers, all die Soloselbstständigen. Ministerpräsident Daniel Günther aus Schleswig-Holstein hatte noch am Vorabend erklärt, die Schließung von Bars und Restaurants sei von ihm »definitiv« nicht gewollt. Aber in der Runde stimmte er zu – um die Einigkeit zu wahren. Und weil der Bund generöse 75 Prozent Umsatzverluste erstatten will. In der Runde der Staatskanzleichefs sagt der Staatssekretär im Bundeswirtschaftsministerium Ulrich Nußbaum, damit betrete man »Neuland«. Die Länder drängen, alles hänge an der schnellen Auszahlung, die Glaubwürdigkeit der Bundeskanzlerin und der Ministerpräsidentinnen und Ministerpräsidenten stehe auf dem Spiel.

Allerdings hat Bodo Ramelow für die Sitzung eine Protokollerklärung angekündigt. Ramelows erster Punkt der Protokollerklärung, die er an alle Staatskanzleien und das Kanzleramt e-mailen ließ, enthält folgende Sätze: »Nächtlich übersandte Beschlussvorschläge einer kurzfristig anberaumten Sonder-MPK zur Beschlussfassung vorzulegen, mit denen weitreichende Grundrechtseingriffe verbunden sind, wird den Erfordernissen evidenzbasierter Maßnahmen, die verfassungsrechtlich Bestand haben müssen, und den dazu notwendigen Prüfungs- und Abstimmungsprozessen eines letztlich wirksamen Pandemiemanagements nicht gerecht.«

Jeder Gegner der Coronamaßnahmen, so fürchten Ramelows Kolleginnen und Kollegen, werde sich dankbar auf diese Sätze stürzen. Und womöglich auch die Gerichte. Die Kanzlerin drängt darauf, auf diesen ersten Punkt der Protokollerklärung zu verzichten; auch Schwesig redet Ramelow gut zu. Schließlich lenkt er ein, der Ton wird gemildert, die entscheidende Kritik aber bleibt: Die MPK müsse sich »bei der Pandemiebewältigung ihrer Funktion und den Grenzen ihrer Kompetenzen bewusst sein«. Das Parlament müsse konkrete Ermächtigungsgrundlagen für die Grundrechtseingriffe und die Verhängung eines Lockdowns schaffen.

Der Thüringer Ministerpräsident hat da einen wichtigen

Punkt. Krisen sind die Stunde der Exekutive. Aber diese Stunde dauert nun schon seit acht Monaten an. Die Mahnungen von Verfassungsjuristen wie Professor Möllers sind überhört worden. Die Linke im Bundestag spricht inzwischen davon, dass dieses Gremium »monarchische Züge« trage. Ausgerechnet in Zeiten beispielloser Grundrechtseinschränkungen fehle es an einer ausreichenden Beteiligung der Parlamente. Das sieht nicht nur die Linke so.

Bundestagspräsident Wolfgang Schäuble hat seine Verfassungsrechtler beauftragt, Vorschläge für eine stärkere Einbindung des Parlaments zu erarbeiten. Der Vermerk mit der Überschrift »Empfehlenswerte Maßnahmen zur Stärkung des Bundestages gegenüber der Exekutive bei der Bewältigung der Coronapandemie« mahnt eine Änderung des Infektionsschutzgesetzes an. Es bestünden »Bedenken, ob die äußerst intensiven und breit wirkenden Grundrechtseingriffe« allein auf die Generalklausel dieses Gesetzes gestützt werden könnten. Das Gesetz solle präzisiert werden. »Das Rechtsstaatsprinzip und das Demokratieprinzip verpflichten den parlamentarischen Gesetzgeber, wesentliche Entscheidungen selbst zu treffen und nicht der Verwaltung zu überlassen«, schreiben die Juristinnen und Juristen. »Je intensiver und breiter wirkend der Grundrechtseingriff ist, desto höher muss die parlamentsgesetzliche Regelungsdichte sein.« Deutlicher geht es kaum.

Unter den Ministerpräsidentinnen und Ministerpräsidenten ist die Sorge groß, dass Gerichte den Lockdown light kippen könnten. Die Abwägung wird immer schwieriger. Was ist verhältnismäßig, was übersteigt das notwendige Maß? Die Infektionen immerhin kann man messen, die Zahl hört man jeden Abend in der *Tagesschau*. Weniger genau messen lassen sich verpasste Bildungschancen, Wohlstandsverlust, Einsamkeit und die Anzahl der Opfer häuslicher Gewalt. Schon im Gründungsstatut der WHO aus dem Jahr 1948 findet sich der kluge Satz: »Die Gesundheit ist ein Zustand des vollständigen körperlichen, geistigen und sozialen Wohlergehens und nicht nur das Fehlen von Krankheit oder Gebrechen.«

So entsteht die Idee, dass die beiden Verfassungsminister – Innenminister Horst Seehofer und Justizministerin Christine Lambrecht – eine gemeinsame Bewertung vornehmen. Die drei Seiten gehen per E-Mail an alle Staatskanzleien. Ja, der Lockdown sei verhältnismäßig, die Maßnahmen seien »im Wesentlichen auf Einschränkungen der privaten Freizeitgestaltung begrenzt«. Ansonsten werde sich »das Infektionsgeschehen rasant weiter verschärfen« und die Krankenhäuser überlasten. »Die Funktionsfähigkeit des Gesundheitssystems ist nach der Rechtsprechung des Bundesverfassungsgerichtes ein überragend wichtiges Gemeingut und dient dem von staatlicher Seite im Rahmen des Möglichen zu gewährleistenden Schutz von Leben und Gesundheit der Bevölkerung.« Ein Katastrophenschützer wird die Argumentation so zusammenfassen: »Unser staatliches Ziel ist es jetzt, dass für jede Erkrankte und jeden Erkrankten ein Intensivbett und ein Beatmungsplatz zur Verfügung stehen.«

Auch für die schwer zu beantwortende Frage, warum Hotels, Restaurants und Kultureinrichtungen jetzt wieder schließen sollen, während anderes offen bleibt, versuchen die beiden Minister eine Antwort: »Zwar kann dies die Frage aufwerfen, warum andere Bereiche, in denen auch viele Menschen zusammenkommen, wie zum Beispiel Schulen, weiterhin geöffnet bleiben. Es ist aber verfassungsrechtlich zu rechtfertigen, grundrechtlich besonders geschützte oder gesellschaftlich wichtige Bereiche, z.B. den Schulbetrieb, Gottesdienste, Versammlungen etc., weiterhin zu ermöglichen, auch wenn andere Bereiche mit vergleichbarem Infektionsrisiko untersagt werden.«

Aber der Druck ist inzwischen viel zu groß, endlich kommt es doch noch zu einer Änderung des Infektionsschutzgesetzes. Was viel zu lange gedauert hat, geschieht jetzt in unwürdiger Eile. Innerhalb nur eines Tages wird es am

18. November im Bundestag endgültig beschlossen, sowie im Bundesrat beraten und verabschiedet. In der zweiten Kammer beginnt die Diskussion schon, bevor auch nur die beschlossene Gesetzesvorlage aus dem Bundestag auf den Tischen liegt. Und noch am gleichen Tag unterschreibt Bundespräsident Steinmeier. Das Prozedere ist eine Steilvorlage für die AfD. Am Rednerpult des Bundestages spricht Fraktionschef Alexander Gauland von einer »Gesundheits-Diktatur«, Parteifreunde ziehen gar einen Vergleich zum »Ermächtigungsgesetz« von 1933. Es sind erbärmliche Szenen eines kalkulierten Tabubruchs, einer wieder salonfähig gewordenen Geschichtsverleugnung. Der Satz »Wehret den Anfängen« – er gilt nicht mehr. Es sind Szenen, die sich nur zehn Minuten von jenem Ort abspielen, an dem 1933 die Nationalsozialisten die Gewaltenteilung der Weimarer Republik beendeten. In der in den 1950er-Jahren abgerissenen Krolloper am Tiergarten begann eine Höllenreise für Deutschland und die Welt.

Noch wilder toben sich AfD-Abgeordnete an diesem Tag auf den Straßen rund um das Parlament aus, wo sich mehrere Tausend Gegner der Maßnahmen versammelt haben. Gaulands Fraktionskollege Hansjörg Müller ist gekommen. Der Abgeordnete des bayerischen Wahlkreises Traunstein beschreibt seine »Mission« auf der offiziellen Website der AfD-Bundestagsfraktion so: »Wir brauchen eine völlig neue ›politische Elite‹, die endlich wieder selbstbewusst deutsche Interessen vertritt und die sich nicht mehr von NGOs, Großkonzernen und der Finanzindustrie als Erfüllungsgehilfe missbrauchen lässt.« Jetzt steigt Müller auf einen Konzertflügel und fügt dem Nazivergleich gleich noch den der friedlichen Revolution gegen den SED-Staat hinzu. Impfungen seien »Genmanipulationen an Menschen«; und überhaupt wolle man mit Corona den schon seit Jahresanfang fortschreitenden Zusammenbruch des Weltwirtschaftssystems vertuschen, »auch das System des gedruckten Papiergeldes«.

Alles eine Verschwörung. Die Protestierenden jubeln. Wäre auch nur ein Bruchteil des gefährlichen Gefasels wahr, wäre ein Sturm auf den Reichstag geradezu demokratische Pflicht.

Und die Gewalt nimmt zu. An diesem Tag meldet allein die 35. Einsatzhundertschaft 24 verletzte Beamte, drei müssen im Bundeswehrkrankenhaus behandelt werden. Der am schwersten verletzte Beamte erleidet ein Schädeltrauma. Nachdem ihm der Helm vom Kopf gerissen worden war, trafen zahlreiche Tritte seinen Kopf. Die Berliner Polizeipräsidentin Barbara Slowik ist fassungslos. Dem *Tagesspiegel* sagt sie: »Das Potenzial und die Brutalität der Gewalt waren immens. Ich würde heute nicht mehr akzeptieren, dass Menschen sagen, ihnen ist nicht klar, dass sie dort mit Rechtsextremisten auf dem Platz stehen.« Schließlich wird der Flügel, auf dem Müller stand, in eine Postenkette der Polizei geschoben. Es sind Szenen enthemmter Wut.

Im Bundestag hatte Gauland schon zuvor Proteste gegen die Coronamaßnahmen mit einem Satz von Friedrich Schiller verteidigt. »Das Leben ist der Güter höchstes nicht«, sagte der AfD-Mann. Die Zeile stammt aus dem Stück *Die Braut von Messina*. Die zweite Zeile ließ er aus. Sie lautet: »Der Übel größtes aber ist die Schuld.«

»Wir haben business as usual gemacht«

Mit dem 2. November steht das Land wieder teilweise still. Dieses Mal werden auch die Landesparlamente gehört. Das Abgeordnetenhaus in Berlin ist in aller Eile zu einer Sondersitzung zusammengekommen. Der Regierende Bürgermeister Michael Müller spricht lange und eindringlich: »Ich will kein Bergamo. Ich möchte keine Bilder von Kühllastern mit Verstorbenen, die durch New York fahren, wie wir sie im Frühjahr gesehen haben. Ich möchte so etwas nicht für Berlin. Es geht darum, zu Hause zu bleiben. Dieser Monat

November ist der Monat der Eigenverantwortung. Wir können und wollen eine Stadt mit fast vier Millionen Einwohnern nicht lückenlos überwachen. Wir können und wollen nicht vor jedes Wohnzimmer einen Polizisten stellen. Wir müssen über den sensiblen Umgang und den Schutz unserer Grundrechte reden. Aber für die ernsthafte Auseinandersetzung mit dieser Krise ist es nicht nötig, Veganköchen oder Reichsflaggenträgern hinterherzulaufen.«

Öffentlich werden die Maßnahmen auch damit begründet, dass sie ein einigermaßen normales Weihnachtsfest ermöglichen könnten. »Wenn wir den November nutzen, wenn wir alle mitmachen«, sagt Söder, »wird es im Dezember wieder heller werden.« Selbst der immer skeptische Lauterbach ist optimistisch: Der Wellenbrecher-Lockdown sei ein »Meilenstein«. Man werde »die schwere zweite Welle quasi wie im Lehrbuch brechen«.

Diese Form der Krisenkommunikation – jetzt auch Hoffnung machen – ist nicht unumstritten. Man müsse eine Perspektive bieten, sagen die einen. Man müsse sehr vorsichtig bleiben, mahnen die anderen, keine falschen Hoffnungen wecken. Die Gefahr deutlich machen, ohne Angst zu schüren. Lothar Wieler etwa ist gegen Weihnachts-Lockerungen. Die werde man sonst im Januar teuer bezahlen. In den USA hatten sich die Menschen trotz Warnungen in die Flugzeuge gesetzt, um über Thanksgiving zu ihren Familien zu reisen. Der gestiegenen Mobilität folgten prompt steigende Infektionszahlen. Und in Italien antwortet der Gesundheitsminister auf die Frage, ob man für den ersten Weihnachtsfeiertag das traditionelle Essen mit den Großeltern planen könne, dies sei eine »discussione lunare«. Eine Debatte vom Mond. Das Virus ist immer in Festtagsstimmung, wenn Menschen aufeinandertreffen.

In die Sorge darum, wie es nun weitergehen soll, mischen sich in diesen Novembertagen auch Kritik und Selbstkritik. Vertreter der Bundes- und der Landesregierungen fragen sich jetzt, ob man die Atempause des Sommers wirklich gut genug genutzt habe, um sich auf den Herbst und Winter vorzubereiten. Mehr als 20 Millionen Menschen haben sich in Deutschland die Corona-Warn-App heruntergeladen. Die ist zwar Weltklasse im Datenschutz – aber für die Kontaktverfolgung durch die Gesundheitsämter praktisch nutzlos. Helge Brauns »Mondlandung« hat nicht stattgefunden. Man arbeitet an Softwareverbesserungen; aber eine echte Debatte über die Balance von Datenschutz und Gesundheitsschutz findet nicht statt. Lange stand Julian Nida-Rümelin, Mitglied des Deutschen Ethikrates, ziemlich allein mit seiner Forderung nach einer echten »Tracking-App«. Auch die Umstellung der sogenannten »Aussteigekarten«, die bei der Einreise aus Risikogebieten auszufüllen sind, von Papier auf eine elektronische Form hat ewig gedauert. Der Bund hat einen 500-Millionen-Euro-Hilfsfonds für bessere Lüftungssysteme für öffentliche Gebäude aufgelegt. Aber selbst wenn das Geld jetzt schnell fließt – eine Umrüstung etwa von Schulen braucht Zeit. Mit dem erst im September verabschiedeten »Pakt für den Öffentlichen Gesundheitsdienst« zahlt der Bund zwar vier Milliarden Euro für neues Personal und die Digitalisierung der Ämter. Die ersten 1500 Stellen sollen Ende 2021 besetzt sein, weitere 3500 noch ein Jahr später. Die Digitalisierung der Gesundheitsämter, die Vereinheitlichung der Software läuft ähnlich schleppend wie so ziemlich jedes deutsche IT-Projekt. Immer noch wird gefaxt. Manche Gesundheitsämter benutzen noch Geräte mit Thermopapier. Dabei gilt das in der Regel nicht als »dokumentenecht«, die Schrift verblasst zu schnell.

Für den Schutz der vulnerablen Gruppen, vor allem der Menschen in Alten- und Pflegeheimen, wurde bereits im Frühjahr die Erarbeitung von Schutzkonzepten verlangt und verabschiedet. Aber wer hat sichergestellt, dass diese auch umgesetzt werden? Erst im Dezember wird in Besprechungen hektisch nach einer besseren Lösung gesucht werden –

wenigstens die inzwischen zur Verfügung stehenden Schnelltests sollen jetzt in allen Senioren- und Pflegeheimen regelmäßiger durchgeführt werden. Aber woher soll das Personal kommen? Am Ende, viel zu spät, landet die Aufgabe bei 10 000 Soldatinnen und Soldaten der Bundeswehr.

Vielleicht hat man auch das »Tübinger Modell« zu wenig beachtet. Damit soll die allgemeine Kontaktreduzierung durch den besonders intensiven Schutz alter Menschen ergänzt werden. Schon seit April besteht in Tübingen für alle Menschen über 60 Jahre die Möglichkeit, ein Taxi zum Tarif des öffentlichen Busverkehrs zu nutzen. Hinzu kommen besonders ausgewiesene Zeiten für den Einkauf – und später im Jahr auch kostenfrei FFP2-Masken. Im September hat die Stadt mit regelmäßigen Tests für das Personal in den Alten- und Pflegeheimen begonnen. Lange ist dieser Weg eher ignoriert worden. Vielleicht auch, weil der grüne Oberbürgermeister Boris Palmer im April massiv in die Kritik geraten war. Er hatte gesagt: »Wir retten in Deutschland möglicherweise Menschen, die in einem halben Jahr sowieso tot wären – aufgrund ihres Alters und ihrer Vorerkrankungen.« Die eigene Partei warf ihm »Polarisierung und Brutalisierung« der öffentlichen Debatte vor.

Aber es gibt ja auch den Bremer Weg. Dort hatte der Senat die Sommerpause genutzt, um die Digitalisierung der Schulen voranzutreiben. Man wollte auf Onlineunterricht vorbereitet sein. Hatte schon im Sommer rund 100 000 iPads für Schülerinnen und Schüler gekauft, Lehrer fortgebildet, eine Investition auch in die Lernzeit nach der Pandemie. Für Senioren wiederum stellt Bremen ab Mitte November kostenlos FFP2-Masken zur Verfügung, zehn Stück pro Person und Monat.

Bundesweit wird es einen Monat länger dauern, bis dies geschieht. Spahn bringt eine »Verordnung zum Anspruch auf Schutzmasken zur Vermeidung einer Infektion mit dem Coronavirus SARS-CoV-2«, kurz »SchutzmV« auf den Weg.

Über 60-Jährige und Menschen mit Vorerkrankungen dürfen sich drei FFP2-Masken in der Apotheke abholen – leider bilden sich dabei die in diesen Zeiten tunlichst zu vermeidenden langen Schlangen.

Neben den Krankenhäusern ist Kommunikation in einer gesundheitlichen Notlage die wichtigste Ressource. In jedem Pandemieplan findet sich ein eigenes Kapitel dazu: Verlässliche, konsistente und transparente Informationsvermittlung sei »mitentscheidend dafür, die Auswirkungen einer pandemischen Situation beherrschbar zu halten«. Aber während sich so ziemlich jede Fachministerkonferenz seit dem Frühjahr in Dauerschleife mit Corona beschäftigt, werden die Sprecherinnen und Sprecher der Bundes- und Landesregierungen bis Ende November brauchen, bis sie sich überhaupt das erste Mal gemeinsam beraten. Merkels Sprecher Steffen Seibert lädt dazu ein.

»Wir haben business as usual gemacht«, räumt ein Mitglied der Bundesregierung ein. Ähnlich beurteilen es auch hochrangige Vertreter der WHO. Der Respekt vor dem deutschen Weg ist Ernüchterung gewichen. Vielleicht war man in Deutschland wie in vielen anderen Ländern Europas »zu nachlässig«, heißt es, vielleicht auch »zu selbstbewusst«. Dies gelte für Menschen wie Regierungen. »Während das Virus einem Geist gleich wanderte«, sagt die WHO-Chefwissenschaftlerin Soumya Swaminathan im Gespräch, »hätte man die Zeit nutzen müssen, robuste Strategien der Pandemiebekämpfung einzuführen. Diese Chance wurde von vielen Ländern verpasst.«

Hoffnung am Ende des Tunnels

Zwei gute Nachrichten erhellen die Düsternis. Die erste kommt aus den USA. Trump hat verloren, der berüchtigtste Querdenker der Welt ist abgewählt. Deutschland bekommt einen Partner zurück. Der designierte US-Präsident Joe Biden erklärt, die USA würden am ersten Tag seiner Präsidentschaft wieder in die WHO eintreten.

Eigentlich, so war es in der Vergangenheit Brauch, wartet Merkel mit den Glückwünschen, bis der Wahlverlierer seine Niederlage eingesteht. Das Schreiben und ein Sprechzettel liegen schon bereit, aber Trump spricht von Wahlbetrug. Schließlich entscheidet sich die Kanzlerin, nicht mehr warten zu wollen, und gratuliert Biden.

Eine gute Nachricht kommt auch aus Mainz. BioNTech meldet in Kooperation mit ihrem US-Partner Pfizer einen Durchbruch bei der Suche nach einem Impfstoff. Die klinische Studie der Phase 3 zeigt eine über 90-Prozent-Wirksamkeit. Ein Impfstoff bedeutet Aussicht auf eine erfolgreiche Eindämmung der Pandemie. Braun nennt es das »spielverändernde Element«. Der US-Epidemiologe Anthony Fauci sagt: »Hier kommt die Kavallerie, jetzt nicht aufgeben.«

Am Tag nach der BioNTech-Erklärung läuft eine Meldefrist ab: Die Länder müssen dem Bund mitteilen, wohin die Vakzine geliefert werden sollen, wenn sie denn endlich zur Verfügung stehen. Das BKA legt eine Gefährdungseinschätzung vor. Man müsse mit Protesten und Demonstrationen vor den Standorten der Produktionsfirmen und den Impfzentren rechnen. Noch lägen keine konkreten Informationen vor, aber aufgrund der »hohen Dynamik und Emotionalität, die dem Themenkomplex Corona innewohnt«, müsse man von einer »abstrakten Gefährdung« ausgehen. Es könne zu »physischen Übergriffen« auf Mitarbeiterinnen und Mitarbeiter kommen. Überall wird deshalb eilig an sicheren Transport- und Lagerkonzepten gearbeitet. Ein altgedienter Innenminister vergleicht die Herausforderung gar mit der Logistik zur Verteilung der D-Mark in der DDR. Ein zweites, aus Sicht der Sicherheitsbehörden größeres Risiko allerdings lässt sich nicht einfach in den Griff bekommen: »staatlich gesteuerte Cyberangriffe«. Das BKA befürchtet ebenso wie das Bundesamt für Sicherheit in der Informationstechnik, dass auf diesem Weg Informationen über den Impfstoff made vor allem in Germany gestohlen werden könnten.

Die Impfstoff-Nachricht löst in dem seit Februar regelmäßig tagenden Krisenstab sofort Diskussionen aus. Welche Gruppen haben Priorität, wer muss warten? Die große Hoffnung existiert zunächst nur in kleinen Mengen. Das Gesundheitsministerium verweist auf das Positionspapier der Ständigen Impfkommission STIKO, das gemeinsam mit der Leopoldina und dem Deutschen Ethikrat erarbeitet wurde. Priorität sollen besonders Gefährdete haben – alte und kranke Menschen sowie das medizinische und Pflegepersonal. Angesichts der »anfänglichen Knappheit« sei eine Priorisierung aus ethischen und juristischen Gründen geboten. Das Innenministerium fragt nach einem »Bundeskontingent«, man müsse doch auch schnell etwa Polizistinnen und Polizisten impfen können. »Die Komplexität der Aufgabe sei nicht zu unterschätzen«, heißt es in einem Protokoll.

Eine generelle Impfpflicht aber soll es nicht geben. Im Positionspapier der STIKO steht: »Den Ausgangspunkt bildet die Selbstbestimmung jedes Einzelnen.«

Die Frage, ob Staaten ihre Bürger zwingen können, sich zum eigenen und zum Schutz anderer impfen zu lassen, wird seit über 100 Jahren diskutiert. Auch Demokratien kennen das Prinzip der Anordnung: Schon 1905 wies der Supreme Court in den USA die Klage des Pfarrers Henning Jacobson aus Cambridge, Massachusetts, ab, der sich nicht gegen die Pocken impfen lassen wollte. Elf Bundesstaaten hatten eine gesetzliche Impfpflicht eingeführt. Jacobson fürchtete gefährliche Nebenwirkungen. Der Oberste Gerichtshof aber befand, die Impfung sei notwendig, um die Gesundheit der Bevölkerung zu schützen und »die öffentliche Sicherheit zu gewährleisten«. Impfpflicht sei Teil der Polizeigewalt des jeweiligen Staates. Diese Entscheidung führte zur Gründung der Anti-Impf-Liga in den USA: »Wir haben religiöse und politische

Tyrannei zurückgewiesen, sollen wir uns jetzt medizinischer Tyrannei unterwerfen?«, lautete ihre Botschaft.

Im Deutschen Reich wurde 1874 mit dem Reichsimpfgesetz die Pflicht der Pockenimpfung für alle Deutschen eingeführt. Sie wurde in der Bundesrepublik erst Mitte der 1970er-Jahre aufgehoben, als die Krankheit als besiegt galt. In der DDR herrschte umfassende Impfpflicht; eine gesunde sozialistische Bevölkerung sollte die Überlegenheit des Systems beweisen. Im Westen dagegen nahmen Zurückhaltung und Impfskepsis zu. 2019 entschied der Bundestag, dass alle Kinder vor dem Eintritt in Kindergarten oder Schule eine Masernimpfung nachweisen müssen. Eine Klage vor dem Bundesverfassungsgericht blieb erfolglos. Die Begründung weist auffallende Ähnlichkeit mit dem Urteil des US-Supreme Court auf: Das Interesse Einzelner müsse »gegenüber dem Interesse an der Abwehr infektionsbedingter Risiken für Leib und Leben einer Vielzahl von Personen zurücktreten«. Der Deutsche Ethikrat hatte sich gegen eine gesetzlich verordnete Impfpflicht ausgesprochen, aber sehr wohl eine »moralische Impfpflicht« erklärt. Schließlich sei die Masernimpfung hochwirksam und sehr gut verträglich. Und es sei keine »reine Privatangelegenheit«, ob man sich gegen eine hochansteckende Infektionskrankheit impfen lasse.

So verhält es sich auch mit SARS-CoV-2. Impfen ist eine Frage der Eigenverantwortung, aber auch des Vertrauens. Kanzleramtsminister Braun greift diesen Punkt in den Schalten mit seinen Kolleginnen und Kollegen immer wieder auf. Nichts dürfe schiefgehen. Wenn man jetzt Fehler mache, könne die Impfbereitschaft schnell massiv sinken. Impfen kann noch umstrittener sein als die Maske, und noch nie in der Geschichte der Menschheit war es – dank sozialer Medien – so einfach, Misstrauen, Konfusion und Fake News zu verbreiten.

Impfung bedeutet Hoffnung am Ende des Tunnels. Die Länge des Tunnels bleibt aber erst einmal unbekannt. Der

Lockdown light ist verhängt, an jedem Morgen schauen die politisch Verantwortlichen zuerst auf die Zahlen. Schnell zeigt sich: Das exponentielle Wachstum wurde unterbrochen. Es geht nicht mehr steil aufwärts. Aber auch nicht schnell genug abwärts. Das Land ist in »Seitwärtsbewegung«. Der Lockdown light zeigt auch nur Wirkung light.

Im März hatten sich die Menschen schon zurückgezogen, bevor der Staat dies verordnete. Dieses Mal ist es anders. Am letzten Wochenende vor dem November-Lockdown sind die Restaurants vielerorts ausgebucht, ein Sturm vor der Ruhe. Ein Ministerpräsident sagt: »Als wären es die letzten Stunden vor der Prohibition.« Zwei Wochen später stellt das Statistische Bundesamt im Krisenstab eine aktuelle »Corona-Mobilitätsanalyse« vor: Der Rückgang sei »deutlich geringer« als im Frühjahr. An einem Novemberwochenende unternimmt Lothar Wieler vom RKI eine kleine Erkundungsreise in zwei Berliner Malls. Sie sind voller Menschen. »Glühwein to go« wird zum Hit, in Köln wird auf Twitter eine »Glühwein-Wanderung« von Bude zu Bude beworben. Die Kanzlerin wird im Bundestag sagen, ihr werde zu viel über Glühweinstände und zu wenig über Krankenschwestern und Pfleger auf den Intensivstationen gesprochen. Das *Hamburger Abendblatt* wird noch Mitte Dezember über den Mitarbeiter eines Sushi-Lieferservices schreiben, der davon berichtet, dass die Regeln für die Kontaktbeschränkung allzu oft nicht eingehalten würden: Dies beweise die Zahl der mitgelieferten Stäbchen.

Der deutsche Weg mit umfassenden Wirtschaftshilfen und dem pauschalen Ersatz von Umsatzeinbußen ist jetzt besonders teuer. Aber er ist nicht besonders effektiv. Wie soll man die Inzidenzzahl auf 50 herunterbringen, das erklärte Maß aller Dinge? Im Krisenstab werden die Erfahrungen aus den bayerischen Landkreisen Berchtesgadener Land und Rottal-Inn diskutiert. Dort ist man trotz sehr strikter Maßnahmen – darunter einer Ausgangssperre – immer noch weit von den magischen 50 entfernt. Der Landkreis Rottal-Inn liegt Ende Oktober mit einer Inzidenz von 253,5 bundesweit auf dem dritten Platz. Nur wenige Wochen später werden selbst solche dramatischen Zahlen wie Erfolgsmeldungen aus ferner Vergangenheit scheinen. Dann wird ganz Deutschland ein Corona-Hotspot sein.

»Und irgendwann werden wir kein Geld mehr haben«

Die Harmonie und Geschlossenheit, die sich Bund und Länder für den Lockdown light verordnet hatten, hält nicht lange. Der »Ruhemonat November« wird politisch turbulent, er wird das konfliktträchtige Ringen um die richtige Strategie erneut ausbrechen lassen. Diese Auseinandersetzungen gehören zu den dramatischsten Momenten dieses ersten Pandemiejahres. Am Montag, dem 16. November, sind Kanzlerin und die Ministerpräsidentinnen und Ministerpräsidenten wieder zu einer Schalte verabredet. Man möchte »Zwischenbilanz« ziehen und gegebenenfalls mit Anpassungen nachsteuern. Eigentlich eine eher undramatische Angelegenheit.

Fünf harte Stunden wird es gehen.

Die Atmosphäre ist von Anfang an angespannt, gar konfrontativ. Die Länder sind – unter Vorsitz des Berliner Regierenden Bürgermeisters Müller, der von Söder den Vorsitz der Ministerpräsidentenkonferenz übernommen hat – parteiübergreifend verärgert. Nur wenige Stunden vorher wurde ihnen am Sonntagabend die zehnseitige Beschlussvorlage zugesandt, mal wieder in letzter Minute. Sie enthält – ohne Abstimmung – den Vorschlag für weitere Verschärfungen, »die so nicht mitgetragen werden«, wie Müller ankündigt. Darunter einen Mindestabstand in Schulbussen und Schulklassen, eine sogenannte »Schnupfenquarantäne« und vor allem die Regel, dass Kinder und Jugendliche sich in der Freizeit nur noch mit einer festen Freundin oder einem festen Freund treffen sollen.

Natürlich ist die Vorlage umgehend öffentlich geworden. Und auch ein eilig verfasstes Gegenpapier der Länder, mit dem sie vieles herausgestrichen haben. Müller erklärt, es handle sich dabei um »etliche« Formulierungen, die, »ich sag es mal ein bisschen flapsig, den Eindruck erwecken, man wollte auch einfach mal Angst machen«. Wörter wie »Kontrollverlust«. Haseloff befürchtet eine »Spaltungsdiskussion«, Schwesig eine »Salamitaktik, die nicht zu Vertrauen führt«. Weil beklagt, dass jetzt vorab eine »High-Noon-Atmosphäre entstanden ist, die man vermeiden soll«. Dreyer unterstützt ihn: »Wir sollten keine Debatten in der Presse darüber führen, wer der Blödeste von uns ist. Ich sag es so drastisch, wie es teilweise auch kolportiert ist. Wir können so nicht mehr weitermachen.«

Sie wolle, dass man an dem anknüpfe, was man beim letzten Mal erreicht habe – auch, um der Bevölkerung Sicherheit zu geben: Einigkeit. Und damit Zuversicht.

Warum der Bund die Verschärfungen für notwendig erachtet, erklärt Braun: Die extreme Dynamik sei zwar gebrochen, ein »ganz, ganz wichtiger Schritt«. Zwischen Februar und Ende Oktober habe es in ganz Deutschland 520 000 bestätigte Infektionen gegeben. Doch in der derzeitigen »Seitwärtsbewegung« müsse man allein für den Monat November mit einer ähnlichen Größenordnung rechnen.

Im Grunde teilen viele die düstere Prognose. Winfried Kretschmann etwa berichtet, dass in seinem Bundesland Baden-Württemberg bereits 70 Prozent aller Intensivbetten belegt seien: »Die Lage ist dramatischer als die Zahlen.« Laschet nennt die Lage weiter »ernst«; Dreyer verweist darauf, dass Infektionen an den Schulen ihres Bundeslandes wohl doch höher seien als oft angenommen. Saarlands Ministerpräsident Tobias Hans bestätigt eine ähnliche Tendenz bei älteren Schülern. Söder insistiert, jede »Nicht-Entscheidung oder Lockerung« könne dazu führen, dass »wir am Ende wieder von vorne anfangen«. Und zugleich sinke die Bereitschaft der Bevölkerung mitzumachen.

Helge Braun fordert, die Kontakte müssten um weitere 40 Prozent reduziert werden. Umgehend. Eigentlich ist die Lage klar. Aber was konkret zu tun ist, bleibt umstritten. Soll es heute weitere Beschlüsse zu Einschränkungen geben? Oder eher nur dringliche Appelle und Aufforderungen – und später ein Gesamtkonzept, endlich eine Strategie für den Winter? Bouffier meint: »Ich habe nicht die Absicht, in den nächsten Tagen Beschlüsse zu fassen, das halte ich geradezu für albern.« Man könne ein Land ohnehin »nicht mit Verordnungen regieren«. Entscheidend sei vielmehr, dass die Menschen mitmachten.

An diesem 16. November beginnt ein Ringen darum, ob man überhaupt ein gemeinsames Papier beschließen solle. Wer eine Vorlage schreibt, wer mit wem wann was abstimmen soll. Merkel ist ihre Verärgerung, ja Verbitterung deutlich anzumerken. Ohnehin mache der »drängelnde« Bund ja offensichtlich »immer alles falsch« – wie es denn wäre, wenn die Länder einmal einen Vorschlag unterbreiteten. »Nicht umsonst sagt man: Wer schreibt, der bleibt. Sie haben jetzt versucht, dass heute möglichst wenig bleibt.« Den vorliegenden Beschlussvorschlag der Länder akzeptiere sie nicht. »Dann muss man eben sagen, wir beschließen in dieser Woche nichts.«

Das will dann auch niemand. Also geht es um die vom Bund vorgeschlagenen Verschärfungen und mögliche Kompromisse. Da ist der Mindestabstand in Schulbussen, den die Leopoldina vorgeschlagen hatte. Bouffier sagt, deren wissenschaftliche Kompetenz sei zwar unumstritten, aber »ich weiß nicht, ob einer von denen in letzter Zeit im Stadtbus gefahren ist«. Ein solcher Abstand – 1,5 Meter – bedeute im Schülerverkehr einen Bus für 20 Schüler. »Das hat mit der Realität nichts mehr zu tun.« Auch Dreyer hält den Vorschlag für »absolut lebensfremd«, und Laschet verweist darauf, dass alle Busse im Land nicht ausreichten, dieses Ziel zu erreichen. Außerdem verordne man das weder in der Bahn noch im Flugverkehr. Und Geld koste es auch.

Der Mindestabstand wird gestrichen; auch für die Schulklassen.

Auch gegen den vom Bund geforderten Verzicht auf »nicht notwendige Fahrten« mit öffentlichen Verkehrsmitteln kommt Widerstand aus den Ländern. Es sei »dekadent«, von den Menschen zu fordern, sie sollten auf den ÖPNV verzichten, meint Günther. Auch Müller findet die Formulierung missverständlich, »die Leute fahren ja nicht aus Jux und Dollerei«. Merkel bekommt ihren Punkt, indem sie aus ihrer Lebenswirklichkeit berichtet: »Natürlich fahren die abends mit der BVG noch mal zu ihrer Lieblingspizzeria auf dem Ku'damm, stellen sich dort in Schlangen an.« Dann stünden sie »in einer größeren Gruppe« herum oder würden weiter in den Tiergarten ziehen. »Das ist die Realität hier in Berlin. Oder vor dem Döner, da kann man das auch machen.« Müller sagt: »Ich staune, dass Sie da immer im Tiergarten herumvagabundieren, ich habe das bei mir im Tiergarten noch nie gesehen.« Merkel: »In der Uckermark begegne ich keinem im Wald.«

Ein tiefgreifender Dissens vor allem in der Frage, wie viele Kinder sich außerhalb der Schule jetzt noch treffen dürfen. Das Kanzleramt hatte die Ein-Kind-Regel vorgeschlagen. Dies sei absolut lebensfremd. »Wir machen uns lächerlich«, sagt Malu Dreyer. Man müsse – und könne – die Verantwortung bei den Eltern lassen. Merkel hält dagegen: Der »große Lockdown-Erfolg« im März sei auch dadurch erreicht worden, dass die Schulen geschlossen gewesen seien und sich Kinder wenig gesehen hätten. Eine Reduzierung der Kontakte werde keinesfalls gelingen, wenn die Schulen offen blieben und zugleich erlaubt sei, dass nachmittags auch noch Kinder in großen Gruppen miteinander spielten. »Dann haben wir mit Zitronen gehandelt. In keinem einzigen Land um uns herum wird so etwas erlaubt, und das geht auch bei uns nicht gut. Dann wird uns nichts mehr gelingen.«

Im Beschluss wird dann die Aufforderung stehen, private

Zusammenkünfte »auf einen festen weiteren Hausstand zu beschränken«. Dies schließe auch Kinder und Jugendliche in den Familien mit ein.

Auch über den weitreichenden und bereits öffentlich gewordenen Vorschlag einer fünf bis sieben Tage geltenden »Schnupfenquarantäne«, einer allgemeinen Empfehlung des RKI folgend, kommt es zum Konflikt. Der Bund fordert eine präzise Festlegung. Im Winter, so die Zahlen, haben jede Woche bis zu fünf Millionen Menschen eine Erkältung. Jeder mit Erkältungssymptomen, die sich ja als Coronainfektion herausstellen könnten, soll eine Woche zu Hause bleiben, eine Quasiquarantäne. Aber die Folgen wären dramatisch: »Das bedeutet den schrittweisen Lockdown der Wirtschaft«, argumentiert Müller. »Alles andere ist nicht ehrlich.« Nahezu unisono verwehren sich die Ministerpräsidenten gegen den ihrer Ansicht nach realitätsfremden Vorschlag. »Wenn wir uns alle gar nicht mehr bewegen, dann ist das Virus bald bei null«, meint Laschet. Viel zu groß die Kollateralschäden; ganz abgesehen einmal davon, dass es auch als Einladung dazu verstanden werden könne, der Arbeit fernzubleiben. Die Kanzlerin kann sich am Ende auch mit ihrem Argument nicht durchsetzen, dass sie die Regel für ihr Kabinett anwende, dort sitze niemand »schniefend herum«: Wegen des Schnupfens eines Ministers habe einmal die Quarantäne fast aller im Kabinett gedroht. Ein Schnelltest brachte Entwarnung.

Der Bundesverband der Arbeitgeber läuft bereits Sturm. »Mit Entsetzen« habe er dies »als Bürger und Arbeitgeberpräsident gelesen«, schreibt Ingo Kramer an Kanzleramt und Staatskanzleien. »Damit legen Sie faktisch in kürzester Zeit sämtliche Betriebe lahm.« So sieht es auch Laschet: »Der Schaden ist größer als der Nutzen.«

Im Beschluss bleibt es bei dem Appell, man solle im Erkältungsfall zu Hause bleiben, bis die akuten Symptome abklängen.

Immer wieder führt Merkel ihren Realitätsabgleich an. Sie erläutert lange, hört den zum Teil sehr langen Ausführungen zu; sie fordert, sie bittet, manchmal nahezu flehentlich, manchmal mit drohendem Unterton. »Hätten wir Mitte Oktober schon gehandelt …«, sagt sie einmal. »Im Sommer hatten wir weniger als zehn Tote. Jetzt zählen wir jeden Tag 220 Tote und viele, die langfristige Folgen davontragen, nur weil wir am Anfang des exponentiellen Wachstums noch nicht gehandelt haben. Deshalb muss doch darum eine Lehre gezogen werden.« Sie wolle ja nicht nachkarten, aber: »Hätten wir gleich angefangen, uns darauf einzurichten, wären wir nie, nie hingekommen, wo wir jetzt sind. Das ist mein Problem.«

Immerhin, meldet Spahn, sei jetzt die kostenlose Verteilung von FFP2-Masken für Risikogruppen genehmigt, für mindestens 25 Millionen Menschen. Die Vertriebskosten schätzt er auf gut zwei Milliarden Euro.

Hört man dem Gesundheitsminister im November zu, sind es meistens eigentlich gute Nachrichten: Seien es FFP2-Masken; seien es geplante Updates der Corona-Warn-App oder Millionen verfügbarer Schnelltests – alles weiterhin auf einem guten Weg. »Wenn es dann mal ruckelt, müssen wir alle zusammenhalten.« Nun ja.

Aber wenn es mit den Zahlen jetzt so weitergeht, wenn das Land nicht herunterkommt? Merkel sagt: »Und irgendwann werden wir kein Geld mehr haben.«

Die Runde vertagt sich auf Ende November. Dieses Mal sollen die Länder einen Vorschlag festlegen, der mit dem Bund abgestimmt und dann beschlossen werden soll. Söder hat Bedenken: »Ich bin sehr gespannt, ob uns das hervorragend gelingt.« Allein unter den unionsgeführten Ländern gebe es solche, die »besonders engagiert«, und solche, die »besonders skeptisch« seien. Und doch: »Die Pandemie erwartet von uns einen Schwung in der Debatte.«

Immerhin: Für die Schaltkonferenz am Mittwoch, dem 25. November, liegt eine zwischen Ländern und Bund abgestimmte Beschlussvorlage vor. Durchaus viele Gemeinsamkeiten, etwa bei Kontaktbeschränkungen und Lockerungen über die Weihnachtstage, zu Impfzentren und Überbrückungshilfen.

Aber einige strittige Punkte bleiben.

Vor dem Treffen mit der Kanzlerin haben sich die Ministerpräsidentinnen und Ministerpräsidenten eigens noch einmal zweieinhalb Stunden besprochen. Allen ist klar: Die Appelle und Beschlüsse des »Ruhemonats« November haben nicht die angestrebten Ergebnisse gebracht. Die Infektionszahlen wollen und wollen nicht sinken, der politische Druck steigt und steigt. Und es steigt auch der Druck aus dem Kanzleramt.

Die Bruchlinien, so zeigt es auch der zähe Verlauf dieser gut sechsstündigen Videokonferenz, sind die alten geblieben, dieser Grundkonflikt zwischen Kanzleramt, dem Corona-Kabinett und jedenfalls einigen Bundesländern. Angela Merkel und Helge Braun drängen auf möglichst klare Formulierungen, Maßnahmen und Zahlen, die den Ländern möglichst wenig Spielraum lassen. Mal mehr, mal weniger deutlich die Kritik der Kanzlerin: »Es soll hier eine Formulierung gefunden werden, bei der niemand etwas tun muss«, sagt sie einmal, als es erneut um das heikle Thema der Mindestabstände in den Schulklassen geht. Sie findet, dass jedenfalls einige der Ministerpräsidentinnen und Ministerpräsidenten immer Gründe fänden, warum etwas nicht gehe. Und dass ansonsten sowieso jeder mache, was er wolle. Immer wieder scheint ihre Überzeugung durch, dass man früher hätte handeln, bereits im Oktober noch härtere Maßnahmen hätte beschließen müssen. Helge Braun formuliert es an diesem 25. November so: »Wir brauchen mehr Ambitionsniveau im Gesamtbeschluss.«

Viele Ministerpräsidentinnen und Ministerpräsidenten aber möchten sich auch jetzt nicht in den Berliner Schraubstock nehmen lassen. Sie verantworten die jeweils unterschiedliche Lage in ihren Bundesländern, sie schreiben die Verordnungen, die vor Gericht Bestand haben, denen ihre Landräte und vor allem ja die Menschen folgen müssen. Sie wollen und müssen sich um den täglichen Interessenausgleich bemühen. Sie brauchen Freiräume und Gestaltungsmöglichkeiten, damit das Leben irgendwie weitergehen kann. Denn aus ihrer Sicht findet das Leben weniger im Kanzleramt oder in der Uckermark als vielmehr bei ihnen statt. Es findet statt im Landkreis Plön, dessen Infektionszahlen seit Monaten niedrig bleiben, und in Zittau, wo bald die Intensivstationen überlaufen werden; es findet statt in Gesundheitsämtern, deren überfordertes Personal auf das versprochene digitale »Kontaktpersonenmanagementsystem« wartet, und in Schulen in Mecklenburg-Vorpommern, die schlicht keinen zusätzlichen Raum für Klassentrennungen haben. Von leistungsfähigen Internetverbindungen für den geforderten Hybridunterricht ganz zu schweigen. Da schlage ihr die Bildungs- und Forschungsministerin vor, dass man Kinder auch »in Containern« unterrichten könne, beschreibt Manuela Schwesig, die eigentlich eine Befürworterin härterer Maßnahmen ist, Berliner Realitätsferne und fehlende Unterstützung. Oder Wirtschaftsminister Altmaier, der glaube, Unterricht könne auch in die »geschlossene Gastronomie verlegt werden«, weil es da leer stehende Räume gebe. Aber eine umfassende Studie über das noch immer umstrittene Infektionsgeschehen an deutschen Schulen fehle. Sie finde »die Auseinandersetzung nicht mehr fair«, sagt Schwesig. Man sei auch nicht ehrlich, wolle weder Geschäfte schließen noch die Industrie lahmlegen. Deshalb nehme man sich jetzt die Schulen vor.

Immer wieder fallen die Wörter »Realität«, »unfair« und »nicht machbar«. Und natürlich: »Druck«. Denn sie, die Regierenden in den Ländern, müssen sich mit dem auseinandersetzen, was Laschet so passend »Lebenstatbestände« nennt. »Die einen schicken Blumen, die anderen schicken Beschimpfungen«, hatte er schon im Frühjahr gesagt.

Aus Sicht der Länder sind es vor allem sie, die Ministerpräsidentinnen und Ministerpräsidenten, die in steter Abwägung diesen Laden namens Deutschland am Laufen halten. Sie müssen den Menschen Einschränkungen zumuten, sie müssen erklären, um Verständnis und Nachsicht werben, jeden Tag neu. Sie müssen Panik vermeiden und doch drohendes Unheil deutlich machen, eine Gefahr, die für viele noch immer abstrakt bleibt. Sie können – und wollen – nicht das ganze Land zum Hotspot erklären. Sie spüren die Unsicherheit und Ungewissheit, Ängste und Sorgen, aber mancherorts auch zunehmenden Unmut und Unwillen, die pandemischen Alltagsregeln ernst zu nehmen. Der Berliner Bürgermeister Müller beobachtet in seiner Stadt, »dass die Stimmung kippt«. Das Ganze sei ein »Ritt auf der Rasierklinge«.

Der Politik kleinerer Schritte aber droht als Folge der Kontrollverlust. Und in dieser Lage steigt dann auch der Kontrollverlust exponentiell. In den Ländern kursiert inzwischen der Vergleich mit einer Schraube: Zieht man sie zu fest an, wird sie locker.

Dazu kommen, wieder einmal, die unterschiedlichen Interessen der 16 Ministerpräsidentinnen und Ministerpräsidenten, unterschiedliche Charaktere. Entscheidungsmut und Entscheidungsschwäche, Vorsicht, Zögern, ja auch Unsicherheit. Politisches Kalkül spielt zumindest bisweilen eine Rolle, fragile Regierungskoalitionen und – so sehen es jedenfalls SPD und selbst mancher in der Union – mögliche Kanzlerkandidaturen.

Wie unter dem Brennglas offenbart dieser 25. November Erfolg und Scheitern der bisherigen Strategien. Ausgebliebene oder verzögerte politische Entscheidungen haben die Pandemie verschlimmert. In manchen Momenten scheint es, als wollte man am liebsten die Zeit zurückdrehen. Um ein paar Wochen nur.

Und man spürt auch, wie groß die allgemeine Erschöpfung inzwischen ist. Seit Monaten arbeiten sie und ihre Berater am Limit, ihr Gegner ist ein hinterhältiges Virus; die Tage eine endlose Abfolge ermüdender Telefon- und Videokonferenzen. In manchen Momenten gleicht das sechsstündige, zähe Taktieren dieses 25. November einer gegenseitigen Zumutung. Oder wie es die Kanzlerin später eingestehen wird: »Wir sind fertig. Jeder.«

»Wir müssen auch dafür einstehen, was wir nicht schaffen«

Aus Berliner Sicht ist die Lage jetzt so: Das exponentielle Wachstum ist im Grunde noch immer nicht gebrochen, die besorgniserregenden Zahlen erfordern rasches Handeln, eine weitere, weitergehende Verschärfung der Maßnahmen. Merkel räumt ein: Auch sie habe nicht gedacht, dass die Zahlen so hoch blieben.

»Wir dürfen echt keine Zeit verlieren«, sagt auch Söder. Die Todeszahlen seien nun so hoch, als stürzte jeden Tag ein voll besetztes Passagierflugzeug ab. »Wenn die Zahlen so bleiben«, erläutert Spahn, »wird COVID in diesem Quartal nach Herz-Kreislauf-Erkrankungen und Krebs die dritthäufigste Todesursache sein.«

Konkrete, verschärfende Maßnahmen also. Aber ab welcher Inzidenzzahl sollen die dann verpflichtend umzusetzen sein? Wann ist ein Hotspot jetzt ein Hotspot – und ab wann ein extremer Hotspot? Oder sollte man bei sehr hohen Inzidenzzahlen auf das Wort »Hotspot« vielleicht ganz verzichten?

Die von Merkel und Braun verteidigte Inzidenzzahl 50 jedenfalls ist längst von der Infektionsrealität überholt. Bei

50, sagt Volker Bouffier, sei eigentlich die ganze Republik ein Hotspot. Selbst bei der Zahl 150 müsse man »ganze Bundesländer lahmlegen«, so Laschet. Auch Söder warnt. Dann müsse man in »halb Deutschland« die Schulen schließen. Im Beschlussvorschlag steht die Inzidenzzahl 200 als eine Art Schwelle zu umfassenden Verschärfungen. Bei 200 allerdings, so formuliert es die Pfarrerstochter Angela Merkel, sei »Matthäi am Letzten«.

Diese Worte von Martin Luther werden unterschiedlich interpretiert. Die einen lesen sie als hoffnungsfrohes Versprechen aus dem Evangelium des Matthäus: Jesus bleibt bei den Menschen, »bis an der Welt Ende«. Die sehr viel weiter verbreitete Interpretation lautet: Eine Katastrophe ist kaum noch abzuwenden.

Worin sollen weitere Maßnahmen bei hohen Inzidenzen konkret bestehen? Soll man sie »umfassend« oder »schwerwiegend« nennen, »verschärft« oder »nochmals erweitert«? Braun fordert Verbindliches, unmissverständliche Formulierungen: »schwerwiegende Maßnahmen wie Schulschließungen, Geschäftsschließungen oder Ausgangsbeschränkungen«.

Müller lehnt ab. Bei einer derart pauschalen Formulierung müsse es bundesweit zu Schulschließungen kommen: »Ich will für mich sagen, das ist nicht tragbar.« Laschet ergänzt: »Völlig ausgeschlossen, das kann ich sagen.« Dreyer: »Das geht mir auch so.« Bouffier: »Das geht überhaupt nicht.« Eine Festlegung auf Ausgangssperren will Laschet nicht mittragen. Das sehen Ramelow und Kretschmer ob der Infektionszahlen in ihren Bundesländern mittlerweile anders: »›Ausgangssperre‹ ist für mich kein schockierendes Wort mehr«, erklärt Ramelow.

Im Feilschen um Zahlen, Wörter und Halbsätze manifestiert sich der fundamentale Widerspruch, der nicht aufzulösen ist: Das Kanzleramt drängt darauf, dass sich alle Ministerpräsidentinnen und Ministerpräsidenten endlich der Infektionsrealität anpassen. Aber jedenfalls einige unter ihnen bestehen darauf, die Infektionsrealität dem ihrer Ansicht nach Machbaren anzugleichen. Das wiederum grenzt für das Kanzleramt manchmal nahezu an Leichtsinn. Im Beschluss heißt es am Ende, nach fast zwei Stunden Diskussion: »Bei besonders extremen Infektionslagen mit einer Inzidenz von über 200 Neuinfektionen pro 100 000 Einwohnern pro Woche und diffusem Infektionsgeschehen sollen die umfassenden allgemeinen Maßnahmen nochmals erweitert werden.«

Und Angela Merkel bittet um fünf Minuten Pause, sie möchte den »Kopf durchlüften«, ein paar Schritte gehen.

Wieder geht es um das komplexe Thema Schule. Merkel musste die Inzidenzzahl 200 akzeptieren. Aber wenigstens für diese »extremen Hotspots« besteht sie nun auf einem Mindestabstand zumindest in den höheren Schulklassen. Sie stößt auf enormen Widerstand. Merkel argumentiert mit den Empfehlungen von RKI und Leopoldina, die Millionen Schülerinnen und Schüler erzeugten nun einmal eine sehr große Summe von Kontakten. »Ist das Zusammensitzen in der Schule ein so hohes Gut?« Laschet findet mehrheitlich Unterstützung in seiner Einschätzung zu diesem, wie er sagt, »so emotionalisierten Thema«: »Das Wort ›Mindestabstand‹ im Text wird dazu führen, dass an jeder Schule jetzt die Debatten über Mindestabstände beginnen.« Merkel: »Als ob ich gegen die Schule arbeite, weil ich einmal das Wort ›Mindestabstand‹ aufbringe.« Und droht, den Konflikt öffentlich zu machen: »Dann gebe ich in meiner Pressekonferenz meine Protokollerklärung ab.«

Protokollerklärungen machen abweichende Positionen kenntlich – aber auch schwindende Überzeugungsmacht. Dreyer antwortet: »Frau Merkel, wenn ich mal so dreist sein darf: Sie sagen ja in der Pressekonferenz sowieso immer, dass Sie ganz anderer Meinung sind als die Länder.« Übrigens sei der »Spin« auch nicht richtig, dass die Kanzlerin immer mehr wolle als die Länder. Man handle sehr wohl – vor allem dort, wo die Zahlen sehr hoch seien. »Aber wir wollen nicht, dass wir auf diese Formulierungen festgelegt werden.« Und sie verweist, ein gutes Argument, auf die Inkonsequenz – in der Arbeitswelt werde auch nicht durchgängig auf Mindestabstand und Maske bestanden. Die Pflicht zum Angebot eines Homeoffice-Arbeitsplatzes – wo immer möglich – wird erst im Januar 2021 eingeführt werden.

Im Beschluss wird nichts über Mindestabstand in den Schulen stehen, sondern eine Formulierung über »weitergehende Maßnahmen für die Unterrichtsgestaltung in den älteren Jahrgängen«. Zudem findet sich der Satz, dass »wo immer möglich zusätzliche Schülerverkehre« eingesetzt werden sollen.

Auch darüber streitet man. Die Länder, allen voran Michael Kretschmer, fordern eine konkrete Zusage des Bundes, die geschätzt monatlich rund 80 Millionen Euro zusätzlicher Kosten für »Verstärkerbusse« zu übernehmen: »Wenn man das möchte«, sagt Kretschmer, »muss man was drauflegen.« Nur vier Bundesländer haben zu diesem Zeitpunkt diese zusätzlichen Schulbusse eingesetzt. Allerdings stehen nach Auskunft des Verkehrsministers Milliarden zur Verfügung, die noch gar nicht abgerufen seien. Auch Finanzminister Olaf Scholz greift in die Debatte ein und verweist darauf, dass der Bund seine Schulden gerade massiv erhöhe. Die Verschuldungsquote zwischen Bund und Ländern sei »völlig disproportional«.

Zwei Wortmeldungen sind es, die man als eine Art Resümee dieser beiden Schaltkonferenzen begreifen kann. Eine kommt von der Kanzlerin. Dies sind ihre Worte: »Ich finde, dass wir im Augenblick in einer sehr, sehr großen Kalamität sind in Deutschland. Wir haben unser Ziel vom November nicht erreicht. Wir gehen in einen Dezember, in dem die Wahrscheinlichkeit, dass wir unser Ziel erreichen, auf 50 zu kommen, sehr, sehr, sehr klein ist. Wir wissen nicht, wie wir im Januar weitermachen. Und wir geben als Bund für das Ganze 30 oder mehr Milliarden Euro aus.«

Merkel wiederholt die Zahl. 30! Und fährt fort: »Das war in guten Zeiten 10 Prozent unseres Bundeshaushalts. Das kann so nicht weitergehen. Und das wird auch ab Januar so nicht weitergehen. Ich sehe mir an, was alle um uns herum machen, alle machen es anders. Nicht mit 75 Prozent Umsatzerstattung, sondern Ausgangssperre, geschlossene Schulen. Und alles, was wir versuchen, um ein bisschen mehr zu machen als das, was wir im Augenblick machen – für das gibt es immer ein Argument, dass es nicht geht.«

Mit der jetzigen Menge von Kontakten werde man von den Zahlen nicht herunterkommen. Im Durchschnitt zähle man jetzt 200 Tote am Tag. Solle das jetzt 90 Tage, den gesamten Winter über, so weitergehen?

Und sie fügt hinzu: »Wir müssen auch dafür einstehen, was wir nicht schaffen.«

Der Niedersachse Stephan Weil sucht nach Versöhnlichem: »Uns verbindet die Enttäuschung darüber, dass wir im November nicht weiter gekommen sind. Das geht uns allen gleichermaßen so. Wir wären fröhlicher, wenn wir andere Zahlen hätten. Jetzt stecken wir aber alle im selben Problem. Wovor ich uns wirklich warnen möchte, ist, dass wir in einer solchen Situation, in der zusätzlich auch die Frustration in der Gesellschaft unübersehbar ist, wir miteinander Schwarzer Peter spielen.«

Man trage gemeinsam eine große Verantwortung: »Der Einfluss einer geschlossenen staatlich-politischen Kommunikation ist wahrscheinlich höher als der von einzelnen Maßnahmen.«

Mutationen

21 Tage wird es nach diesem 25. November noch dauern, bis das Land in einen echten, seinen zweiten harten Lockdown geht. Am Ende gibt es kein Ringen mehr, kein Ge-

feilsche mehr um Kommas und Zahlen, um Verstärkerbusse und Mindestabstände. Im Gegenteil. Bodo Ramelow wird sich schließlich bei der Kanzlerin und auch öffentlich für seine »irrige Hoffnung« entschuldigen, dafür auch, dass er ihre »ständigen Mahnungen als Belästigung« empfunden habe: »Die Kanzlerin hatte recht, und ich hatte unrecht.«

Die Entscheidung wird ab dem 8. Dezember von den Chefs der Staatskanzleien vorbereitet. Das Lagebild skizziert die Situation dieses Tages. Seit Beginn der Pandemie zählt Deutschland nun 1 197 709 bestätigte Infektionen und 19 342 Tote. Die landesweite 7-Tage-Inzidenz liegt bei 147. Damit liegt man zumindest im EU-Vergleich nicht einmal katastrophal schlecht. In der neu eingeführten Rubrik »Infektionsgeschehen am Sitz der Bundesregierung« wird die Berliner Polizeipräsidentin zitiert. Sie drängt darauf, die Teilnehmerzahl einer für Silvester auf der Straße des 17. Juni geplanten Querdenker-Demonstration zu begrenzen. Sonst könne »unter dem Deckmantel einer Versammlung faktisch eine große Silvesterparty stattfinden«.

Erste Kliniken haben einen Aufnahmestopp für Patienten auf den Intensivstationen verhängt. Die Hälfte aller Bundesländer meldet dem DIVI-Register, dass nur noch 10 bis 20 Prozent ihrer Intensivbetten frei sind. Bundesweit gilt jetzt das sogenannte »Kleeblattsystem«, mit dem sich jeweils drei bis fünf Bundesländer verpflichten, untereinander Intensivpatienten aufzunehmen, wenn Krankenhäuser an ihr Limit kommen. Und das sind sie vielerorts schon. Immerhin, eine gute Nachricht gibt es: Die Grippeinfektionen sind auf einen historischen Tiefstand gefallen. Mundschutz und Abstand helfen.

Die jüngste Stellungnahme der Leopoldina wirkt wie ein Katalysator. Am 8. Dezember, ob Zufall oder nicht, veröffentlicht die Nationale Akademie der Wissenschaften ihre Forderung nach einem »harten Lockdown« über Weihnachten und Silvester und darüber hinaus. Das öffentliche Leben müsse bis mindestens zum 10. Januar weitgehend ruhen. In der Akademie sprechen sie von einem »Hilferuf«.

Zum ersten Mal fordert die Leopoldina einen »harten Lockdown«, und zum ersten Mal sind unter dem Text die Namen aller beteiligten Wissenschaftler aufgelistet, darunter Ärzte, Ökonomen und Medizinethikerinnen. Über alle Disziplinen hinweg ist man einig, so die Botschaft. Als »deutliche und letzte Warnung der Wissenschaft« bezeichnet sie Drosten. Entscheide die Politik anders, »dann hat sich die Politik auch nicht mehr für die Wissenschaft entschieden«.

Und dann geht es ganz schnell.

Es gibt nur noch einen Weg: dichtmachen. Nur kurz ist die Debatte, ob dies nicht umgehend geschehen müsse, quasi über Nacht, um infektionstreibendes Last-minute-Weihnachtsmassenshopping zu vermeiden. Aber solch einen Überraschungscoup kann und will man dem Land nicht zumuten. Zudem hat die politische Diskussion des Herbstes die Lage verändert: Jetzt braucht es die Zustimmung der Länderparlamente zur neuen Verordnung.

Dieser Lockdown kommt zum wirtschaftlich, emotional und medizinisch schwierigsten Zeitpunkt. Braun hat die Lage in einer Schalte mit den Chefs der Staatskanzleien zusammengefasst: Man habe relativ schlechte Zahlen sowohl bei den Infektionen als auch bei den Todesfällen. Gleichzeitig aber wende man riesige Summen zur Bewältigung der Krise auf. Deutschland habe in der Pandemiebekämpfung lange gut dagestanden, jetzt drohe man auch in der internationalen Wahrnehmung »abzurutschen«.

Bei der WHO in Genf kämpfen sie noch immer darum, dass die chinesische Staatsführung endlich die Expertengruppe ins Land lässt, die Herkunft und Ursprung dieses Virus untersuchen soll. Das Team soll nach Wuhan reisen, die Koffer sind gepackt, einer der Teilnehmer wartet bereits in Singapur auf seinen Weiterflug. Aber wieder kommen Ausreden und Ausflüchte von der chinesischen Seite. Er sei

»sehr enttäuscht«, wird WHO-Generaldirektor Tedros China öffentlich rügen – im Januar wird die Einreise schließlich genehmigt. Ein Jahr danach – ein Jahr zu spät.

In Deutschland hat das Impfen begonnen. Viele alte Menschen warten ungeduldig. Aber jetzt sollen sie bei heillos überlasteten Callcentern anrufen oder sich auf ständig zusammenbrechenden Websites registrieren, um einen Termin zu vereinbaren. Andere bleiben skeptisch. Die Negativquoten unter den Pflegekräften in Alten- und Pflegeheimen sind teilweise beunruhigend hoch. Eine Impfpflicht soll es nicht geben. Aber in Ministerien werden zumindest juristische Fragen geprüft – etwa, ob Beamte eine »Duldungspflicht« für die Impfung hätten. Nein, urteilt das Innenministerium. Das Kanzleramt will vom Arbeitsministerium wissen, was von der Ankündigung von Betreibern von Altenheimen zu halten sei, nur geimpftes Personal einzustellen und zu beschäftigen. Zweifelhaft, urteilt das Arbeitsministerium. Näheres müsse das Gesundheitsministerium beantworten.

Das Lagezentrum der Bundesregierung für Außen- und Sicherheitspolitik hat eine neue Landkarte angelegt. In vielen Ländern Europas, in Frankreich und Slowenien, in Österreich, Italien und Großbritannien, wachsen die Anti-Corona-Proteste, sie werden oft von rechtspopulistischen Parteien instrumentalisiert. Es sind keine Massenbewegungen, aber der letzte Satz der als Verschlusssache eingestuften Analyse lautet: »Zunehmende Frustration infolge der wirtschaftlichen Auswirkungen der COVID-19-Pandemie« biete wahrscheinlich »Nährboden für radikale Bewegungen und extremistische Parteien«.

In den Tagen vor dem Jahreswechsel kommt der Krisenstab zu seiner 51. und für dieses Jahr letzten Sitzung zusammen. Sie hat nur ein Thema: strenge Regeln für Einreisende aus Großbritannien und Südafrika. Das Virus ist mutiert. Es scheint, als schlüge die Natur einen weiteren gefährlichen Haken, kaum dass Impfhoffnung in Sicht ist. Lange hatte es geheißen, es gebe keine Anzeichen für »gefahrenerhöhende

Mutationen«. Aber jetzt sind zwei neue Varianten bestätigt, »B.1.351« aus Südafrika und vor allem der in Großbritannien bereits weitverbreitete Typ »B.1.1.7«. Sie sind viel schneller übertragbar. Erste Fälle sind bereits in Deutschland entdeckt worden. Aber wie weit hat sich die Mutante verbreitet? In Großbritannien wird etwa jeder 15. positive Coronatest einer Genomsequenzierung unterzogen, um mögliche Veränderungen im Bauplan des Virus zu identifizieren. In Deutschland aber nur knapp jeder 900. Positivtest. Es ist ein Blindflug. Der aber findet mit Ansage statt.

Am 19. November 2019, zwei Monate vor Ausbruch der Pandemie, wandte sich die Gesellschaft für Virologie gemeinsam mit der Deutschen Gesellschaft für Hygiene und Mikrobiologie in einem Schreiben an Spahn persönlich. Ein »ministerielles Eingreifen« sei »unausweichlich«: Viele wissenschaftliche Labore könnten ihre Aufgaben nicht mehr erfüllen. Beim Ausbruch einer Infektionskrankheit fehlten »die Möglichkeiten der molekularen Surveillance«. Es brauche Geld und Ausstattung dafür – eine Forderung übrigens, die das Robert Koch-Institut seit 2013 gegenüber dem Gesundheitsministerium erhebt. »Wir sequenzieren ohne repräsentative Probenerfassung auf dem Niveau eines Entwicklungslandes«, sagt der Virologe Hartmut Hengel von der Universität Freiburg. Als damaliger Präsident der Gesellschaft für Virologie hatte er den Brief mitunterzeichnet.

Erst 14 Monate später kündigt das Gesundheitsministerium an, eine neue Verordnung zu erlassen – um die gefährlichen Virusmutationen in großem Umfang und gezielt beobachten zu können. Selbst nach Beginn der Pandemie war nur ein kleineres Projekt auf den Weg gebracht worden. Vielleicht hat Spahn Vorgänge wie diesen gemeint, als er im Frühjahr im Bundestag seinen berühmt gewordenen Satz sagte: »Wir werden in ein paar Monaten einander wahrscheinlich viel verzeihen müssen.«

Der 31. Dezember 2020 wird ein stiller Tag. Nur wenige

Raketen steigen auf, dafür kann man die Kirchenglocken ins neue Jahr läuten hören. Im Fernsehen läuft das Silvester-Programm. Filme, in denen sich Menschen in den Armen liegen und fröhlich feiern – Bilder aus einer anderen Zeit. In den USA stirbt inzwischen alle 33 Sekunden ein Mensch an COVID-19. Journalisten der *Washington Post* haben ausgerechnet, dass fünf Erkrankte sterben, während Bing Crosbys Weihnachtshymne *White Christmas* nur ein einziges Mal erklingt. In Deutschland liegt die Zahl der täglich gemeldeten Toten bei über 1000.

Und doch: Bessere Tage werden zurückkehren, das wusste schon die Queen. Die Menschen zünden Kerzen an gegen die Dunkelheit. Sie möchten sich des Lebens freuen, trotz allem, sie tanzen, und sie umarmen ihre Liebsten, auch wenn es eigentlich so ganz gegen die neuen Regeln ist. Sie erwandern die leeren Straßen ihrer Städte, stapfen durch Schnee, atmen durch. Vielleicht lesen sie ein Buch, zoomen, teilen Playlists. Sie kümmern sich, möchten hilfsbereit sein. Und suchen, klaren Blicks, nach dem Schönen.

Es ist nun ein Jahr her, seit am späten Abend des 30. Dezember 2019 in New York eine beunruhigte Epidemiologin eine Mail verfasst, in der sie um Informationen über eine merkwürdig grassierende Lungenkrankheit in Wuhan, China, bittet. Kurz vor Mitternacht, um 23:59 Uhr, drückt sie auf die Taste »Send«.

Und eine Pandemie beginnt.

Und jetzt?

Ein Virus, eine Pandemie, eine neue Realität, die wahlweise als Wendepunkt, Epochenbruch, Jahrhundertaufgabe oder als neue Normalität beschrieben wird. Neue Begriffe bestimmen Alltag und Ängste, Sorgen und Hoffnungen: die 7-Tage-Inzidenz, die FFP2-Maske, Lockdowns und Lockerungen, das Präventionsparadox, eine angebliche Corona-Diktatur. Zoonosen. Beatmete Betten. Hybridunterricht. Sozialdistanz. Leben auf Abstand.

»Wir wollen unser altes Leben zurück«, heißt es so oft.

Wirklich?

Aus New York meldet sich UN-Generalsekretär António Guterres mit einigen persönlichen Worten. Ja, ihn rühre das »Engagement all der Menschen, die so viele Risiken auf sich nehmen, um anderen zu helfen.« Aber zugleich muss er feststellen: »So viele unserer Befürchtungen haben sich leider bewahrheitet. Anstatt sich auf eine gemeinsame Antwort auf die globale Krise zu verständigen, gingen Staaten ihren eigenen Weg.«

Der Schrecken, darauf darf man hoffen, wird mithilfe von Impfstoffen eingehegt werden. Aber das tiefe Erschrecken ist begründet. Ein Virus, bequem reisend auf den Pfaden der Globalisierung, brachte die Welt schneller an den Abgrund, als man es sich vorstellen wollte. Dabei ist die Pandemie des Jahres 2020 ebenso wenig ein »schwarzer Schwan«, wie es die globale Finanzkrise von 2008 war. Alle Zeichen standen an der Wand. In dem »alten Leben«, in das sich so viele zurücksehnen, wurde das Risiko einer Pandemie ignoriert, einfachste Vorkehrungen nicht getroffen. Erst so wurde aus der Krise eine Katastrophe.

Die von Politikerinnen und Politikern getroffenen Entscheidungen, die guten wie die schlechten, zu analysieren und aufzuarbeiten, mit bedingungsloser Offenheit, aber auch mit Fairness und gebotener Demut, wird für lange Zeit eine Pflichtaufgabe bleiben. Schon, weil niemand sagen kann, wann SARS-CoV-3 oder CoV-4 oder ein ganz anderes Virus die Welt heimsuchen wird. Und weil in jeder Krise zwei gleichbedeutende Aufgaben erwachsen: sie so gut als möglich zu bewältigen und dafür zu sorgen, dass sich so etwas nicht wiederholt. Alle von Experten noch so präzise berechneten Voraussagen und Simulationen der verheerenden medizinischen, gesellschaftlichen und wirtschaftlichen Konsequenzen einer Pandemie reichten nicht aus, die Welt aus ihrem Tiefschlaf zu wecken.

Pandemien können verhindert werden. Prävention ist ein Muss, der kleinste gemeinsame internationale Nenner, zu erreichen zu einem Bruchteil der Kosten und Folgekosten allein dieser einen Pandemie. Allein die Milliarden einer einzigen deutschen Novemberhilfe würden einen großen Unterschied machen. Dazu gehören Forschung und Fabriken für Impfstoffe, gut gefüllte Lager für Schutzausrüstung, staatliche Investitionen in öffentliche Gesundheit und regelmäßige Übungen – nicht nur für einen möglichen Krieg, sondern auch für den Gesundheitsnotstand. Und eine Warn-App für den Pandemiefall, die ihren Namen auch verdient. Prävention bedeutet aber auch die Entwicklung von Risikokompetenz: Resilienz. Die Bereitschaft und Fähigkeit, mit fortwährender Unsicherheit umzugehen, Komplexität zu ertragen und Balance auf schwankendem Grund zu finden. Dazu gehört die Bereitschaft, aus den Erfolgen anderer zu lernen. Unverzichtbar die stete Mühe, Fakten von Fake News zu unterscheiden. Willensbildung beginnt immer mit Wissensbildung. Notwendig hierfür ist ein Typus in der Politik, der sich auf ein anderes Verhältnis zur Zeit einlässt, längerfristig denkt und proaktiv handelt. Es geht darum, tätig zu werden, bevor die Schäden sichtbar werden.

Pandemien müssen global bewältigt werden. »Niemand ist sicher, solange nicht alle sicher sind«, mahnt man bei WHO und Vereinten Nationen, es klingt eher nach Zweckoptimismus als nach begründeter Zuversicht. Mit Prognosen gilt es vorsichtig umzugehen. Die steilsten Thesen klicken sich gut, sind aber meist falsch. Und doch steht es zu befürchten, dass die postpandemische Welt noch ungleicher, noch ungerechter sein wird. Erst mit Zeitverzögerung einsetzend, dafür spricht derzeit alles, werden die Folgen umso härter sein. Die Hauptlast werden die Menschen im globalen Süden tragen, wieder einmal. Schon jetzt hoch verschuldete Staaten werden sich in Europa, den USA und China weiter verschulden müssen. Impfstoffe, so bewundernswert schnell entwickelt, werden als »globales öffentliches Gut« propagiert, gleichberechtigter Zugang versprochen. Und werden doch zuerst in den reichen Ländern verimpft. Als ob das selbstverständlich wäre.

Die vermeintlich »soften Themen« sind oft die härtesten: Das 0,7-Prozent-Ziel für Entwicklungshilfe hat mindestens ebenso viel Aufmerksamkeit verdient wie das 2-Prozent-Ziel für Verteidigungsausgaben. Eine unabhängig handelnde, mit ausreichend Kompetenz und Geld ausgestattete Weltgesundheitsorganisation ist ebenso wichtig wie die NATO. Seit ihrer Gründung vor mehr als 70 Jahren durfte die WHO nicht werden, was die Welt dringend braucht: ein effizientes Pandemie-Frühwarnsystem.

Pandemien sind unbestechliche Lehrmeister. Sie kennen weder Freund noch Feind, weder Ideologie noch Moral. Erbarmungslos halten sie Gesellschaften den Spiegel vor, legen ihre Stärken und Schwächen offen. Im besseren Fall reißen sie uns aus unserer Gleichgültigkeit. Denn sie haben: Konsequenzen.

Sie können wie Brandbeschleuniger wirken, Misstrauen gegen die Eliten des demokratischen Staates verstärken. Dann weicht das Recht auf Teilhabe dem Anspruch auf die Durchsetzung vermeintlich allein gültiger Wahrheiten. Solidarische Gesellschaften aber bewältigen die komplexe Krise »Pandemie« besser als unsolidarische. Aus Sozialdistanz kann neuer Gemeinsinn wachsen. Demokratische Regierungen müssen ihre Bürgerinnen und Bürger immer wieder neu überzeugen, Vertrauen neu begründen – zumal, wenn sie ihnen massive Grundrechtseinschränkungen zumuten. Das Dilemma zwischen dem Recht auf Freiheit und dem Recht auf Gesundheit wird sich nie widerspruchsfrei auflösen lassen. Transparenz und Glaubwürdigkeit, Entschlossenheit und Einigkeit gehören zu den wichtigsten vertrauensbildenden Maßnahmen. Es ist ein Charaktertest auch für die Politik, ein immer neues Tasten, die Suche nach dem besseren Weg, denn einen Masterplan gibt es nicht.

Deutschland bewältigte diese Bewährungsprobe im Frühjahr mit Bravour. In einem Sommer der Sorglosigkeit aber ging viel von dieser Geschlossenheit verloren. Als zu viele auch unter den Ministerpräsidentinnen und Ministerpräsidenten glaubten, man habe die Sache – das Virus – im Grunde im Griff und jeden Hotspot unter Kontrolle. Das große Selbstbewusstsein, die erste Phase der Pandemie so erfolgreich gemeistert zu haben, trug zu Fehlentscheidungen bei. Und doch wäre es falsch, die Verantwortung allein den unter enormem Druck Handelnden aufzubürden. Die Vorstellung, dass der Staat mit immer ausgefeilteren Verordnungen das Virus kleinkriegen kann, war falsch. Er kann und will auch nicht jede Kontaktbeschränkung bis ins Wohnzimmer oder den Partykeller hinein durchsetzen. Eine diffus wachsende Minderheit, mal müde und erschöpft, mal verbohrt und ignorant, wollte nicht mehr weiter immer mit dem Schlimmsten rechnen. Konnte vielleicht auch nicht immer weiter Verzicht üben. Die Geduld wurde noch vor den Klinikbetten knapp, Einsicht war schon immer wichtiger als Vorschrift.

Ein Virus aber lässt sich nicht wegwünschen.

Das nächste wird vielleicht noch gefährlicher, noch tödlicher sein. WHO-Exekutivdirektor Mike Ryan erinnert daran, warum eine lückenlose Aufklärung so wichtig ist. Diese Pandemie sei »hart«. Aber »es muss nicht die ganz große sein«. SARS-CoV-2 verließ seine natürliche Heimat, in diesem Fall wohl eine Fledermausart, es fand seinen verschlungenen Weg zu einem neuen, ergiebigen Wirt, dem Menschen. Sein Siegeszug ist – wie womöglich der so vieler anderer, noch unbekannter zoonotischer Viren mit pandemischem Potenzial – untrennbar verbunden mit Raubbau der rasch wachsenden Spezies Mensch an der Natur, der systematischen Ausbeutung und Plünderung des Planeten. »Wir führen Krieg gegen die Natur. Das ist selbstmörderisch«, mahnt Guterres. »Die Natur schlägt immer zurück. Und sie tut es mit wachsender Macht und wachsendem Zorn.« Er will weder optimistisch noch pessimistisch sein, er nutzt ein anderes Wort: »Entschlossenheit«. »Die Pandemie hat uns auf denkbar unglückselige Weise Chancen eröffnet.« Und Mut, sagt er, machen ihm die jungen Menschen: »Sie sind zu recht wütend darüber, welche Welt ihnen meine Generation hinterlässt. Aber sie arbeiten entschlossen daran, Veränderung zu erreichen.« Denn weiterhin dringen Menschen in die letzten unberührten Wildnisse vor, Schatzkammern der Biodiversität. Aus Profitgier ebenso wie aus nackter Not. Sie brandroden Urwälder für Weideflächen und gigantische Monokulturen; sie graben nach Bodenschätzen. Sie bauen Dörfer, die rasch zu Städten wachsen; viel zu nah kommen sie den ursprünglichen Virenwirten. Zuchtfarmen, Wildtiermärkte und industrielle Massentierhaltung – jährlich 70 Milliarden geschlachteter Nutztiere – sind wie Petrischalen für neu entstehende Viren.

Sie finden uns, bevor wir sie finden. Und sie verhandeln nicht.

Fragt man Bundestagspräsident Wolfgang Schäuble am Ende eines ersten Pandemiejahres nach seinen Sorgen, dann fallen ihm als Erstes weder Staatsverschuldung noch Querdenker ein. Sondern der schmelzende Eisschild der Arktis, Hitzerekordtemperaturen in Sibirien, die brennenden Wälder in Kalifornien. Die Klimakrise, die eigentliche Katastrophe unserer Zeit. Im Vergleich zur Pandemie, die mit rasender Geschwindigkeit verläuft, scheint sich der Klimawandel langsam zu vollziehen, schleichend. Aber tatsächlich ist das Gegenteil der Fall. Diese globale Krise wird kein Impfstoff beenden – vielmehr fordert sie vorausschauendes Handeln in einer ganz anderen Dimension. Schäuble ist 78 Jahre alt; jetzt könne er, wie er sagt, auch »altershalber nachdenken«. Er erwähnt das Gleichnis des Turmbaus zu Babel, dieses uralte Sinnbild für die Hybris des Menschen. »Es gibt einen Zusammenhang zwischen der Zerstörung unserer Lebensgrundlagen und Pandemien. Wir müssen zu einem maßvolleren Leben zurückfinden.«

Soll niemand sagen, man habe es nicht gewusst. Soll niemand sagen, man habe nicht gewusst, was zu tun sei. Wie immer ist die Zukunft das, was die Menschen, lernend, aus ihr machen.

Nachwort

Manchmal lässt sich der Beginn einer journalistischen Spurensuche auf den Tag genau datieren. Diese begann am 16. Februar 2020, die Pandemie hatte gerade erst begonnen, ihr zerstörerisches Potenzial zu entfalten. An diesem Tag endete in München die Sicherheitskonferenz, auf den Gängen hatten sich wie in jedem Jahr Hunderte Teilnehmer aus aller Welt gedrängt.

Auf der Tagesordnung immerhin war Platz geschaffen worden, um über Seuchen, biologische Sicherheit und globale Gesundheit zu diskutieren. WHO-Generaldirektor Tedros war hierfür nach München gekommen und erstmals auch ein Mann, dessen Namen und Gesicht damals kaum jemand kannte: Lothar Wieler, Präsident des Robert Koch-Instituts.

Dieses Wochenende war ein Wiedersehen mit vielen alten Bekannten. Als USA-Korrespondentin hatte Katja für den *Stern* über den Ausbruch der Vogelgrippe recherchiert, traf Verantwortliche der Seuchenbekämpfung in aller Welt. Darunter Wissenschaftler der WHO und ihre damalige Generaldirektorin, Experten der Bill-&-Melinda-Gates-Stiftung und der schon damals berühmte US-Epidemiologe Anthony Fauci.

Georg moderierte eine der Veranstaltungen über biologische Gefahren, auf der Elhadj As Sy, der langjährige Generalsekretär der »Internationalen Föderation der Rotkreuz- und Rothalbmondgesellschaften«, den ewigen Zyklus aus »Panik und Vergessen« beklagte. Regierungen investierten gigantische Summen in Militär oder den Kampf gegen Terrorismus. Und unterschätzten die Gefahren von Pandemien auf sträfliche Art und Weise. Ein nachdenklicher Lothar Wieler saß neben ihm und nickte. Diese Debatten fanden vor ziemlich leeren Stuhlreihen statt. Alles andere schien noch so viel bedeutender, Computerviren wichtiger als echte Viren.

Niemand wusste zu diesem Zeitpunkt, welchen Schaden dieses bisher unbekannte Virus, das sich zunächst vor allem in China verbreitete, noch anrichten würde. Niemand, auch keiner der angereisten Experten, wagte eine Prognose. War dies nun »Krankheit X«, über die Virologen und Epidemiologen seit einiger Zeit diskutierten? Noch gab es keine Gewissheit. Aber ihre Beunruhigung war zu spüren. Nicht, weil sie so viel wussten. Sondern, weil sie so viel nicht wussten. Und so begann unsere Recherche.

Wir nutzten alte Kontakte zur WHO, zu nationalen Gesundheitsbehörden, zu Ministerien und in Regierungszentralen. Wir begannen regelmäßige Gespräche mit jenen in der Bundes- und den Landesregierungen, die nun sehr bald über Freiheitseinschränkungen entscheiden würden, wie es sie in der Geschichte der Bundesrepublik bislang nicht gegeben hatte.

Unsere Gesprächspartner ließen uns in diesem ersten Pandemiejahr teilhaben an ihren Überlegungen, Abwägungen und Sorgen. Und manchmal auch an ihren Zweifeln und Ängsten. Wir sichteten Hunderte Dokumente, vertrauliche Vermerke, Protokolle aus den Krisenstäben, persönliche Mitschriften und Notizen aus den Krisenrunden. Schließlich waren wir in der Lage, in weiten Teilen die Beratungen von Kanzlerin Angela Merkel mit den Ministerpräsidentinnen und Ministerpräsidenten zu verfolgen.

Jenen, die dies ermöglichten, gilt unser besonderer Dank. Sie waren früh davon überzeugt, dass die unter beispiellosem Druck und oft größter Ungewissheit getroffenen Entscheidungen das benötigen, ohne das Demokratie nun einmal nicht sein kann: Transparenz. Die Möglichkeit, jedenfalls mit zeitlichem Abstand politisches Handeln in einer der größten Krisen dieses Landes hoffentlich ein bisschen besser nachvollziehbar zu machen. Zu verstehen, warum Deutschland vom weltweit bewunderten Beispiel einer erfolgreichen Seuchenbekämpfung zum europäischen Krisengebiet wurde.

Für uns blieb die schwierige Frage zu beantworten, wie wir mit dem Gehörten, mit diesem Wissen umgehen würden. Die einzige Bedingung, die wir akzeptierten, war, das Material erst mit Abstand – für dieses Buch – zu verwenden. Ebenso klar war unsere Bedingung, dass wir dann sofort berichten würden, wenn sich dies als journalistisch zwingend herausstellen sollte: Etwa, wenn intern anderes diskutiert wurde, als dann in Pressekonferenzen behauptet wurde. So war es nie.

Zu wägen galt es auch das Argument, ob die umfassende Schilderung nicht das ohnehin angeschlagene Vertrauen zwischen den wichtigsten Akteuren in der Krise noch weiter beschädigt. Ja, ob die Bewältigung der Pandemie nicht dadurch weiter erschwert wird, wenn nicht angstfrei und offen gerungen werden kann – weil die Öffentlichkeit davon erfahren könnte. Transparenz ist ein hohes Gut. Aber der geschützte Raum, in dem durch Austasten und vorsichtiges Ausloten Kompromisse erst möglich werden, kann es auch sein.

Zwei Gründe haben für uns in dieser schwierigen Abwägung den Ausschlag gegeben: Diese Vertraulichkeit existierte nie, sie wurde schon während der Schalten zwischen der Kanzlerin und den Ministerpräsidentinnen und Ministerpräsidenten ständig gebrochen. Wir haben uns darum bemüht, die Diskussionsprozesse möglichst umfassend und fair darzustellen, nicht reduziert auf Bruchstücke und Schlagzeilen. Wo dies nicht gelungen sein sollte, liegt der Fehler bei uns.

Ausschlaggebend aber ist, dass bei Entscheidungen von solcher historischer Tragweite das Interesse der Öffentlichkeit überwiegt: Man kann nicht nur berichten. Man muss. Bereits in den 60er-Jahren beschrieb das Bundesverfassungsgericht in einem wegweisenden Urteil die Kernaufgabe des Journalismus. Er müsse Bürgerinnen und Bürger »umfassend« informieren, dazu beitragen, dass sie von unterschiedlichen Meinungen und Positionen erfahren, um diese gegeneinander »abzuwägen«. Diese Worte lesen sich bis heute aufreizend frisch. Aufgabe des Journalismus ist es, Informationen und Zusammenhänge zutage zu fördern, die es den Menschen erlauben, sich ihre Meinung zu bilden. Nur darauf kommt es an.

Ebenso gilt unser Dank all den Gesprächspartnerinnen und Gesprächspartnern in der Bundesregierung und den Landesregierungen, in Ministerien und Staatskanzleien. Die WHO hat uns auf mehr als großzügige Weise Einblicke in ihre Arbeit der Pandemiebekämpfung ermöglicht. Danke auch all den Wissenschaftlerinnen und Wissenschaftlern, von denen wir lernen durften. Virologen des Bernhard-Nocht-Institutes in Hamburg steckten uns einmal in einen jener Schutzanzüge mit eigener Sauerstoffversorgung, in denen sie in ihrem Hochsicherheitslabor BSL-4 am Rande der Reeperbahn arbeiten. Es hilft zu verstehen, wie schwierig und manchmal auch gefährlich diese Arbeit ist.

Der bayerische Landkreis Rosenheim war früh eines der am härtesten von der Pandemie betroffenen Gebiete. Ohne die Entscheidung der Geschäftsführung des dortigen kommunalen Klinikverbundes, uns an ihrem aufopfernden Kampf gegen das Virus und für ihre Patientinnen und Patienten teilhaben zu lassen, wäre dieses Buch nicht möglich gewesen.

Mino Elkholy danken wir für seine Unterstützung bei dieser Recherche und vor allem für die kritische Durchsicht des Manuskripts. Und den Kolleginnen und Kollegen aus der Recherchekooperation von *Süddeutscher Zeitung*, NDR und WDR, allen voran Markus Grill, für viele wertvolle Hinweise.

Wir bedanken uns bei unseren Familien, bei unseren Freundinnen und Freunden für ihre Nachsicht, ihre Geduld und ihren steten Zuspruch. Während der Arbeit an diesem Buch haben wir sie weniger sehen können, als es noch die strengsten Kontaktbeschränkungen verlangten.